Occupational Therapy in
Oncology and Palliative Care
Second Edition
Edited by Jill Cooper

がんと緩和ケアの作業療法

原著第2版

[監訳]
三木恵美 Emi Miki
岡村 仁 Hitoshi Okamura

三輪書店

| 監訳 | 三木恵美 | 広島大学大学院，作業療法士 |
| | 岡村　仁 | 広島大学大学院，教授，医師 |

訳	乗元　梢	元・広島大学病院，作業療法士
	三木恵美	広島大学大学院，作業療法士
	藤井園子	名古屋市立大学病院，作業療法士
	金山亜希	広島大学病院，作業療法士
	大形　篤	倉敷第一病院，作業療法士
	渡辺寿愛	元・医療法人社団曙会シムラ病院，作業療法士
	和田文香	広島大学病院，作業療法士
	後藤沙織	元・広島大学病院，作業療法士
	三田隆之	福山市民病院，作業療法士
	板東裕子	廿日市記念病院，作業療法士
	岩崎希美枝	医療法人社団曙会シムラ病院，作業療法士

Occupational Therapy in Oncology and Palliative Care 2nd ed.
Edited and co-written by Jill Cooper

Copyright © 2006　Whurr Publishers Limited（a subsidiary of John Wiley & Sons Ltd）
The Atrium, Southern Gate, Chichester,
West Sussex PO19 8SQ, England
Telephone（+44）1243 779777

Reprinted March 2007

ISBN-13：978-0-470-01962-7（alk. paper）
ISBN-10：0-470-01962-X（alk. paper）

All Rights Reserved. Authorised translation from the English language edition published by John Wiley & Sons Limited. Responsibility for the accuracy of the translation rests solely with Miwa-Shoten, Ltd and is not the responsibility of John Wiley & Sons Limited. No part of this book may be reproduced in any form without the written permission of the original copyright holder, John Wiley & Sons Limited.

© First Japanese language edited 2013 by Miwa-Shoten Ltd., Japan.

Peter, Joyce, Stanley に捧げる

日本語版によせて

It is very exciting that this book is being translated into Japanese. In November 2012, I was delighted to meet Emi Miki and her colleague Kanako Sunagawa when they visited London. We discussed the core principles of occupational therapy in oncology and palliative care and found that there were many similarities in our clinical practice. It is vital that we continue to promote and enable our patients in their independence from the acute through to the palliative stages. By addressing psychological and cognitive as well as physical difficulties, they can be as independent as possible within the limitations of their impairments.

Very best wishes to all our Japanese colleagues in occupational therapy.

Kind regards,
Jill Cooper

この本が日本語に訳されて，日本の皆さんに読んでいただけることをとても嬉しく思っています．2012年11月に，私は三木恵美さんと，彼女の同僚の砂川加奈子さんにロンドンで会い，がんと緩和ケアの作業療法の中核となる理念について話し合い，日本と英国の臨床場面において多くの類似点があることを知りました．私たち作業療法士はこれからも，急性期から緩和期に至るまで，患者さんの自律を促しそれを可能にするよう挑戦し続けることが大切です．身体的な問題と同様に，心理面や認知面にも焦点をあてることで，患者さんは機能的な制限がある場合においても可能なかぎり自律した生活を送ることができるでしょう．

日本の作業療法士の皆さんのご多幸をお祈りしています．

真心を込めて
Jill Cooper
（訳：三木恵美）

がんと緩和ケアの作業療法

目次

日本語版によせて　iv
著者紹介　vi
監訳者序文　viii
まえがき　ix
序文　xi
謝辞　xii
はじめに　xiii

1 がんとは何か？　1
2 がんや緩和ケア領域において作業療法士が直面する課題　11
3 症状コントロールのための作業療法アプローチ　27
4 不安のマネジメントとリラクセーションにおける作業療法　39
5 呼吸困難のマネジメントにおける作業療法　49
6 がんに伴う倦怠感と作業療法　59
7 クライエント中心の作業療法アプローチ — ケーススタディ　79
8 小児がんと緩和ケアにおける作業療法　101
9 HIV 関連がんと緩和ケアにおける作業療法　119
10 神経腫瘍における作業療法　137
11 ホスピスとデイケアにおける作業療法　153
12 精神力学的活動としての創作活動の利用　165
13 がんと緩和ケアにおける作業療法のアウトカム評価　179

付録　189
用語解説　215
略語　223
索引　225

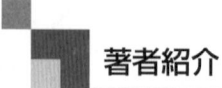# 著者紹介

Helen Barrett BA (Hons), BSc (Hons), OT
Senior Occupational Therapist, The Royal Marsden NHS Foundation Trust, Downs Road, Sutton, Surrey, UK SM2 5PT

Kathryn Boog BSc (Hons), OT
Senior Occupational Therapist, St Columba's Hospice, Boswall Road, Edinburgh, UK EH5 3RW

Anne Bostock DipCOT, OT
Senior Occupational Therapist, Sue Ryder Care - Leckhampton Court Hospice, Leckhampton Court, Church Road, Leckhampton, Cheltenham, UK GL53 0QJ

Will Chegwidden BSc OT (Hons), OT
Senior Occupational Therapist, The Royal London & St Bartholomew's NHS Trust, London, UK E1

Jill Cooper DipCOT, DMS, OT
Head Occupational Therapist, The Royal Marsden NHS Foundation Trust, Fulham Road, London, UK SW3 6JJ

Derek Doyle MD, OBE
Retired Consultant in Palliative Medicine, Senior Editor of The Oxford Textbook of Palliative Medicine, Vice President and Honorary Vice Chair of the National Council for Palliative Care

Shelley Ellis BSc (Hons), OT
Senior Occupational Therapist, Great Oaks Dean Forest Hospice and community, The Gorse, Coleford, Gloucestershire, UK GL16 8QE

Gail Eva BSc (OT) (Hons), MSc, OT
Team Leader Hospital and Community Palliative Care, Sir Michael Sobell House Hospice, Churchill Hospital, Headington, Oxford, UK OX3 7LJ

Camilla Hawkins DipCOT, LHMC, MScOT, OT
Senior Occupational Therapist, Mildmay Hospital, London, UK E1

Gemma Lindsell BA (Hons), DipCOT, OT
Senior Occupational Therapist, The Royal Marsden NHS Foundation Trust, Fulham Road, London, UK SW3 6JJ

Daniel Lowrie BHSc (OT), OT
Lecturer/practitioner Occupational Therapist, The Royal Marsden NHS Foundation Trust, Fulham Road, London, UK SW3 6JJ

Sara Mathewson BSc (Hons), OT
Senior Occupational Therapist in Palliative Care, Gloucester Royal Hospital NHS Foundation Trust, Great Western Road, Gloucester, UK GL1 3NN

Lilias Methven DipCOT, OT
Senior Occupational Therapist, Gloucester Royal Hospital NHS Foundation Trust, Great Western Road, Gloucester, UK GL1 3NN

Claire Tester DipCOT, PGDip, OT
Senior Occupational Therapist, Rachel House Children's Hospice, Avenue Road, Kinross, UK KY13 8FX

Julie Watterson BSc (Hons), OT
Senior Occupational Therapist, Prospect Hospice, Moormead Road, Wroughton, Swindon, Wilts, UK SN4 9BY

監訳者序文

　1998年，駆け出しの作業療法士だった私は「作業療法士は患者の死にどう向き合うか」という研究テーマを断念せざるを得なかった．それは，参考とするべき文献や資料がほとんど存在しなかったからだ．少なからず，周囲には作業療法で死を扱うことを躊躇する雰囲気もあった．それほどに，この領域は発展途上であった．もう一度，この研究テーマに取り組もうと決めた2006年になってもなお，わが国には緩和ケアにおける作業療法について書かれた文献はごくわずかしかなかった．そんな中で本書の原著『Occupational Therapy in Oncology and Palliative Care』を見つけたときの感動を，私は今でも鮮明に覚えている．英国ではすでに，がん・緩和ケア専門作業療法士が臨床で活躍していることを知り，衝撃を受けた．すぐさま緩和ケアに関心を寄せていた数名の仲間に声をかけた．「一緒にこの本を訳しましょう！」

　今では，診療報酬において緩和ケア診療加算やがん患者リハビリテーション料が新設され，この領域で働く作業療法士が急増し，文献も増えてきた．しかしいまだ，この領域の作業療法についてこれほど網羅的にまとめられた書籍はない．この本が，緩和ケアに取り組む作業療法士に新たな視点と問題解決のヒントを与えてくれるものと信じている．けれども，この一冊にわが国の緩和ケア領域で働く作業療法士が求めるすべてが満たされているとはいえない．実践的なテクニックについては他の書籍を参考にしていただきたい．本書は，わが国ではまだ歩みはじめたばかりといえる"緩和ケアにおける作業療法"の道標として，作業療法士としての考え方を示してくれるものと思う．

　なお，この本は多くの方々のお力添えにより出版までたどり着くことができた．まず，"緩和OT勉強会"の仲間なくして本書の翻訳は成し得なかった．そして，原著の編者であるJill Cooper氏には温かい応援をいただいた．この場を借りて感謝を申し述べたい．また，根気強く監訳者を励まし，訳文を丁寧に確認していただいた三輪書店の高野裕紀氏，緩和ケアにおける作業療法の発展を信じて本書の出版をお引き受けいただいた三輪書店の青山　智社長に，心からお礼申し上げる次第である．

2013年2月

訳者を代表して　　三木恵美

まえがき

　ホスピス・ムーブメントの先駆者である Dame Cicely Saunders の死（2005年7月）によって，われわれは彼女が提唱してきたことの重要性と，緩和ケアの理念が世界中に受け入れられたという驚きを振り返ることとなった．1967年にささやかにはじまったホスピス・ムーブメントが，2005年現在では世界中に8,000以上の緩和ケアサービス，20以上の専門職講座，数え切れないほどの資格取得のための学部・大学院という規模になり，そして300を超える学際的研究プロジェクトが進行している．英国だけでも，217の緩和ケア入所施設，356の地域緩和ケアサービス，258のデイケア施設，83の病院内緩和ケアチームがある．

　いかなる種類のサービスであろうと，その中心には患者とその愛する人々がいる．どんな人も治癒を望み，たとえ治癒が望めないとしても，価値ある人生を，「意味がある」といえる人生を望んでいる．長い人生ではないかもしれない，もはや病前と同じような生活はできないかもしれない．しかし，できるだけ人に頼らず，苦しみがなく，笑顔や楽しい時間を家族や友人と分かち合い，できることなら慣れ親しんだ自宅で送る生活こそが，彼らにとって価値ある生活なのである．

　緩和ケアサービスは急増しているが，この本の初版が出版されて以降，その方向性は変わってきている．緩和ケアの対象はがん患者にとどまらない．今日では，病院内緩和ケアチームは，進行した心血管系・呼吸器系・神経系疾患の患者や感染症の患者に対するケアも期待されている．病状が進行した患者が対象とも限らない．ケアを受けながら1年以上も自宅で過ごす患者もいるかもしれない．

　緩和ケアと同様に，がん治療も劇的に変化し続けている．高度な調査研究と新薬の開発により，多くの悪性腫瘍は早期に受診すれば数年間コントロールすることが可能になった．治癒はしなくとも十分にコントロールできるようになったことで，患者や介護者は人生の長さではなくむしろその質について議論することができるようになった．がん治療と緩和ケアの間にあった誤った矛盾はもはや存在しない．がん治療チームは緩和ケアを彼らの仕事の一部分だと考え，より良い緩和ケアを提案している．がん治療と緩和ケアは，いずれも単独に機能することはできないし，多くの技術と目標を共有しているため，互いに教育や技術の向上に向けて協働し高め合わなくてはならないと考えられている．

　われわれの暮らす社会もまた，われわれが望むよりも速く目覚ましく変化している．その時が来たら自宅で死を迎えたいと多くの人が願っているが，それがほとんどかなわないということが研究から明らかになっている．たとえ多くの家庭医や地域看護師が終末期患者を自宅でケアしたいと望んでいても，その仕事量の多さ，不十分な資金，納得できない時間外診療対応など，常に多くの問題が山積している．慢性疾患や高齢の患者の担当は特に大変である．病状がどうであれ，介護費用の多くは，長期

的ケアや緩和ケアのためではなく治療のために割かれる．感情やスピリチュアル・ニーズ，人間関係に対するニーズ，介護者のストレスや生活の質（quality of life：QOL）等のような「ソフト」面の研究よりも，「ハード」面の研究が多くの資金を得ている．この本の初版以降，われわれの関心が病気を抱えた人間よりも病気そのものへと戻ったことを示す研究のほうが，それを否定するものよりも多い．

　作業療法が学問として発展し，その重要性が増し，確実に進歩し続けていることは疑う余地がない．病院であれ地域社会であれ，今日のケアチームにおいて作業療法は暇つぶしの補完的治療ではない．作業療法士はチームにとって必要不可欠な存在であるが，その役割の価値を高めるか否かは，今後の作業療法士の適切な養成，仕事に対する十分な理解，他専門職への貢献，社会変容に敏感であるかどうか，にかかっている．この挑戦は非常に険しい道のりであるが，そこから得られるものはさらに大きいものとなるだろう．

　私はこの改訂版が，死の恐怖におびえる人々に対するより良いケアに役立つものと確信している．長く孤独な人生の末路をゆく人々をケアすることは，偉大なる挑戦であるとともに至上の喜びである．

Dr Derek Doyle
Hon. Vice Chairman National Council for Palliative Care
July 2005

序　文

　第2版は，生命を脅かす疾患を抱えた人々に対する作業療法がさらに発展することを目指して改訂された．作業療法士が向き合う疾患は主にがんや心疾患であるが，HIV/AIDS（エイズ），神経疾患，先天性疾患のような，緩和ケアに包括されて分類される疾患も含まれる．がんと緩和ケアにおける作業療法の基本理念は初版と同様であるが，第2版ではエビデンスにもとづいた実践により発展してきた治療プログラムとアプローチについて考察と検証を行った．

　明らかになっている問題に対する明確な解答はいまだ存在していない．抱えている問題が身体的，心理的，社会的のいずれであれ，コーピング・メカニズムが必要であり，作業療法士はそれらの問題が生じたときに症例を分析し，中核技能や問題解決技能に磨きをかけることが必要となる．

　がんや疾患の緩和期にある人に関わる際には，彼らの生存の可能性について熟考することが必要である．もしも患者が終末期にあるのならば，残された時間の中で患者と介護者が最高のQOLを達成することをいかに促すかを評価しなければならない．第2版では，さまざまな職場環境に適応し得る作業療法介入を提案している．

　第1章では，がんと緩和ケアにおける介入，治療，副作用，関連する問題についての基本的な専門用語を解説する．そして，この領域における作業療法理念について，まず一般的用語を用いて，ついで複雑な問題について具体的に言及しつつ考察している．続く章では，特定の症状とそれに対するアプローチについて解説し，精神力学的活動としての創作活動の利用や終末期の子どもへの対応等，緩和ケアについてより幅広く解説した．治療プログラムの例は，英国で活躍する専門作業療法士のコンセンサスを得て，個人の要求や勤務状況に適用できるようデザインされている．

　この第2版は，可能なかぎりエビデンスにもとづいた情報によって臨床実践を実証することを目指しており，実践の発展を助け，手引書として利用できるであろう．本書の中では治療を受けている個人のことをクライエントと呼んだり，あるいは患者と呼んだりしている．これは作業療法士が対象者に関わる環境によって使い分けている．

　1997年にこの本の初版が出版されてから，英国を中心に行政にもさまざまな変化が起こった．英国国民医療保健サービスがん対策計画（NHS Cancer Plan；DoH, 2000）や英国国立医療技術評価機構（NICE）支持的ケアと緩和ケアのガイドライン（NICE Guidelines for Supportive and Palliative Care；NICE, 2004）にも影響を与え，この領域における作業療法の価値が認められるようになった．

Jill Cooper
Royal Marsden NHS Foundation Trust

文　献

DoH(2000) *The NHS Cancer Plan : A plan for investment, a plan for reform*, Department of Health, London.

NICE (2004) *Improving Supportive and Palliative Care for Adults with Cancer : The Manual*, National Institute for Clinical Excellence, London.

謝　辞

I wish to thank the following for permission to use copyright material :

- Bloomsbury Publishing plc for Figure 1.1 : 'Common symptoms and signs of cancer' reproduced here in Chapter 1. Tobias, J. and Eaton, K.(2001) *Living with Cancer*, Bloomsbury, London.
- M. A. Healthcare Ltd for Figure 2.1 : 'Breakdown of all occupational therapy activity' reproduced here in Chapter 2. Cooper, J. and Littlechild, B.(2004) *International Journal of Therapy and Rehabilitation*, **11** (7).
- College of Occupational Therapists for extract from HOPE(2004) *Occupational Therapy Intervention in Cancer*, College of Occupational Therapists, London, reproduced here in Chapter 3.
- Elsevier Limited for extract from Oliver, K. and Sewell, L.(2002) in *Occupational Therapy and Physical Dysfunction*, 5th edn (eds. A. Turner, M. Foster and S. E. Johnson), Churchill Livingstone, Edinburgh, reproduced here in Chapter 5.
- Oxford University Press for Figure 8.1 : 'Model of curative and palliative care relationships' reproduced here in Chapter 8. Goldman, A. and Schuller, I.(2001) *Palliative Care for Non-cancer Patients* (eds J. Addington-Hall and J. Higginson), Oxford University Press, Oxford.

I would also like to thank :

- the staff and patients of The Royal Marsden NHS Foundation Trust, with whom it is always a pleasure and honour to work ;
- my fellow occupational therapists in HOPE (Occupational Therapy Specialist Section in HIV/AIDS, Oncology, Palliative Care and Education) with whom I am very proud to have worked on various projects.

I wish to thank specifically :

- Helen Barrett, Phil Canning, Charlie Ewer-Smith, Chervonne Hopkinson, Gemma Lindsell, Daniel Lowrie, Andrea Mitchell, Sarah Patterson, Astrid van Dijken, Jo Bray and Barbara Littlechild, all of whom have contributed so much to various subjects covered in this book.

In addition, I with to thank :

- Kathy Thompson, Nicki Thompson, Diane Strange, Paul Armitage, Gill Skilton and Douglas Guerrero for their kind support and help in specific areas. Also Steve Park, Assistant Professor of Occupational Therapy at Pacific University, Oregon, for the information drawn from his lectures 1998-1999 used in Chapter 13.

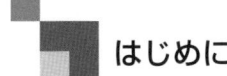# はじめに

　第2版では，がんだけでなく慢性消耗性疾患や治癒の見込めない疾患，生命を脅かす疾患等，緩和ケアを必要とするさまざまな疾患に対する作業療法について解説した．作業療法士は病因にかかわらず，いかなる疾患においても機能的問題を評価し分析するが，作業療法を実施するうえで，介入や緊急性に影響を与える診断や予後についての情報が必要となる．作業療法士は，治療を受けている人々が可能なかぎり自立した生活を続け，QOLを維持し続けることを目指す．そのため，できることならば自宅で，症状コントロールや在宅サービスの提供と同時に，介護者への指導を行う．介入は，早期のヘルスプロモーションから，能力障害や疾患が重度で慢性化する進行期まで行われる．患者と介護者のニーズを継続的に再評価する，全人的でクライエント中心のアプローチが必要とされる．

作業療法の基本的領域：
- 身体機能障害の治療を目的とした活動によるクライエントの支援
- 日常生活で必要な個人活動や家事活動の再訓練
- シーティング評価と車いすや除圧クッションの処方
- 認知機能障害や知覚機能障害に対する再訓練
- 変形予防と疼痛コントロールのためのスプリント作製
- 家屋評価
- 家屋評価と福祉機器提供のための社会的サービスへの照会，連絡
- 気晴らし，余暇活動，趣味活動の調査を含む，生活スタイル調整の支援
- リラクセーション・テクニックについてのアドバイスと指導
- 呼吸困難のマネジメントを援助
- 倦怠感のマネジメントやエネルギー温存の援助
- 介護者への支援と指導
- 機能喪失に関連する心理的適応と目標設定の支援

　たとえクライエントが今すぐに作業療法を必要としていなくても，ラポール（rapport：信頼関係）を確立しクライエントに作業療法サービスを導入するために，作業療法士は利用できるサービスについて情報提供を行う．もしクライエントがどのようなサービスがどこで利用できるのかを知っていれば，それが必要となったときに適切なサービスを利用することができる．これによりクライエントはより早い段階でサービス利用の連絡をすることで，不必要な苦労や危機的状況での作業療法の開始を避けることができ，結果的に思わぬ危険を防ぐことができる．
　クライエントの生活のさまざまな面を評価するために，作業療法士は良好なラポー

ルを築かなくてはならない．簡易な介入であっても，数多くの問題があがる可能性がある．クライエントの快適な入浴を支援するために，ほとんどの作業療法士がパッド入りバスボードを提供するだろう．

入浴支援のための項目：
- 介護者の都合ではなく，いつ入浴したいか，選択肢をクライエントに与える
- 不安の軽減
- 自尊感情の向上
- 尊厳の維持
- プライバシーの保持
- 依存心の軽減
- 安全性の確保

　がんや生命を脅かす疾患を抱えた人々が利用できるサービスは劇的に増え続けており，現在では医師や看護師だけではない多職種チームワークの必要性が強調されている．作業療法も多職種チームによるサービスの一つであり，能率的かつ効果的に役割を果たすためには，早期の照会，継続的なコミュニケーションと連絡，メンバーへの協力が必要である．特に，疾患の進行に伴って変化する患者のニーズをチーム全体が把握することが必要である．

＜がんと緩和ケアにおける多職種チームの構成＞
作業療法士　看護師　理学療法士　栄養士　言語聴覚士　牧師　コミュニティー連絡者（民生委員）　機器整備士　訪問看護師　アートセラピスト　ソーシャルワーカー　医師　精神科医

　英国ホスピス・緩和ケア専門職全国協議会（2000）は「効果的なリハビリテーションは，さまざまな領域の専門職からなる十分に統合されたチームによって達成される」と明言した．チームメンバーは互いに，チーム内の他専門職の役割を理解するよう努めなくてはならない．チームメンバーが密接に協働すれば，あるいは患者のニーズに敏感であれば，必然的に役割がオーバーラップしたり境界が不鮮明になるだろう．チームメンバーの中で最も重要なのは患者であり，その家族であり，介護者であることを忘れてはならない．
　作業療法士は，自身の役割を明確に定義することで急性疾患や終末期の患者に関わりやすくなると考えている．しかし，役割を明確にすることで医療職が自らの目標を達成できるとしても，役割が重複しているからといって協働できないわけではないと

気づかなくてはならない．

　在宅支援の重要性が強調されるにつれて，作業療法士を雇用するがんや緩和ケアの施設が増加している．作業療法士はHOPE(Occupational therapists working in HIV/AIDS, Oncology and Palliative Care Education) という専門部門を設立して，専門職間のネットワークづくりとコミュニケーション発展のイニシアチブをとっている．これは卒後教育での緩和ケア単位数の増加をもたらすと同時に，作業療法士の需要の高まりとこれらの領域における教育の拡充を示している．

文献

National Council for Hospice and Specialist Palliative Care Services (2000) *Fulfilling Lives. Rehabilitation in Palliative Care*, Land and Unwin Ltd, Northamptonshire.

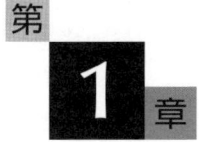

がんとは何か？

Jill Cooper

　Cancer（がん）は tumour*訳者注1)，growth（腫瘍や新生物）に適用される総称である．Oncology（腫瘍学），anaplasia（退形成），neoplasms（新生物）も cancer（がん）という言葉に代わるものとして使用される．身体の細胞は，絶えず再生と破壊をすることで，その総数は一定に保たれている．がんとは，特定の器官または組織のタイプの中で異常を起こした，または制御不能となった細胞の増殖である．もし治療せず放置すれば，それらは着々と成長し，腫瘍のかたまりとなる．腫瘍は，良性か悪性かになる．良性の腫瘍はゆっくりと成長し，摘出後に再発することはない．もし，腫瘍が生命維持に関わる器官に及んでおり，治療できなかった場合には，やはり生命を脅かすことになるだろう．しかし早期に治療すれば通常は治療可能なものである．

　人間の身体は10兆個の細胞から構成され（Knight, 2004），100を超える異なる種類の細胞があり，成人では毎秒2,500万の細胞が新たな細胞に再生されている．すべての細胞は通常50〜60回，死ぬ前に細胞自身で再生される．悪性の細胞は不規則なパターンで成長する（Gabriel, 2004）．発見可能な最小の腫瘍は，直径約1cmで10億個の細胞を含んでいる．正常な細胞は，いつ成長し，いつ分化し，いつ死ぬか（アポトーシス），他の細胞が成長するために必要な生成物質や蛋白質をいつ放出するか，どのように複合組織の構成が構築されているか，ということを知っている．

　がんは，単純な疾患ではなく，出来事の複雑な連続である（Haylock, 1998）．がんは，ある限局した部位で成長するだけでなく，細胞の一群またはクローンの中で悪性化したことにより生じる．それから，がんは増殖・異型変化し，それによって隣り合う細胞にまで生存のチャンスを与える．がん細胞は，通常の細胞の分裂増殖と恒常性を制御する規制に欠陥があると成長し続ける．すなわち，がん細胞は死ぬ能力を失って増殖し続けるのである．

　TobiasとEaton（2001）は，正常細胞から悪性細胞になる前にどのような段階が必要かを述べている．細胞の増殖と分裂は，決定的な遺伝子の存在に深く影響されている．がん遺伝子は，細胞を悪性化させ，抑制遺伝子を突然変異させ，正常な調整・抑制機能を失わせる．

　Woodhouseら（1997）は，がん細胞が増殖・転移していくプロセスを述べている．

---

*1：以下，スペルは原著の記載のままイギリス英語の表記とした．

- 血管形成：原発腫瘍の周囲に血管を生成する．このことが，腫瘍細胞に血流を与え，第二の部位にコロニーを形成するチャンスを増やす
- 付着または癒着：腫瘍細胞はそれ自体を，他の細胞，あるいは細胞間質の蛋白質に付着させる必要がある
- 浸潤：腫瘍細胞は，細胞外の間質による正常な関門を越えて移動する
- 腫瘍細胞の分裂増殖：腫瘍細胞の新たなコロニーは第二の部位で成長するよう刺激される

この結果，悪性腫瘍はそれらの周囲の正常組織に浸潤してこれらを破壊し，血管もしくはリンパ系を通して別の部位に拡散する．そしてこれらは転移（metastases）もしくは続発性（secondaries）と呼ばれる．

ターミナルケア（終末期ケア），緩和ケアという言葉はしばしば変換可能な言葉として用いられるが，実際のターミナル（末期）とは，人生の最後の数日を過ごしているような，現実に死に向かっている人のことをいう．がんという診断は必ずしも疾患がいずれ末期を迎えるであろうという意味ではなく，終末期疾患という言葉は神経学的疾患やウイルス疾患，呼吸器疾病の最終段階とほぼ同義といえるであろう．

緩和とは，疾患を治癒させる試みというよりは症状の軽減のことをいい，がんやHIV/エイズを含むすべての疾患の進行期と結びつけて考えられる．世界保健機関（World Health Organization：WHO）（1990）は緩和ケアを「治癒を目的とした積極的治療に反応しなくなった場合に，多専門職チームによって患者および家族に対して行う積極的で全人的なケアである」と定義している．作業療法においては，急性期から緩和ケアまでの間で制限される時期はない．患者が快方に向かうか悪化するかによって，焦点は次々に変わるであろう．症状は類似した方法によりアプローチされ，治療は患者の機能的状態によって異なるであろう．機能障害は，腫瘍そのもの，または化学療法・放射線療法・外科的手術等の治療的介入の副作用に起因する．

腫瘍の分類

腫瘍は組織発生，すなわち組織や細胞がどこから発生したか，によって分類される．がんはしばしば，分化の程度によって述べられる．腫瘍の分化の程度は，腫瘍が由来している正常組織と似ている．もし腫瘍が正常細胞によく似ていれば，よく分化していることになり，そうでなければあまり分化していないことになる．腫瘍細胞が対応する正常細胞との類似点を失っていれば，それらは未分化もしくは退形成と呼ばれる．筋肉の腫瘍と結合組織腫瘍の分類を**表 1.1** に示す．

発　生

がんの発生は，おそらく生活スタイルと人口の高齢化により増加している（Gabriel,

表 1.1 結合組織と筋肉にできる腫瘍の名称〔From Gowing and Fisher (1989) cited in Cooper (1997)〕

由来する組織	良性腫瘍	悪性腫瘍
線維組織	線維腫	線維肉腫
脂肪組織	脂肪腫	脂肪肉腫
骨	骨腫	骨肉腫
軟骨	軟骨腫	軟骨肉腫
関節周囲の結合組織	良性滑膜腫	滑膜肉腫
血管内皮	血管腫	悪性血管内皮腫
リンパ管内皮	リンパ管腫	リンパ管肉腫
平滑筋	平滑筋腫	平滑筋肉腫
横紋筋	横紋筋腫	横紋筋肉腫

表 1.2 がんの原因 (From Cooper 1997)

電離放射線
  原子爆弾・原子力関連の事故　　急性白血病　乳がん
  X 線　　　　　　　　　　　　急性白血病　皮膚がん（扁平上皮がん）
  紫外線　　　　　　　　　　　基底細胞がん　扁平上皮がん　メラノーマ
  自然界の放射線　　　　　　　急性白血病

発がん物質の吸入・摂取
  大気汚染　　　　　　肺がん
  喫煙　　　　　　　　肺がん　喉頭がん　膀胱がん
  アスベスト　　　　　中皮腫　気管支がん　肺がん
  ヒ素　　　　　　　　肺がん　皮膚がん
  アルミニウム　　　　膀胱がん
  芳香族アミン　　　　膀胱がん
  ベンジン　　　　　　赤白血病
  ポリ塩化ビニル　　　肝臓の血管肉腫

2004)．毎年，1：250 の男性と 1：300 の女性ががん患者と診断されている（Souhami and Tobias, 2003）．人口が高齢化し，多くのがん患者がよりよい治療によって長生きすればするほど，作業療法を必要とする機能障害や能力障害を有する患者の数も増える．原発腫瘍に対する治療と管理が医学的介入の明確な焦点であるが，転移性の拡散がいまだに死の主要因である（Woodhouse et al, 1997）．拡散はしばしば診断や治療が開始される前から進んでいるため，予後は原発がんの治療によって変化しない．

2002 年現在，英国人女性において発生率が最も高いのは，乳がん，肺がん，大腸がんである．男性では，前立腺がん，肺がん，大腸がんである（Office for National Statistics, 2005）．例外なく，がん治療の早期介入が，生存率を改善している．

病　因

多くのがん種において，何が最初に悪性変化を起こす要因になるのかというエビデンスは明確になっていない．いくつかの要因は明らかとなっているので，それらを**表 1.2** に示す．

食事が，ますます大腸がんの重要な危険因子となることが明らかになっている．

症 状

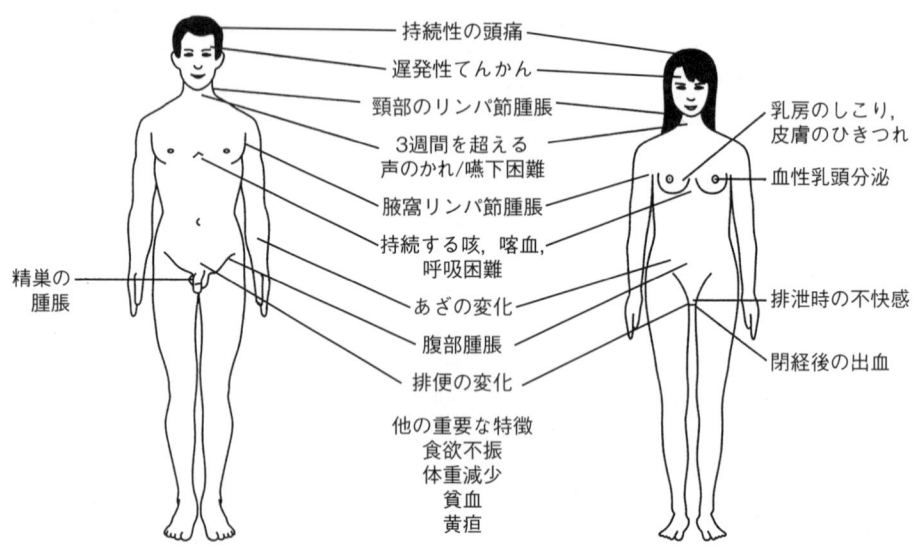

図 1.1 一般的な症状とがんの徴候(From Tobias and Eaton 2001. Reproduced by kind permission of Bloomsbury Publishing plc)

検 査

■ スクリーニング

乳がんと子宮頸がんの検診は十分に浸透しており，乳がんの検診は50歳以上の女性には確実に実施されている．子宮頸部の検診プログラムは，施設が許可するたびに行われる．肺がん検診の有効性を示す試みは失敗に終わり，精巣がんは検診により予後が向上したといえるほどに治癒率が高かった．

■ ステージング

ステージングとは，その疾患がどこまで到達したかという段階を明らかにし，患者の予後に最も影響を与えそうな要因を立証する一つの手段である．TNMシステムでは，腫瘍の大きさ，リンパ節への転移，遠隔転移の存在を評価する．

- T：腫瘍の種類によって，腫瘍の大きさ，部位，原発腫瘍の浸潤の深さをT1〜T5で評価する．
- N：リンパ節への転移をN1〜N5で評価する．
- M：遠隔転移の存在をM1〜M5で評価する．

例：T3, N1, M0の喉頭がんとは，原発腫瘍は声帯に付着した部位にあり，首に触診できる腫脹があり早期のリンパ節への浸潤がみられるが，遠隔転移の徴候はみられない状態を示す.

■ その他の検査

患者は，診断名と治療方法を決定するために，以下に示すさまざまな検査を受ける．

- X線
- 血液検査
- 酵素検査
- 超音波
- CT（コンピュータ断層撮影法）
- PET（陽電子放射断層撮影法）
- MRI（磁気共鳴映像法）
- アイソトープスキャン
- 外科的処置

治療と介入

外科的手術

がんの外科的手術は以下に分類される．

- 診断とステージング：生体組織検査（バイオプシー，以下生検）が行われる．実質的には原発部位が死につながる原因や要因となるので，がんの局所制御が初期の根治的治療に必要
- アジュバント（補助療法）：化学療法か放射線療法，またはその両方を並行して行う
- 予防的手術：前がん性細胞を取り除き，腫瘍の成長を防ぐためのレーザー手術
- 再建：別の手術で切除された部位の再建
- 緩和的手術：腫瘍が別の部位を圧迫している場合に症状緩和のために行われるもの，あるいは疼痛コントロールに必要な神経ブロック
- 緊急手術：生命を脅かす閉塞を取り除く
- 転移の手術
- 血行路に対する手術：化学療法を行うための，上部中心静脈または右心房へのHickmanライン（中心静脈ライン）の挿入．また胃瘻の増設
- レーザー手術

■ 放射線療法

放射線療法は電離放射線を使用してがん細胞を破壊するものである．その目的は，治療を行っている領域において，正常細胞の統合性を保ちながら，がん細胞を破壊もしくは不活性化することである．放射線療法は，生理学的障害を最小限に抑えながら，腫瘍をコントロールすることが可能である．放射線療法にはさまざまな種類があり，患者の診断とニーズに合わせて用いる必要がある．放射線療法を計画する際には，腫瘍のタイプとステージ，腫瘍の定位，隣接する正常組織の構成等の要因を考慮する必要がある．

個人に合わせた照射用の型の準備等を含む，詳細な計画が必要である．患者はこれを放射線療法中に着用し，正確な位置を決定される．正確なポジショニングと放射線量が計算される．放射線技師は患者を診察台に乗せ，消えないインクで皮膚の上にマークをつけ，それから放射のスイッチを入れる．放射線技師は患者を窓もしくは治療台が映るモニター越しに観察し，コミュニケーションのためにインターホンを利用する．

放射線療法は，単独もしくは外科的手術や化学療法と併用して行われる．限局した腫瘍の治療に加え，痛みや出血を和らげたり，病的骨折を起こしそうな骨転移を抑制する等，緩和的治療としてもしばしば使用される．放射線療法で起こり得る副作用としては，以下のものがある．

- 倦怠感と不快感，時に骨髄抑制が原因となる
- 食欲不振，悪心，嘔吐
- 脱毛症
- 治療を受けている周囲部位の炎症，口腔粘膜炎，喉頭炎，食道炎，下痢，膀胱炎等，内部の副作用を引き起こす
- 不安とボディイメージの変化

■ 化学療法

化学療法では，がん細胞を死滅させるために細胞毒性のある薬剤を使用する．薬剤を血流へ入れ，がん細胞の成長や分裂の能力を妨害することでがん細胞を破壊する．正常細胞もダメージを受けるが，健康的な細胞は再び成長する．

化学療法は，以下の方法で行われる．

- 術前治療（ネオアジュバント；術前補助療法）：腫瘍をより小さくして完治の可能性を高めるため，手術の前に，腫瘍を縮小し手術を容易に行う目的で行われる
- 術後治療（アジュバント；補助療法）：放射線療法または外科的手術とともに行われ，微小な転移を取り除くとともに，いくつかのがんに対しては治癒の可能性を高めるために行われる
- 一次治療または根治的治療：腫瘍自体に対して行われる．すべての腫瘍細胞の根

絶を目的に他の治療とともに行われる
- 緩和的治療：生活の質（quality of life：QOL）の改善を目的とし，必ずしも延命のためではない

投与方法には以下のものがある．

- 経口
- 静脈内注射/動脈内注射
- 筋肉内注射/皮下注射
- 体腔内注射
- 髄腔内注射
- 病巣内注射
- 局所注射

最も細胞毒性のある薬剤は，骨髄に対しても有毒で，血球数を減少させる．血液検査を定期的に行い，患者の抵抗力が十分にあるかどうかを確認する．大量化学療法を行うときには，骨髄を，薬の影響を受けないよう処置の前に患者から取り出しておき，あとで患者の体内に戻す．

短期的な副作用としては，以下のものがある．

- 脱毛
- 悪心，嘔吐
- 便秘もしくは下痢
- 口内炎，膀胱炎
- 腫瘍部位，もしくは器具の挿入口の痛み
- 倦怠感，流行性感冒症状

長期的な副作用としては，以下のものがある．

- 骨髄抑制
- 脱毛症，皮膚反応，爪の隆起
- 倦怠感
- 性機能障害：生殖能力障害，性欲低下
- 神経学的問題：神経障害，聴力障害
- 臓器の障害：肝臓，心臓，腎臓，肺

■ ホルモン療法
ホルモン療法は，化学療法ほどは広く使われておらず，身体にとって有害事象の少

ない治療選択肢とみなされていることが多い．ホルモン感受性のある腫瘍がごく少数のため，その適用は限られている．たとえば乳がん，前立腺がん等には効果的である．ホルモン療法は化学療法に比べて副作用が少なく，また治療としては耐久性がある．

■ 骨髄移植（bone marrow transplantation：BMT）

　骨髄移植の目的は，不完全もしくは悪性の骨髄を根絶することである．元来は白血病の治療に使われていたが，現在は安全性の限界を考慮しながら単位時間あたりの薬剤投与量（dose intensity）を上げて幅広く行われてきている．

　同種移植：ドナーと受け取り側の型が合致するもので，時に兄弟から行われる．患者には骨髄を除去するための強化化学療法が施行され，その後，骨髄を移植し定着させる．

　自家移植：患者自身の骨髄を取り，大量化学療法後に再度移植するもの．

　造血幹細胞移植：患者の骨髄を低量の化学療法により刺激することで，骨髄の前段階の細胞を遊離させ血液中に循環させる．骨髄は集められ，支持的に大量化学療法が行われる．最も大量の化学療法は安全に留意し行われる．

　骨髄移植が治療として用いられるのは，以下の疾患である．

- 急性骨髄性白血病（AML）
- 急性リンパ性白血病（ALL）
- 慢性骨髄性白血病（CML）
- 神経芽細胞腫
- 重篤な免疫不全状態，重症型サラセミア（地中海貧血症），鎌状赤血球貧血

　骨髄移植を受けた患者はとても衰弱するので，身体の免疫機能が正常化するまで隔離される．

（訳　乗元　梢／監訳　三木恵美）

アクションポイント

1. がんの病因，発生率，有病率，治療，症状，副作用等を含む，がんについての一般的な情報をインターネットと文献を使って調べよ．がん患者に起こり得る機能障害について考えよ．
2. 患者を設定し特定の病名を選択して年齢，結婚歴等を決定し，初期評価から長期的に起こり得る問題，これらが患者の自立にどのような影響を与えるかについて調べよ．
3. 急性期治療を受けている人に対する作業療法介入と，治療の終了が近づいてきている人に対する作業療法介入を比較せよ．

文献

Cooper, J.(1997) *Occupational Therapy in Oncology and Palliative Care*, Whurr, London.

Gabriel, J.(2004) *The Biology of Cancer*, Whurr, London.

Gowing, N. and Fisher, C.(1989) The general pathology of tumours, in *Oncology for Nurses and Health Care Professionals* (ed. R. Tiffany), Harper & Row, Beaconsfield.

Haylock, P. J.(1998) Cancer metastasis : An update, *Seminars in Oncology Nursing*, **14** (3), 172-7.

Knight, L. A.(2004) The cell, in *The Biology of Cancer* (ed. J. Gabriel), Whurr, London.

Office for National Statistics (2005) Cancer. *National Statistics Online* : www.statistics.gov.uk accessed July 2005.

Souhami, R. and Tobias, J.(2003) *Cancer and its Management*, 4th edn, Blackwell Science, Oxford.

Tobias, J. and Eaton, K.(2001) *Living with Cancer*, Bloomsbury, London.

Woodhouse, E. C., Chuaqui, R. F. and Liotta, L. A.(1997) General mechanisms of metastasis, *Cancer* **80** (8 Suppl), 1529-37.

World Health Organization (1990) World Health Organization Definition of Palliative Care : www.who.int/hiv/topics/palliative/PalliativeCare/en accessed July 2005.

推薦資料

Armstrong, L.(2001) *It's Not About the Bike : My journey back to life*, Yellow Jersey Press, London.

Diamond, J.(1998) *'C' Because Cowards Get Cancer Too*, Vermillion, London.

Gabriel, J.(2004) *The Biology of Cancer*, Whurr, London.

King, R.(2000) *Cancer Biology*, Prentice Hall, London.

Souhami, R. and Tobias, J.(2003) *Cancer and its Management*, 4th edn, Blackwell Science, Oxford.

Tobias, J. and Eaton, K.(2001) *Living with Cancer*, Bloomsbury, London.

WHO (1990) World Health Organization Definition of Palliative Care.

www.who.int/hiv/topics/palliative/PalliativeCare/en
www.doh.gov.uk/cancer[*訳者注2]
www.cancerresearchuk.org
www.statistics.gov.uk

[*2]：以下，本書で紹介しているホームページの中には，翻訳時（2012年）にアクセスが不可となっているものも含まれるが，原著の記載のままとした．

第2章

がんや緩和ケア領域において作業療法士が直面する課題

Jill Cooper

　終末期疾患を抱えた患者を担当する作業療法士は，リハビリテーション志向の実践における理念や前提と，死にゆくクライエントのニーズや経験との間の矛盾に直面するだろう（Bye, 1998）．この矛盾は，この領域におけるリハビリテーションの概念を混乱させる可能性がある．

　Wattersonら（2004）は，その予後にかかわらず，がんを抱えた人々に対するリハビリテーションの重要性への関心が高まっていると報告している．リハビリテーションを有意義で包括的なものとし，最善のアウトカムを実現するためには，作業療法士はクライエント主導のアプローチを行う必要がある（Law et al, 1995）．作業療法士はすべての実践領域においてこのアプローチを利用しているため，これ自体はジレンマとはならないが，終末期疾患を抱えたクライエントは，はじめのうちは機能的能力の明白な向上がみられないことが多く，作業療法士の技能に対する自信[*訳者注1]を喪失させるかもしれない（Bennett, 1991）．作業療法士は自分自身のニーズへの洞察力が必要である．**付録1**では，死にゆく人を受けもつ際の対処法，特に近親者が引き起こす問題にどのように対処するかを探究している（Gordon, personal communication, 1995）．**付録2**では，スタッフが潜在的にストレスの多い状況で働く際に，適応できるかどうかに影響を与える要因を挙げている（Faulkner and Maguire, 1994）．

自己モチベーションの探究

　作業療法士は，なぜ自分が生命を脅かす疾患を抱えた人々との仕事を選んだのか，自分自身に問いかけてみなければならない（Cooper, 1997）．

- 個人的欲求を満たすためか？
- クライエントや他者から慕われたいためか？
- 何を行おうとし，何から逃げようとしているか？
- 自分にとってどの領域が最もストレスフルだと感じるか？
- これらの問題に自分はどのように対処するか？

[*1]：self-confidence は自信と訳した．

ストレスやバーンアウトを起こす可能性のある領域：
- がん患者を中心としたケア
- コミュニケーション
- 悪い知らせを伝えること
- スーパービジョンや記録を含む時間のマネジメント
- 軋轢
- 喪失
- 悲嘆
- 文化的問題
- スピリチュアリティ

がん患者を中心としたケア

　患者あるいはクライエント中心のケアに関してはさまざまな定義が存在しているが，その正確な真意に関するコンセンサスは十分ではない（Mead and Bower, 2000）．クライエント中心のケアには作業療法士の積極的な傾聴，がん患者が希望や目標を表出するよう励ますこと，患者のサービスへの希望や視点を聞き理解し，共感を示すことが含まれるという考えが一般的には受け入れられている．概していえば，作業療法のマネジメントについてクライエントと協働することが必要とされる．

コミュニケーション

　コミュニケーションが乏しいと，サービスを受ける人と保健医療専門職との信頼関係にさまざまな障害を引き起こす可能性がある．コミュニケーションとは言語的なものから非言語的なものにまで及ぶが，Royal Society of Medicine（2000）は，がん患者が訴える最も一般的な不満は，コミュニケーションの乏しさと不十分な情報に関するものだと報告している．この報告では，保健医療専門職は，患者が決定に参加したいという要望をもっていることを知ることはもとより，患者のニーズや情報への心構えを聞き出す最もよい方法を知っておくことが求められると忠告している．これは医療スタッフのみならず，すべてのケア提供者にあてはまるものであり，作業療法士がクライエント主導あるいはクライエント中心の介入を行おうとするのであれば特にそうである．この報告では「患者は明確で適切な情報が提供されていないかぎりは，自分自身のケアについて情報にもとづいた自分の希望を表出できないし，物事の決定に参加することを選択することもできない，それどころか決定に参加しないことさえも選択できない」と述べている（Royal Society of Medicine, 2000）．
　Coulterら（1999）は，現在起きている症状または病気について理解する，利用可能なサービスについて学ぶ，選択できる治療の決定に参加する，というような異なる

目的のためにいかなる情報が必要であるかを述べている．情報はさまざまな手段で提供され得る．患者は明確で適切な情報が提供されていないかぎりは，自分自身のケアについて情報にもとづいた希望を表出できないし，物事の決定に参加する（あるいはそれを断る）ことを選択することもできない．Smith（2000）は，がんを患っている人は，理論上では実に膨大な情報を手に入れることができるにもかかわらず，情報の不足を訴えていることを明らかにした．

患者やその介護者は，このようなストレスフルな状況ではごくわずかな情報しか覚えていることができないので，言語的な話し合いをバックアップするものとして書面でのアドバイスがきわめて重要である．作業療法士はサービスを受けている人のために，介入に関する情報をシンプルにまとめたり，記憶を補助するツールを作成することができるだろう．

The NHS Cancer Plan（Department of Health, 2000）と Cancer Information Strategy（NHS Executive, 2000）は，いずれもコミュニケーションと質のよい資料の提供について検討している．The Royal Society of Medicine（2000）は，保健医療専門職は患者が情報を必要としていることが明らかになった場合に訓練や支援を必要とすると結論づけている．鍵となる事柄には，患者の情報についての優先順位を高く設定する，患者のニーズと好みを理解する，患者が関連する適切な情報を手に入れ理解することができるよう支援する，が含まれる．

コミュニケーションには，不安要因を軽減し，良好で実用的な関係性を推進し，クライエントと介護者に進展のための明確な方向性を与える，という目的がある（Cooper, 1997）．非言語的コミュニケーションもまた，がんに罹患した人や緩和ケアを受けている人を受けもっている場合には必要不可欠である．これには，表情，アイコンタクト，姿勢，ボディランゲージ，声の調子や速さ，タッチが含まれる．上記のすべてが，クライエントや介護者にあなたが彼らの話を傾聴する時間を提供していて，彼らが話していることをあなたがちゃんと聞いて理解しているということを表す手段である．

他の専門職とのコミュニケーションは，継ぎ目のないサービスとケアの連続性を確保するためには必要不可欠である．命に限りのある病気にかかっている人には，専門職の境界問題に巻き込まれる時間もエネルギーもない．チームが適切で効果的なサービスを提供するためには，これらの問題に焦点をあて，チームで情報交換し解決する必要がある．

作業療法士もまた，どのようにコミュニケーションを行っているか，自分自身の態度を振り返ってみなければならない．

- 患者と話しているときに，小難しい専門用語を盾にしたり，机やテーブルの後ろに座って隠れたりしていないか？
- 患者と話している最中に，彼らの高さに合わせて座りアイコンタクトをとることをせず，立って彼らを見下ろしていないか？
- 患者が本当に望んでいることをみようとせず，自分の仕事が容易に行えるよう自

分たちの予定を重視していないか？

　治療に付随した配布資料は有益であるが，それは資料が説明され，適切で，サービス担当者の名前や連絡先が明記されている場合に限られる．患者や介護者は，大量のチラシや冊子，カタログや書類に圧倒される可能性がある．作業療法士はサービスに関するさまざまな読みやすい配布資料をつくらなければならない．それらはたとえば，福祉機器提供の際に添付される安全で適切な利用方法の説明書から，車いすの安全な使用や駆動方法についての小冊子にまで及ぶ．エネルギー温存から関節保護まで，その他の話題は作業療法部で手に入れることができる．いかなる介入に関する配布資料も，治療を補足するものとしてのみ提供されるべきである．これらは評価の代わりとして専門職の支援なしに配布されるべきではなく，その情報から浮かび上がる質問に答えることのできる作業療法士がそこにいることが非常に重要である．

　否認は患者のコーピング・メカニズムであるにもかかわらず，患者が疾患を完全に否認することは比較的まれである．**付録3**は，インタビューの中でのコミュニケーション戦略について述べている（Brewin，1991）．

悪い知らせを伝えること

　コミュニケーション技能は，悪い知らせを扱う際にとても重要である．作業療法士が実際の診断名を告げることはないだろうが，今後のリハビリテーションの可能性や，サービスや福祉機器が入手可能か否かについて，悪い知らせを伝えなくてはならないこともある．

　患者はいつも将来に対して明るい希望をもっていなければならないが，作業療法士はそれでも誠実かつ建設的に情報を扱わなくてはならない．共感すること，情報を少しずつ与えることが，悪い知らせを伝える際に役立つかもしれない．状態の悪化している人と将来の可能性について話し合う場合には，「もっといいニュースであればよいのですが，大変残念ですが……」と言い，選択可能なものについて話し合うのが好ましい．患者がいかなる選択肢も受け入れることを望まなかったとしても，これが彼らの選択であり，もしも作業療法士が他の提案をもち合わせていないのであれば，この希望を誠実かつ親切に受け入れなければならない．

　作業療法士は，患者の状況や，そのときどのように感じているかについて考え，話し合う機会を常にもつよう心がけ，これらの感じ方を認めなければならない．患者は個別介入を必要とし，特別扱いされることを求めることがある．どのような場合であれ，作業療法士はさまざまな患者との経験を積み重ねることで，コミュニケーション能力を磨くことができるのである．

　Kaye（1994）は，家族や介護者が，がんやその他の疾患を抱えた患者本人に情報を伝えないよう保健医療専門職に求める場合，保健医療専門職は関係するすべての人々に疾患や病気についてどのように理解しているのかを尋ね，彼らの誤解や恐怖，心配

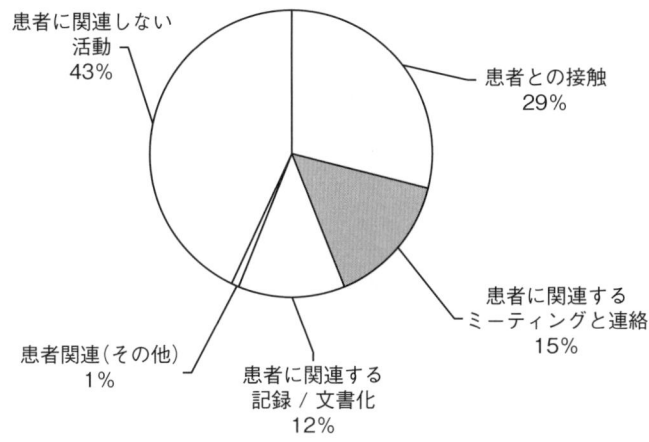

図 2.1　全作業療法活動の内訳（From Cooper and Littlechild, 2004. Reproduced by kind permission of M. A. Healthcare Ltd.）

事に関心を向けなければならないと提言している．Glass と Cluxton（2004）は，保健医療専門職は疾患，予後，ホスピスケアを含んだ受けられる治療の選択肢について患者と家族に真実を語る倫理的義務があると述べている．真実の情報を提供しないことは，患者と家族の希望に沿った"治療か人生の終焉か"の選択決定を妨害することである．患者の希望を取り去ってしまうという恐れは，保健医療専門職が患者の予後について真実を語らないことの最も一般的な理由である．しかしながら，この理由は希望に関する誤解にもとづいたものである．

人が悪い知らせを聞くことでどのように感じるかを知ることは，保健医療専門職が自身の感じ方について熟考する機会となる．これは非常に不快で時間を要するものであるが，この時間の投資は，困難な問題を解決するため，また今後起こるさらに困難な問題を避けるために役立つであろう．

時間のマネジメント

作業療法の基本的技能のさまざまな側面と同様に，上手な時間のマネジメントはコーピング戦略において必要不可欠である．Cooper と Littlechild（2004）は，がんと緩和ケアの領域で働く作業療法士の活動における介入の割合について特徴を述べている．この研究は，作業療法士の勤務時間を患者に関連する活動と患者に関連しない活動に分けた地理学的なものである（図 2.1）．

作業療法士は，利用できる勤務時間を現実的に組織だてることで，クライエントとの接触のタイプと量を分け，仕事と個人的生活との区別を明確にし，自分自身の健康と余暇活動の必要性に注意する必要がある（Gamage et al, 1976）．保健医療専門職は無限の量の仕事を引き受けることはできない．College of Occupational Therapists 『*Code of Ethics and Professional Conduct*（作業療法士の倫理的規則と専門職としての行動）』（2005）の 3.2.5 項には，「もしも作業療法士が 3.2.4 項で決定された最低限の

規範にも及ばないと感じた場合は，必要に応じて，管理者はクライエントや紹介者に書面のコピーを伴って届け出るのがよいであろう」と書かれている．

■スーパービジョン

　保健医療専門職で用いられるスーパービジョンのモデルはさまざまあり，作業療法士によって臨床的スーパービジョンも異なる．緩和ケアにおいて一人で勤務しているスタッフは直接的スーパービジョンが利用できないので，作業療法士は他職種の同僚から指導者やスーパーバイザーを探さざるを得ない．

　チームメンバーは支援や意見を得るために実際のケーススタディやピアグループフィードバックを選択するかもしれない．直接的スーパーバイズを受けていない作業療法士は，信頼と秘密性と客観性をもって問題について話し合うよう心がけなくてはならない．これらの話し合いは電話や呼び出し音のような邪魔が入らないように守られた時間に行うべきであり，スーパービジョンの時間を固守することに価値をおくべきである．

　情報収集会議は，作業療法士が状況にどう対処しているかを熟考する機会となり，とても支持的である．それらはまた，代わりの選択肢を検討したり，作業療法士がどのように感じたかを考えたりするための支援やフィードバックを与えてくれる．

　作業療法士は，喪失や死別によって引き起こされ増大していく影響に対処するために，喪失や死別に接することについてよく知らなければならない．人はそれぞれ異なった方法で喪失に耐え，またそれに対応する．それは必ずしも付加的な方策を必要とはしないが，スーパーバイザーはスタッフのその点についてのニーズに気づき，敏感であることが必要である．

■記　録

　患者記録は定期的に保存しなくてはならない．患者取り扱い件数が多いときには，この種の仕事は軽視されやすいが，記録をきちんと書く時間を治療時間内に組み入れることが必須であり，これは厳格に守られなければならない．College of Occupational Therapists『Code of Ethics and Professional Conduct』（2005）の法律上の作業療法記録と文書の管理必要条件では以下のように述べられている．

3.3.1　すべてのクライエントについて，ニーズと介入目的が明確に記録された評価が必要である．
3.3.5　同僚，あるいはクライエントが記録の入手を求めた場合に，それらを提供できるよう，正確で読みやすく，事実にもとづいた，同時間的に判断された作業療法介入記録とレポートを保存するべきである．

　記録の保存と文書の規格の定期的な監査は，施設基準を確実に保つことを助けるであろう．

軋轢

　作業療法士が提供するサービスに対し，クライエントや介護者，あるいは他のチームメンバーが期待に合致していないと感じたとき，最も軋轢が生じやすい．もしもすべての状況ががっかりするもので不満足だとして彼らが怒りを感じていることに気づいたとしても，作業療法士は治療計画における介入の目的と狙いを明確に確認しなければならない．誰かが命に関わる疾患を抱え能力障害も伴うというような悲劇的な状況を扱うときには起こりやすいもので，希望がもてないことへの怒りを福祉機器についての苦情に置き換えて，作業療法士に述べるのである．

　たとえば，退院前自宅評価において，評価を行うために作業療法士が患者を病院から自宅へと連れていく．クライエントの妻は立腹し，特定の福祉機器が必要だと要求し，これに焦点をあてて，作業療法士やその他の保健医療専門職が利用すべきと考える他の支援を強く拒否する．いったん福祉機器が提供されたとしても，別の問題が起こり，作業療法士はこの問題の中心となってしまう．この基本的な問題はがんと診断されたときに起こる解決されることのない怒りと否認であり，作業療法士は単にこの激情の的にされてしまうのである．しかし多専門職チームはわき道に外れてしまわず，実際の問題に確実に取り組むことができるよう，一貫したアプローチが必要である．

　軋轢は，適切に取り扱われれば，活気づけや生命力を与える気力になり得る．軋轢は，心配や懸念を表出させるとともに，問題を解決する可能性を構築するという，ポジティブとネガティブ両方のアウトカムをもつ．軋轢は複雑な組織において必然的な特徴であり，個人，対人関係，グループレベルにおいては起こり得るものであることを受け入れなくてはならない．もしも適切に処理されれば，前向きに（完全に）抑えられ，道を開くことができる．軋轢を解決することのできる方法には妥協が含まれ，この中で当事者が巻き込まれるギブアンドテイクの解決策を決定し，隠された問題を解決する，あるいはそれを完全に無視する．

　軋轢は攻撃性と関連している可能性があり，これが意見の相違，怒り，言語的な罵倒や暴力を具体化するものとなる可能性がある．特定の状況で攻撃性が起こる場合は，それを発散させ，処理するために，異なる介入が必要となる．しばしば，クライエントや介護者は感情を表出する機会を必要としており，安全な環境の中で怒ることを許されることが必要で，大声で黙らせるよりも彼らの話を聞くことが大切である．共感的アプローチはしばしば，彼らを同一視すること（「あなたがどのように感じているかわかりますよ」）によってではなく，彼らが怒りを感じるのは理解できるものだと認め，その状況の中で話をすることによって，状況を発散させるのを助ける．

　攻撃性は他者に向かう力が増大していることを意味する．クライエントと介護者は，疾患や機能低下のために自らの人生においてコントロールを喪失した立場にあり，そのために彼らは決定に関するいくつかの自治権をもつことが必要である．クライエントは自宅に異なる保健医療専門職が出入りすることを望んでいないかもしれな

い．それゆえに，妥協はクライエントの権利を奪うことなく安全を保持するために必要なのである．

作業療法士は，職場環境における協力者や対立者について熟考しなければならない．たとえば，ある作業療法士はクライエントや介護者，多専門職スタッフとうまくやっていけるかもしれないが，サービス提供の予算保持者との軋轢が心に浮かぶかもしれない．一度これが明らかになれば，解決は容易になるだろう．

もし，生命を脅かされている若いクライエントを作業療法士が訪問すると仮定した場合，母親は作業療法士がクライエントに話しかけるのを許さず，その代わりに，サービスのすべてについてガミガミと叱り，作業療法士に何が必要であるかを話すかもしれない．その場合，作業療法士は以下について考えなければならない．

- 秘密性—母親がどの程度知っているか
- 境界線を設定し，作業療法士の役割を明確にすること
- 母親が心配や怒りを表出できるようにすることと，これらの問題を認めること
- 問題点に取り組むこと（話をすること）
- 母親に，子どものために何をしてほしいかを尋ねること
- 作業療法士が最終的にはクライエントのために働いているということを説明する
- コントロール（制御・統制）を家族に返還し，多専門職チームのサービスを受け入れるための家族とチームとの協働が促進されるよう状況設定する

LanciottiとHopkins（1995）は，反感をもった事例に向き合う際の事前対策となる方針を述べている（**付録4**）．スーパービジョンや非公的支援の利用により，難しかった事例について深く考えることができるかもしれない．

喪　失

喪失は多くの形態（様態）をもたらす．喪失には，仕事，向上心，家，安全，子ども，伴侶（死や離婚による），身体の一部の喪失や，自尊感情[*訳者注2]，自立，友人，健康，時間の喪失を含む．喪失は広範囲に及び，可動性の喪失だけでもさまざまな変化を引き起こす．

- 役割
- 身体的統合性
- 精神的統合性
- 自立
- 尊厳
- 自信

[*2]：self-esteemは自尊感情と訳した．

- 余命
- 自律性
- 安楽，プライバシー
- 社会的関係，仕事
- ボディイメージ
- 体重変化
- 慣れない情動と行動
- 自尊感情
- 性的機能
- 肉体的機能
- 希望
- 自由
- 夢
- QOL

　多くの保健医療専門職は，クライエントの喪失感に注目する傾向がある．作業療法士は，福祉機器の提供に遅れがあったときに非難されることに気がついた．福祉機器は，人々がその喪失感に焦点をあてる有形物である．セラピストはクライエント，介護者，同僚から絶望の感情転移をされる危険性がある．作業療法士はこのことを認識しておく必要があるが，自分自身の感情やクライエントに対する感情にも気がつかなければならない．

　福祉機器の提供を行わなければ，病院からの退院が延長するといわれている．問題を予想することは作業療法プログラムの重要な一部であり，危機を一掃してしまうことではない．必要なものが増えれば増えるほどお金が減っていく．作業療法士はこれがストレスの原因となることに配慮しなければならない．

悲　嘆

　悲嘆については，よくみられ，文献で報告されているパターンがあるにもかかわらず，「通常の悲嘆の期間」といったものはない．このことは「時間が解決してくれる」と思っている親戚や友人をとても悩ませ，腹立たしくさえ感じさせる．悲嘆の過程はよく死の前に起こる．クライエントと介護者は生命の喪失と同様に，機能の喪失（可動性，ボディイメージ，役割）を深く悲しむ．

　悲嘆は重大な喪失に対する正常な心理的反応であり，保健医療専門職にとって正しい反応というものはない．これは個人によるものである．作業療法士はクライエント，介護者，その他の人が彼らなりの方法で喪失に適応していくことを助けることで，彼らを支援するという役割を担うことができる．表2.1は人が通過する段階を示している．

表 2.1 死別者の通常の行動パターン〔From *Letting Go*, Ainsworth-Smith and Speck（1982）cited in Cooper（1997）〕

	否認 配偶者の死から 2週間以内	認識の発展 2週間～2年	解決 2～5年
身体的反応	ショック	活力の喪失・ストレスによる身体的症状 不合理な行動の波がたびたび起こり20～60分続く → 心身症的な疾患，しばしば故人に類似した症状（逆の症状はほとんどない） →	
感情面	無感覚 不安定な感情 否認	悲しみの爆発（嘆き暮らす，泣き叫び，疲弊） → 抑うつ，あるいは悲哀 怒り—故人，医学，神に対して（「なぜなの？」） → 自信と自己是認の喪失 → 罪悪感（「～であれば」） → 孤独感—特に高齢死別者の場合 → 故人の理想化 →	・対処（cope）するという決意 ・行動の自由を容認する感覚の分離 ・今は社会的な接触を楽しんでもよいのだ，等の感情
反応に影響を及ぼす外的要因	死の状況と葬儀の取り決め 家族 信仰と文化	経済的な喪失や利得 社会的地位の喪失 記念日 隠しだてのない感情への社会の非難と死の忌避	・新たな地位に対する社会からの受け入れ ・死別者組織における役割

　作業療法士はこの分野の仕事で利用できるカウンセリングの技能と方法を有している．しかしながら，ほとんどの施設ではカウンセラーとして雇われた他のメンバーが多専門職チームの中におり，彼らはこの領域におけるより広範囲な訓練を受けている．作業療法士は，他の機関を紹介する必要があると感じたときに，その技能を利用することができる．作業療法士はカウンセリングが必要かどうかを評価するために，簡単な技法を使って，クライエントとのラポール（rapport：信頼関係）を築いたり，彼らがよりオープンに気持ちを表出するよう励ますことができる．これには閉ざされた質問（クローズド・クエスチョン：すなわち，「はい」，「いいえ」と短く答えることのできる質問）を避けることも含まれている．これは「何が」，「どこで」，「いつ」，「なぜ」，「だれが」のような言葉を使うことで可能となる．たとえば，「主治医の先生はあなたに病気についてお話ししましたか？」という質問は，「主治医の先生はあなたに病気について，何をどの程度お話ししましたか？」に変えることができる．

　会話のキーポイントを明確にするために，言葉をそのまま描写する，繰り返すといった反応をすることで，クライエントは話を続けるよう促される．たとえば，切断から回復した中年男性が「私は決してこれに慣れることはないだろう．ときどき，私は死んだほうがましだったと思う．あなたが身体障害者だったら，人生の目的はなんだい？」と言った．この質問への返事は次のようにすればよいだろう．「では，あなたは切断に慣れることはできないと感じているんですね．ときどき，死んだほうがまし

だったと思うんですね，そして何が人生の目的なのかと考えているんですね？」．描写し，繰り返して，明確にすることによって，作業療法士は，クライエントの心配事を共有して励ます前に，自分がクライエントの言葉を正確に理解しているかどうかを確認することができる．

文化的問題

　保健医療専門職は，特定のコミュニティーにおいて病気がどのようにみられているのか，また，さまざまな文化的ヒエラルキー（階層制度）において人の個性や地位は何によって決められているのかについて，背景的知識を得るべきだとCooper（1997）は提案している．われわれの社会は多種文化であり，コミュニティーをつくり上げているさまざまな民族や宗教団体へのさらなる理解向上の必要性がある．これは作業療法士が自身の信仰を心に抱くことを阻害するものではなく，クライエントのニーズや要求を理解し尊重することの必要性を強化するものである．

　個人が自身の信仰や文化に対していかに敬虔であるか，あるいはクライエントの家族や介護者の原動力やサポートが信仰や文化にどのように影響を受けるかについては，決して推測をするべきではない．作業療法士はクライエントが治療に影響を与える可能性のある強い信仰をもっているか否かに関して推察するべきである．食事の制限，服装の規定，更衣練習（dressing practice）への参加の禁止について関連する問題があるかもしれない．作業療法士は，患者が家庭環境と治療環境の両方において，何をするであろうか，また何をしないであろうかを見抜く必要がある．家族あるいは宗教的な助言者もまた，クライエントが何をすることができるかについて助言をすることができるかもしれない．もしも誠実に「何が許されるか，また何が許されないかを私に話してごらん」と言ったならば，あるいはクライエントの文化への心からの尊敬と興味を示せば，困難は起こらないであろう．

　疾患はクライエントのコミュニティーがどのように考えるか，また彼らがどのように受け入れられるかに影響するかもしれない．ある文化的集団の中では，ボディイメージの変化や機能障害は家族内での，あるいはコミュニティーでの，または職場や宗教的コミュニティーでの立場に影響を与える可能性がある．これにより神聖な場所での礼拝からの追放さえも引き起こす可能性がある．脱毛，身体部位の切除，ストーマによりそれぞれ特有の問題が起こる．

■脱　毛

　脱毛は欧米の男性にとって，よくあることであり，加齢の過程に関係がある．女性にとって脱毛ははるかに損害を与えるものと認識され，疾患が深刻なものであることを示す明らかな徴候となる．利用可能なものとしてウィッグ（かつら）やターバン，スカーフがあり，これらはある人々にとっては受け入れられるものであるが，スタイ

ル，色，長さが個人の社会的立場に影響を及ぼすこともあり，脱毛は感情的な衝撃となり得る．

　ある社会では毛髪やその喪失に重要な意味をおいている．いくつかの広東語圏の社会においては，毛髪は生命力を吸収する力や，病気や家族の死から生じる毒素や不潔を取り払う手段のシンボルである．脱毛は病気から回復する能力に関する恐怖を引き起こす．

　シク教では身体の無侵襲は非常に重要なものとみなされ，脱毛は男女ともに権威を下げる．アフリカ文化においては，脱毛は生殖能力喪失の表面的な徴候となり得る．ジャマイカでのラスタファリ信奉者の間では特に，ドレッドヘアが黒人の尊厳と内的な力の象徴とみなされ，脱毛が自己イメージに影響を与える．伝統的ユダヤ女性は，ユダヤ以外の女性が毛髪に価値をおいているにもかかわらず，習慣的に短髪であるか髪を刈り込んでいる．アーミッシュやTayloritesやエクスクルーシブ・ブレズレン派等のようなより厳格なキリスト教信者は，神への愛の印として髪を長くしている．

■ 乳腺切除術による乳房喪失

　性についての喪失感と同様，文化や宗教に影響される自己価値感の喪失によって，乳房の喪失は不名誉なことと感じるかもしれない．欧米社会では乳房の形と大きさに価値をおいている．体形の変化は間違いなく女性の自信や，他者からどのようにみられるかということに影響を与える．

■ ストーマ

　人工肛門，回腸瘻，尿ストーマは自尊感情やボディイメージを脅かすだけでなく，彼らの礼拝にまで変化を及ぼすかもしれない．これによりつまはじきになったり不潔とみなされるようになる可能性がある．イスラム教徒は，祈りの期間中は身体を洗うことを許されず，もしもストーマが自らの意思で操作できないとしたら，その人は洗浄のたびに祈りをやめるか，もう一度はじめなければならないだろう．作業療法士は文化的問題がこれらの根源的な問題に与える意味合いを意識しておかなければならない．

スピリチュアリティ

　Lawら（1997）は，スピリチュアリティがいかに高次の自己発現であるか，ライフイベントや人生決定を通して，人々を前進させるスピリチュアルな方向性や，大きな目的となるかについて述べている．人々がこの指針的原則をいかに考察するようになるかは，彼らがいかに個人として発展しているかにかかっている．Heminiak（1996）はスピリチュアリティを，世界の中での個人の役割に関連する必要不可欠な価値を示す生き方のように考えられているもの，と定義した．ある人にとってはスピリチュアリティは宗教的なものの見方であるし，別の人にとってはなおさら明確で，純粋に価値観あるいは価値を感じる存在である．作業遂行課程は，情報収集，評価，治療計画

の立案，治療実行と評価（効果判定）から構成される．スピリチュアリティはこれらのすべての過程において反映されるべきであるし，すべての段階に必須であり，ただ単に遂行構成要素ではなく人間の中心的特徴である（Rose, 1999）．クライエントは権利の所有者であるため，その過程の焦点でなくてはならない．クライエントがその過程を示すときには，作業療法士は立案を支援する治療プログラムにおいてクライエントの価値観や信念，好みを反映しなければならない．

　スピリチュアリティは，クライエントにとって意味のある作業が何であるかを評価することの本質であり，価値ある作業を達成しようとする中でのアウトカム，実行計画，実践の中心となる．それは自己決定を可能とする過程や，サービスを人生経験と関連づける過程，作業を意味あるものにする過程の基本的で中心的な部分である（Stanton et al, 1997）．

　Law ら（1997）はスピリチュアリティを，生まれもった自己の本質，比類なく偽りのない人間としての質，意思や気迫やモチベーションの現れ，自己決定や自己コントロール，選択表現のための基準の源であると述べている．人間はスピリチュアルな存在であるから，独自の方法で治療が行われるべきである．彼らの価値観，信念，目標は，彼らのスピリチュアリティの本質的要素である．作業を治療的に利用する場合，作業は各クライエントに対する適合性と意味を有していなければならず，明確な治療目的と目標があり，クライエントの選択にもとづいていなければならない．**付録 5** では，自己表出を促すことによる治療的効果を示している（Stoter, 1996）．

　クライエントが生命を脅かす病気の診断や治療に対処するといった困難な時間に直面したとき，彼らはさまざまな価値観や信念を抱く傾向があるが，作業療法士は作業にクライエントの意見を反映し，彼らにとって意味のあるものにしなければならない．Unruh ら（1999）は，さまざまな作業や彼らが存在する環境に帰する意味が，作業が寄与するスピリチュアルな安寧（well-being）にどの程度影響するかについて述べている．彼らは，自分たちが人生から目的や意味を見いだそうとするスピリチュアルな衝動をもっており，作業を通じて自分自身の独特でスピリチュアルなニーズに焦点をあてるのだということを，専門書がいかに示しているかを論じている．彼らは，作業を通してスピリチュアルな安寧を可能にすることは，作業療法士にとって，特に健康を脅かす重大なものに直面しているクライエントのためには重要なことであると締めくくっている．

まとめ

　この章では，がんや緩和ケアという臨床領域において作業療法士が効果的に役割を果たすために，対処しなければならないストレスやバーンアウトの起こり得る領域について明らかにした．よりよい実践を促進し，患者に対し最善のケアを保証するためには，サポート・メカニズムを発展させなければならない．

（訳・監訳　三木恵美）

> **アクションポイント**
>
> 1．作業療法士の役割について多専門職チーム内で紹介するための，簡潔で明確な専門的解釈を立証せよ．
> 2．生命を脅かす疾患を抱えたクライエントを受けもつ際の，作業療法士のためのコーピング・メカニズムについて検討せよ．いかにしてこれを臨床実践に組み入れるか？
> 3．この領域で働く際に必要とされるトレーニングと，これらを実施する方法を明らかにせよ．

文献

Bennett, S.(1991) Issues confronting occupational therapists working with terminally ill patients. *The British Journal of Occupational Therapy*, **54** (1), 8-10.

Brewin, T. B.(1991) Three ways of giving bad news. *Lancet*, **337** (8751), 1207-9.

Bye, R. A.(1998) When clients are dying: Occupational therapists' perspectives. *The Occupational Therapy Journal of Research*, **18** (1), 3-24.

College of Occupational Therapists (2005) *Code of Ethics and Professional Conduct. Occupation matters*, COT, London.

Cooper, J.(1997) *Occupational Therapy in Oncology & Palliative Care*, Whurr, London.

Cooper, J. and Littlechild, B.(2004) A study of occupational therapy interventions in oncology and palliative care. *International Journal of Therapy and Rehabilitation*, **11** (7), 329-33.

Coulter, A., Entwistle, V. and Gilbert, D.(1999) Sharing decisions with patients: Is the information good enough? *British Medical Journal*, **3** (18), 318-22.

Department of Health (2000) *The NHS Cancer Plan. A plan for investment. A plan for reform*, HMSO, London.

Faulkner, A. and Maguire, P.(1994) *Talking to Cancer Patients and their Relatives*, Oxford Medical Publications, Oxford.

Gamage, S. L., McMahon, P. S. and Shanahan, P. M.(1976) The occupational therapist and terminal illness. Learning to cope with death. *The American Journal of Occupational Therapy*, **30** (5), 294-9.

Glass, E. and Cluxton, D.(2004) Truth-telling: Ethical issues in clinical practice. *Journal of Hospice and Palliative Nursing*, **6** (4), 232-43.

Heminiak, D. A.(1996) *The Core of Human Spirituality*, State University of New York, Albany, NY.

Kaye, P.(1994) *Breaking Bad News*, EPL Publications, Northampton.

Lanciotti, L. and Hopkins, A.(1995) Breaking the cycle. *Nursing Standard*, **10** (11), 22-4.

Law, M., Baptiste, S. and Mills, J.(1995) Client-centred practice: What does it mean and does it make a difference? *Canadian Journal of Occupational Therapy*, **62** (5), 250-6.

Law, M., Polatojko, H., Baptiste, S. and Townsend, S.(1997) Core concepts of occupational therapy, in *Enabling Occupation: An occupational therapy perspective* (ed. E. Townsend), CAOT, Ontario.

Mead, N. and Bower, P.(2000) Patient-centredness: A conceptual framework and review of the empirical literature. *Social Science and Medicine*, **51** (7), 1087-110.

NHS Executive (2000) *Cancer Information Strategy*, HMSO, London.

Rose, A.(1999) Spirituality and palliative care: The attitudes of occupational therapists. *The British Journal of Occupational Therapy*, **62** (7), 307-12.

Royal Society of Medicine (2000) Effective health care: Informing, communicating and sharing decisions with people who have cancer. *Royal Society of Medicine Bulletin*, **6** (6), 1-8.

Smith, C.(2000) The role of health professionals in informing cancer patients: Findings from the teamwork project (phase one). *Health Expectations*, **3** (3), 217-19.

Stanton, S., Thompson-Franson, T. and Kramer, C.(1997) Linking concepts to a process for working with clients, in *Enabling Occupation: An occupational therapy perspective* (ed. E. Townsend), CAOT, Ontario.

Stoter, D.(1996) Spiritual care, in *Palliative Care for People with Cancer* (eds J. Penson and R. Fisher), Edward Arnold, London.

Unruh, A. M., Smith, N. and Scammell, C.(1999) The occupation of gardening in life-threatening illness: A qualitative pilot project, *Canadian Journal of Occupational Therapy*, **67** (1), 70-7.

Watterson, J., Lowrie, D., Vockins, H., Ewer-Smith, C. and Cooper, J.(2004) Rehabilitation goals identified by inpatients with cancer using the COPM, *International Journal of Therapy and Rehabilitation*, **11** (5), 219-25.

第3章

症状コントロールのための作業療法アプローチ

Jill Cooper

　InghamとPortenoy（2004）は，患者にとって，病気の経験が症状とそれによって生じる苦痛にいかに複雑に関連しているかを述べている．彼らは，症状とは本来主観的なものであり，通常は言葉によって伝えられる知覚であると述べている．作業療法士は問題解決アプローチを用いて，症状や身体的・感情的・心理的・社会的機能障害に取り組む．

　作業療法士は症状を緩和する際に，病気や診断名ではなく，症状に即した介入を行うことで価値ある役割を果たす．作業療法は症状の機能的影響に介入するので，作業療法士は重大な問題が起きないよう機能的問題を予想し，前もって計画を立てるよう努める．

　ClippとGeorge（1992）は研究の中で，患者の主観的報告は保健医療専門職が実施する客観的評価と一致しなかったと報告している．適切なアプローチにおいては，客観的な臨床的評価と同様に，患者の症状に対する見方を評価に含むことが必要である．また，標準化され承認された評価は，実施に際して患者を非常に疲れさせる可能性があることもよく覚えておかなければならない．それゆえに，評価自体が患者の安寧（well-being）を損なうことがないよう，適切な評価法を選択するための細心の注意と専門的知識が求められる．

　症状とは多面的かつ多次元的であり，進行疾患では同時に7つ以上もの症状が存在するといわれる（Dunlop, 1989）．症状はまた，絶えず変化し寛解と再発とを繰り返す．それゆえ，評価尺度による患者の負担が最小限で，コンプライアンスを高めるのに十分なほどシンプルで簡便なものでなくてはならない（Ingham et al, 1996）．また，作業療法士が患者の優先事項の実現に向けて努力し，優先事項が依然として現実的で実現可能であることを保証するためには，継続的に再調査を行う必要性がある．

　症状マネジメントにおける作業療法士の役割：
- 症状とそれに対する治療の専門的知識を更新し続ける
- 患者にとっての症状の意味を知る
- 症状が患者やその家族，介護者に及ぼす影響を知る
- 生活の中で求められる目標の実行を妨げている原因を探る

緩和ケアにおいて治療される一般的な12の症状は以下のものである．

脱力感　82%	下肢の腫脹　46%
口渇　68%	悪心　42%
食欲不振　58%	便秘　36%
抑うつ　52%	嘔吐　32%
疼痛　46%	意識変容　30%
不眠　46%	呼吸困難　30%

（Dunlop, 1989）

問題解決アプローチ

　Cooper（1997）は，症状コントロールのための作業療法介入においてどのように問題解決アプローチを用いるかについて述べている．問題解決アプローチは，クライエントのニーズを分析し，クライエントが機能障害に対処するための基礎を構成する．病気は身体的，心理的，感情的，社会的，経済的な問題をつくり出す．クライエントの状況が一見非常に困難なように思えたとしても，作業療法士が問題点を同定し，それらを解決するよう取り組むときに問題解決アプローチが役立つだろう．
　すべての作業療法治療計画において，最初のステップはラポールを築き，ベースラインとなる目的と目標を設定することである．問題解決のための戦略はその後に，以下の例のように開始される．

- 潜在する障害を確認する
- 問題解決の手ほどきとなり得る特定の出来事を設定し話し合う
- 問題をいくつかの段階に分解することで，その出来事に対処するための達成可能な目的を設定する
- これらの段階に対処するための技術や方法を話し合う
- 問題解決の戦略がうまくいったときに得られるアウトカムと，次に何をすべきかを話し合う
- 戦略が必ずしも成功するわけでないが，信じ続けることが必要であるということを明確にする

　これにより患者がコーピング戦略を適用し自己コントロールすることを促す．
　上述したように，多くの進行がん患者には，さまざまな症状が次々に，しばしば同時に起こる．本章では各症状を個別に説明しているが，臨床場面においては，ただ一つの症状が単独で現れることはほとんどない．
　PushpangadanとBurns（1996）は，地域で働く作業療法士は福祉機器の提供や在宅ケアの適応・アドバイスに関わる重要な役割を担い，これらについて熟練した評価

技術が必要だと述べている．加えて，患者と家族を支える利用可能な物理的援助を行う際は，知的・感情的・心理社会的ニーズを含めた考察が必要である．がんや緩和ケアを専門とする作業療法士の団体である Occupational Therapy Specialist Section in HIV/AIDS, Oncology and Palliative Care Education（HOPE）は統一見解として，College of Occupational Therapists（COT）と共同で本を作成し（HOPE, 2004），その中で，症状のマネジメントをしながらの作業療法介入について強調している．そこでは作業療法が焦点をあてる3つのテーマとの関連性について述べられている．

■ 生活スタイルのマネジメント

作業療法士ができること：
- がん患者とその家族/介護者とともに，生活のバランスを保つよう努める
- 社会的なもの，スピリチュアルなものも含めて，患者や家族にとって何が最も重要で優先すべきものであるか考えるのを助ける
- 彼らにとって意味のある作業を見いだすのを助ける
- 文化の影響について考慮する
- 病院でのケアと在宅生活との必要不可欠な橋渡しを行う

■ 倦怠感のマネジメント

作業療法士ができること：
- 倦怠感が機能や自立のための能力に影響を与えることを理解する
- がん患者と家族/介護者に，倦怠感のマネジメントとエネルギー温存のための戦略について情報提供やアドバイスを行う
- 患者や家族が，変化に適応し依存や動揺を受け入れる必要があることを理解するよう助ける
- 患者や家族が現実的な希望や目標を立てるよう支援する
- 患者や家族にとって何が重要で，何を優先すべきかを設定する機会を与えることで，使うエネルギー（体力）を減らす
- 必要に応じて福祉機器の提供や環境調整を行うことで，患者や家族が患者の減退した体力レベルに合わせた生活スタイルに適応するよう支援する

■ 自尊感情

作業療法士ができること：
- 患者の内に秘めた自己価値感がモチベーションに影響を及ぼすことを理解する
- 目的活動への参加が自己価値感に影響することを理解する
- 患者が自分自身の感情を知ろうとし，自分が何者で，何が自分にとって重要であるかに気づくよう，支援する
- 患者が，家族や地域社会における自分自身の価値や役割に気づけるよう支援する
- 患者が変化した役割に適応できるよう支援する

- 自己価値感を支持し得る現在と過去の業績（成し遂げたこと）を，患者が思い起こすのを支援する

(Reproduced by kind permission of HOPE and COT)

作業療法士が専門として介入する3つの重要な領域：
- 脱力感を含む倦怠感のマネジメント
- 呼吸困難のマネジメント
- 抑うつを含む，リラクセーションと不安のマネジメント

これらについては後章でさらに詳しく述べる．他の症状に対する介入について以下の概略を記す．

口渇と食欲不振を含む食事の問題

患者が，口が渇くと訴えるとき，この不快で苦痛な症状に焦点をあてた看護介入が重要となる．歯科医療や義歯等，特別な手当てによる口腔衛生が必要不可欠である．口腔感染，歯の不具合，薬や潰瘍は，急速な体重減少につながる．

摂食の困難に関係するその他の問題は，患者に身体的影響があるだけでなく，家族をも悩ませるということである．なぜならば，たいていの文化において食欲や体重は非常に重視されているからである．Cooper（1997）は，食べることは日常生活の基本的な要素であり，いかなる問題も調べなければならないと述べている．悪心や嘔吐，食欲の欠如（食欲不振），味覚の変化のような潜在的問題がある可能性があるので，栄養士はこれらを評価しなければならない．

認知機能障害は手と目の協調性にも影響する可能性があり，食事用自助具が役立たない場合は特に個別の援助が必要である．在宅患者の場合，食事の準備や食卓にこれらを運ぶという問題に取り組む必要がある．食事の問題は心理的苦痛を高める可能性がある．エネルギーまたはカロリー摂取量と気分は直接的に関与しているので，食事摂取量の減少は気分にネガティブな変化を引き起こし得る．十分に食べることができないクライエントは，自分が食べないことが介護者を動揺させるので，罪の意識を感じるかもしれない．

Cooper（1997）は，作業療法士は実施中の治療セッションにもっと関わるべきであり，食事へのアドバイスも行うべきだと提言している．

- 食事は少量を頻回に取る
- 患者が無理なく噛んだり飲み込んだりできる食事を設定する
- 一日の中で時間が遅くなると食欲が減退することが多いので，食事時間を気にすることなく，患者が食べたいときに食べたいものを食べるよう勧める
- たとえばアルコールのように特定の食べ物のみに関心が偏るようであれば制限が

必要となるが，カロリー摂取を増加させるためには患者の欲求をかなえるようにする
- 振戦や関節可動域制限のマネジメントにおいては，握りを助けるための食事用自助具を必要に応じて提供する

加えて，作業療法士は，ボディイメージの問題に対しても支援を行うことができるし（Shearsmith-Farthing, 2001），必要であれば除圧ケアにも影響を及ぼすことができる（Cooper, 1997）．

疼 痛

疼痛は，医学的臨床場面において明確に規定された薬物的介入とともによく記録されている症状である．Cooper（1997）は，作業療法士がペインクリニックにおいてどのように慢性疼痛症候群に取り組んでいるかについて述べているが，がんや緩和ケアの環境と臨床的な実態とはかなり隔たりがある．緩和ケアチームは，疼痛をできるかぎりコントロールあるいは軽減することを目的としているが，疼痛には慢性疼痛のコントロールと同じような行動的あるいは認知的要素はない．

Foley（2004）は，がんに関連した急性疼痛とがんに関連した慢性疼痛症候群の双方の疼痛の多面的側面について述べている．急性疼痛は多くの場合，たとえば生検や化学療法，放射線療法等の診断や治療のための介入に関連している（Cherny and Portenoy, 1994）．作業療法士が疾患の進行期に関わることの多い慢性疼痛は以下に起因している．

- 骨格系各部分に起こる多様な骨転移
- 内臓への腫瘍浸潤による内臓痛
- 神経系への腫瘍浸潤による神経因性疼痛
- 化学療法後，放射線療法後，あるいは外科的手術後の疼痛

疼痛に対する主要な治療は薬物によるものであるが，作業療法士は以下の方法で，疼痛が患者に与える影響を同定し，感情的問題を表出するのを助ける．

- 患者が望む場合は，疼痛が患者の機能的能力に与える影響を明らかにする
- 疼痛によって起こった制約が，生産的生活のための役割や能力等，患者の家族全体の活動にどのように影響を及ぼしているかを明らかにする
- 患者と目標や優先順位の設定を行い，定期的に見直し，必要に応じて調整する
- 生活スタイルのマネジメントの評価，エネルギー温存，不安のマネジメント，環境設定等，QOLの向上を促すための作業療法の中核的な技術や介入を用いて患者に関わる

● 自立や快適な生活を助けるための福祉機器の評価と処方を行う

LloydとCoggles (1988) は，がんケアチームのメンバーの調整された取り組みによって疼痛マネジメントは成功すると述べている．作業療法は疼痛マネジメントにおいて必要不可欠であり，知覚される疼痛の緩和と患者の生活スタイルを支援することができる．

不 眠

SateiaとSantulli (2004) は不眠を，睡眠が不十分だという患者の主観的な訴えと定義した．彼らは疾患進行期における不眠の一般的な原因として，抑うつ状態，不安，認知的な機能障害/混乱，疼痛，悪心と嘔吐，呼吸苦，薬物，通常の生活習慣の崩壊，下肢静止不能症候群，周期性四肢運動があると述べた．これらは非常に苦痛であり，患者が感じているであろう倦怠感を悪化し得る．

介護者への影響として，介護者も眠りを妨げられるので，家族全員の睡眠パターンや倦怠感が変化するかもしれない．リラクセーション・テクニックを指導するのと同じように，作業療法士は睡眠時の姿勢やポジショニングの別の方法や，ベッド上で安全に動いたり移乗するための技術や福祉機器を探し出すことができる．さまざまな症状を伴っているので，不十分な睡眠が患者や家族に与える影響を知っておくことは非常に重要である．もし不眠が彼らのQOLの主要な問題となるようであれば，チームが不眠を認識し対処しているという事実そのものが，彼らにとって大きな安心となり得る．

リンパ浮腫を含む下肢の腫脹

四肢の腫脹は，疼痛やボディイメージの変化，過度な発汗，不快，移動・移乗の問題等，患者にさまざまな困難さをもたらす．リンパ浮腫はリンパ液の排液障害による組織の膨張であり，先天的であるか，あるいはリンパ管の閉塞によって起こる (Badger, 1987)．

腫脹がリンパ浮腫によるものであれば，下肢の容積を維持するための弾性ストッキングを使用する前に，圧迫バンデージ法の講習を行っているクリニックでリンパ浮腫専門セラピストの治療を受けるほうがよい．この弾性ストッキングは，使用に耐えるのが困難で，患者は機能や技能を失う結果となり得る．

機能への影響：
● 身体を洗うことや更衣等，日々の活動が困難となる
● 柔軟性の低下
● 浴室や浴槽への移乗や移動を安全に行うためのバランスの低下

● 運動耐容能の低下

作業療法士の支援：
● 代替方法による対処法を指導したり，自立支援のための福祉機器を提供するという視点で，移動，移乗，セルフケア活動の評価を行う
● 特に上肢のリンパ浮腫の場合は，スプリントの提供により関節を正常な肢位に保ち苦痛を回避する
● エネルギー温存や安全の確保についてアドバイスする
● 福祉機器を評価し処方する．たとえば，車いす，ひじ掛け椅子，移乗や移動を助けるリフトは安全か？　腫脹で脆弱になっている皮膚を傷つけることはないか？

悪心と嘔吐

　悪心と嘔吐はとても不快な症状で，特に化学療法を受けている患者に苦痛を与えることが報告されている（Meuser et al, 2001）．これらは薬物や不安，脳転移，鵞口瘡，胃炎，胃の圧迫，胃の閉塞性逆流，便秘，咳など多様な原因によって起こる．

　悪心と嘔吐に対する最初の治療としては制吐薬が用いられ，作業療法介入ではこれらの症状に伴って起こる緊張や不安を軽減するためにリラクセーション・テクニックや呼吸法を行う．HOPE（2004）はこれらのアプローチに加えて，作業療法では以下の介入を行うと述べている．

● 食事や飲み物の準備の支援を行い，つらい調理やこれらの症状を悪化させる匂いを避けるため，調理済みの食事を利用する等，代替方法を探す
● 嚥下障害のある患者が安楽な姿勢をとれるよう，ほかのチームメンバーに連絡をとる
● 口腔衛生や，嘔吐後の特別な洗浄方法と衛生管理の方法について，ほかのチームメンバーに連絡をとる
● 悪心や嘔吐への対処方法や，身体的影響だけでなく心理的影響についても説明することにより，家族や介護者への支援，アドバイス，教育を行う

便秘，下痢，排尿障害

　薬の副作用や病気の進行は，患者の生活を悲惨で尊厳のないものにするこれらの症状を引き起こす．これらの症状は苦痛でつらいものであり，早急な医学的評価が求められる．作業療法士は以下に挙げる方法でこれらの症状のマネジメントに貢献することができる．

● トイレや浴室に行く現実的な方法を探る．もし患者の体力が衰えていたら，トイ

レへの移乗や浴室・浴槽への移動が安全に行えるよう，移乗・移動の工夫や，動線に取りつけた手すりや福祉機器が必要となるであろう
- 着替えが容易に行えるよう衣服の改良を行う
- 必要となる追加のケアや洗浄のための経済的支援と同様に，衛生管理や洗濯の援助の確保についても，多専門職チームと連絡をとり合う

意識変容

意識変容は進行期における最も一般的で深刻な神経精神的合併症であり，死の数週間前では25～85％の人にみられる（Fainsinger and Young, 1991）．

考えられる原因：
- 中枢神経系への直接的な転移
- 薬物の毒性，化学療法や放射線療法等の治療の副作用
- 尿路や腎臓等への感染
- 疾患の進行による高カルシウム血症やその他の科学的不均衡

これらの影響は家族や介護者を悩ませ，患者自身を不安にし，混乱させる．

作業療法士の役割：
- 認知機能と身体機能を含めた詳細な評価を実施する
- 患者が援助により安全に対処できる方法を決める
- 患者のケアに関わるすべての人々の助けとなる最も安全な解決策を確保するために，患者，家族，多専門職チームと協力する

放射線誘発性上腕神経叢障害

放射線誘発性上腕神経叢障害（radiation-induced brachial plexopathy：RIBP）は，乳がん治療に用いられる電離放射線によって鎖骨や腋窩に隣接する神経や組織が障害されるために起こる（Cooper, 1998）．この副作用はめったにないように思えるが，線維組織が腕神経叢を締めつけ，リンパ浮腫や知覚過敏あるいは感覚欠損，筋の消耗，あるいはこれらを複合したものに及ぶというように，不可逆的な症状を引き起こす．作業療法士は，放射線療法終了後7～10年間も起こることのあるこれらの苦痛な症状に対する多専門職アプローチの一端を担う．

作業療法士の役割：
- 機能障害の領域を同定するためのラポールを確立する
- 自立を可能にするための福祉機器の評価と提供によって，機能障害を補う戦略を

立てる
- スプリントの製作から代償技術に至るまで，最も適切な介入を行うための評価を行う
- 連続したケアを提供するためのケアの定期的な見なおしと症状の定期的評価を行う
- リラクセーション指導や不安・倦怠感のマネジメントによって心理的・感情的支援を行う

脊髄圧迫

　脊髄圧迫は突然発症し，その結果，クライエントや介護者は大きなショックを受ける．身体的な影響への対処に加え，心理的適応をすることは彼らにとって非常に大変なことであり，作業療法士は彼らが能力障害に適応するのを支援する必要がある．脊髄圧迫は疾患の進行期に起こるので，心理的適応に十分な時間がない場合があり，多専門職チームはこれに関わる全員によってかなりの支援を行う必要があることを知っておかなければならない．

　脊髄圧迫とは，脊髄硬膜外腔，脊髄レベルまたは馬尾の腫瘍，脊柱管の圧迫による髄膜嚢の圧迫である．悪性腫瘍は，原発性，つまり脊髄または脊柱管の組織への発生と，二次性，すなわち転移性固形腫瘍の発生とに分類される．Eva と Lord（2003）は，悪性の脊髄圧迫は全身性のがんをもつ患者の5％程度に起こるとしている．

　臨床的特徴は，病気の進行の範囲と速度による．動的症状は，はじめのうちの倦怠感，歩行障害，背部痛から，排尿や括約筋のコントロールの変化へと変動する．頸髄病変は四肢麻痺を，胸髄病変は対麻痺を引き起こし，腰髄病変ではL4，L5，仙髄神経束に影響を及ぼす．感覚消失，異常感覚等の感覚的症状はしばしば，軽い触覚や固有感覚，関節位置覚，腱反射の変化を引き起こす．

　急性の脊髄圧迫は，圧迫を除去するために緊急の外科的治療を必要とする．より確実な治療である外科的圧迫除去が行われるまで，コルチコステロイドがはじめに処方される．以下のことが提唱されている．

- 診断を明らかにする
- 関連が疑われる単一の部位を治療する
- 放射線療法の有無にかかわらず治療を継続する
- 脊椎の不安定性，脊髄に影響を与える骨の崩壊，転位を治療する

（Loblaw and Laperierre, 1998）

　前立腺がんや乳がん，骨髄腫，リンパ腫からの転移は，放射線療法によく反応し（70〜88％），外科的手術は支持されない（Abrahm, 1999）．放射線療法は実施されても放射線量に制限があるため，もし脊髄圧迫が再発したら放射線療法は実施できないかもしれない．CancerSource.com（2005）は，脊髄圧迫を予防することはできない

としても，脊髄圧迫の悪化を防ぐことはできるとしている．症状には早急に対処しなければならない．

患者や家族の生活への影響が非常に大きいので，作業療法介入では全人的なアプローチが求められる．多専門職チームは，最終的には最高の機能的自立を目的とするが，予後が不良な場合には柔軟な対応が必要となる．おのおののサービスは，この状態の治療に関わるために脊髄圧迫をマネジメントするためのプロトコールを明確にしなければならない．Cooper（1997）は発症や機能的影響の段階を説明している．

早期では，局在性の背部痛がある．根性痛は，靴を履いたり衣服を着るために身体を曲げたり，立って動作を行う，歩く等の機能的活動に制限を与える．疼痛による心理的影響は，抑うつ，動くことへの恐怖感，緊張，睡眠不足，不安が含まれ，これらは嗜眠状態や倦怠感を引き起こす．作業療法介入では，最小限の疼痛や苦痛で課題を実行するための代替方法のアドバイスや指導が行われる．患者が自身の状態を理解するのを助け，機能的自立における変化に適応するのと同様に，患者自身の感情に対処できるようにするために，不安のマネジメントを行うことは適切である．一般的な治療プログラムでは，自信や自尊感情を回復することが求められる．機能レベルに応じた状況の評価や対処，取り組みにもとづいた就業や車の運転に関する問題にも関わる必要があるだろう．

進行期では，足の脱力，筋力低下，萎縮，下垂足，バランスの不良，失調，協調性低下，筋痙攣から，異常感覚あるいは対麻痺へと及び，苦痛も続く．作業療法介入では移動や移乗を評価し，多専門職チームや理学療法士と密接に連絡をとり，患者の機能障害に応じて車いすの提供や除圧ケアを行う．すべり移乗を行うのであれば，車いすや便座はアームが動かせることが望ましく，仙骨や殿部に傷がある場合はリフトが望ましい．たとえ患者が若くても，同年代の対麻痺の人と同じくらいの力があるものと考えてはいけない．彼らは進行疾患を抱えており，一人で移乗するほどの腕の力はない．予後が限られているものとして，自宅での機能的自立を助ける適切な福祉機器の提供を迅速に行う必要がある．

まとめ

問題解決アプローチは，個々の患者へのアプローチに対する決まった解決策を与えるものではない．たとえば，作業療法士が脊髄圧迫を抱えたクライエントに向き合うとき，クライエントに何をすべきかを説明するためのチェックリストは存在しない．以下に必要なことを挙げる．

- 第2章で述べた問題を思い出してみる
- 診断名のみならず治療についても，疾患の背景を知る
- クライエントや介護者が直面している問題を理解する
- 作業療法の中核となる心理的・身体的技能を用いる

適切な作業療法介入を選択する際,治療や患者にとって最も重要なものは深い考察である.

(訳 藤井園子・三木恵美／監訳 三木恵美)

> **アクションポイント**
> 1. 主要な症状が及ぼす心理的・身体的影響と,それに対して作業療法がどのように取り組むかを調べよ.
> 2. 個人のニーズや健康状態に関する専門教育を含め,作業療法士や多専門職チームのメンバーが必要とする支援を調べよ.
> 3. 症状についての文献や,作業療法の役割について批判的な評価を含んだ文献をレビューせよ.

文献

Abrahm, J. L. (1999) Management of pain and spinal cord compression in patients with advanced cancer. *Annals of Internal Medicine*, **131** (1), 37-46.

Badger, C. (1987) Lymphoedema: Management of patients with advanced cancer. *Professional Nurse*, **2** (4), 100-2.

CancerSource.com (2005) Spinal Cord Compression: www.cancersource.com accessed July 2005.

Cherny, N. and Portenoy, R. K. (1994) Cancer pain: Principles of assessment and syndromes, in *Textbook of Pain* (eds P. D. Wall and R. Melzack), Churchill Livingstone, Edinburgh.

Clipp, E. C. and George, L. K. (1992) Patients with cancer and their spouse caregivers. Perceptions of the illness experience. *Cancer*, **69** (4), 1074-9.

Cooper, J. (1997) *Occupational Therapy in Oncology and Palliative Care*, Whurr, London.

Cooper, J. (1998) Occupational therapy intervention with radiation-induced brachial plexopathy. *European Journal of Cancer Care*, **7** (2), 88-92.

Dunlop, G. M. (1989) A study of the relative frequency and importance of gastrointestinal symptoms and weakness in patients with far advanced cancer. *Palliative Medicine*, **4** (1), 37-43.

Eva, G. and Lord, S. (2003) Rehabilitation in malignant spinal cord compression. *European Journal of Palliative Care*, **10** (4), 148-50.

Fainsinger, R. and Young, C. (1991) Cognitive failure in a terminally ill patient. *Journal of Pain and Symptom Management*, **6** (8), 492-4.

Foley, K. (2004) Acute and chronic cancer pain syndromes, in *Oxford Textbook of Palliative Medicine*, 3rd edn (eds D. Doyle, G. Hanks, N. Cherny and K. Calman), Oxford University Press, Oxford.

HOPE (HIV/AIDS, Oncology and Palliative Care Education) (2004) *Occupational Therapy Intervention in Cancer: Guidance for professionals, managers and decision-makers*, College of Occupational Therapists, London.

Ingham, J. M. and Portenoy, R. K. (2004) Patient evaluation and outcome measures, in *Oxford Textbook of Palliative Medicine*, 3rd edn (eds D. Doyle, G. Hanks, N. Cherny and

K. Calman), Oxford University Press, Oxford.

Ingham, J. M., Siedman, A., Yao, T. J., Lepore, J. and Portenoy, R.(1996) An exploratory study of frequent pain measurement in a cancer clinical trial. *Quality of Life Research : An International Journal of Quality of Life Aspects of Treatment, Care and Rehabilitation*, **5** (5), 503-7.

Lloyd, C. and Coggles, L.(1988) Contribution of occupational therapy to pain management in cancer patients with metastatic breast disease. *American Journal of Hospice Care*, **5** (6), 36-8.

Loblaw, D. A. and Laperierre, N. J.(1998) Emergency treatment of malignant extradural spinal cord compression : An evidence-based guideline. *Journal of Clinical Oncology*, **16** (4), 1613-24.

Meuser, T., Pietruck, C., Radbruch, L., Stute, P., Lehmann, K. A. and Grond, S.(2001) Symptoms during cancer pain treatment following WHO guidelines : A longitudinal follow-up study of symptoms, prevalence, severity and etiology. *Pain*, **93** (3), 247-57.

Pushpangadan, M. and Burns, E.(1996) Caring for older people : Community services : Health. *British Medical Journal*, **313** (7060), 805-8.

Sateia, M. J. and Santulli, R. B.(2004) Sleep in palliative care. *Oxford Textbook of Palliative Medicine*, 3rd edn (eds D. Doyle, G. Hanks, N. Cherny and K. Calman), Oxford University Press, Oxford.

Shearsmith-Farthing, K.(2001) The management of altered body image : A role for occupational therapy. *The British Journal of Occupational Therapy*, **64** (8), 387-92.

【推薦資料】

Dougherty, L. and Lister, S.(2004) *The Royal Marsden Hospital Manual of Clinical Nursing Procedures*, 6th edn, Blackwell Science, Oxford.

Gleave, J. R. W. and MacFarlane, R.(2002) Cauda equina syndrome : What is the relationship between timing of surgery and outcome? *British Journal of Neurosurgery*, **16** (4), 325-8.

Healey, J. H. and Brown, H. K.(2000) Complications of bone metastases. *Cancer*, **88** (Suppl), 2940-51.

Thomas, S. and Mengham, H.(2002) *Eating for Health in Care Homes : A practical nutrition handbook*, Royal Institute of Public Health, London.

第4章 不安のマネジメントとリラクセーションにおける作業療法

Jill Cooper

不安とは何か？

不安とは，ストレスに即座に反応するよう，身体の潜在的危機を警告する正常な生物学的防御機構である（Cooper, 2002）．がんやその他の生命に関わる病気をもつ人は，その診断を受けたことによってコントロールを失ったように感じるかもしれず，また病気であると実感させる毒性のある治療を受けなければならない．そしてこれらすべての要因は，不安へとスパイラル状につながっていく．

不安は身体に物理的に影響する．症候としては，緊張した筋肉，速い心拍，呼吸困難，胸痛，発汗，めまい，悪心，口渇，視力障害や頻尿等がみられる．不安は思考にも影響を与え，しばしばネガティブ思考をもたらす．たとえば，病気が進行し心臓発作が起こるのではないかと想像したり，愚か者にみえるのではないかと心配したり，気が狂ったのではないかと考えたり，そして最も一般的には，自分が無力でコントロールできないと感じる．身体的要素と認知的要素が結合して行動に影響を及ぼすかもしれないし，行動は思考と行為から影響を受ける．不安により引き起こされる行動には，状況や人々を回避すること，集中力低下，短気，不器用，攻撃性，不規則な睡眠パターン，そして変更された排泄の習慣が含まれる．

ストレスとは何か？

われわれにとっても，自動車にはねられそうになって飛び戻るといったように，不安やストレスの多い要因に反応することはよくあることであるが，明らかな身体的危険もないのに，日々の活動を行うことができなくなるような不安やストレス反応が体内で起こるときに，不安が問題となる．ストレスは日常茶飯事であり，起きて，支度して，仕事を行ううえで，われわれを動機づける刺激となる．それはわれわれの日常習慣に避けがたく不可欠なものであるが，いかに反応するかが生活への影響を決定する．

患者にとってストレスとなり得る原因：
- 環境面：病棟や自宅での騒音のような，われわれの周囲で絶え間なく起こる，感覚に対する攻撃等
- 社会面：家族や訪問者からの要求や，医療施設で治療する際に患者が直面する尊

厳とプライバシーの変化等
- 生理学面：不健康，妨害された睡眠パターン，病気自体とその治療に対する反応等
- 思考面：ストレスの多いときに心を攻め立てる心配，恐怖，懸念等

非常時の反応

　身体が脅威を感じるとき，大脳皮質は身体に多くの変化を起こさせるため，交感神経システムを刺激する視床下部に警報を送る．これらの反応が抑制されないまま続くようであれば，それは長期的に好ましくない影響を与える可能性がある（Davis et al, 1999）.

　脳が警報を受けると，副腎への刺激があり，血流へコルチコイドが放出され，消化・再生・成長・組織修復が抑制され不快な症状が生じる．その結果，嘔吐か下痢をもたらすかもしれない．

不安とストレスの身体的徴候

　有史以前の時代に先祖が狩りをして生き抜くために必要とした反応のいくつかを，われわれ人間は進化の一部としてとどめている．穴居人の，殺すために戦うか生きるために戦うか，もしくは生きるために逃げるかという状況にたとえて，"闘争か逃走か (fight or flight)"というフレーズはよく使用される．人間はいまだストレス期にこれらの生理的反応を有している．おそらく不安のある人は以下の症状の一部かすべてを経験するだろう．

- 頭痛とめまいは，脳が脳下垂体に生化学信号を送ることにより引き起こされ，脳下垂体は副腎がアドレナリンを放出する引き金となるホルモンを放出する．頭痛は，"闘争か逃走"に備えて血液が筋肉に流れ出し，頭頸部で血管の収縮が起こることにより引き起こされる
- かすみ目（視矇）は瞳孔の拡張によって起こり，これはホルモン放出による反応である
- 動悸と胸痛は，穴居人が走行や戦いの準備をするときのように，筋肉により多くの酸素を供給するよう呼吸がより速く，より浅くなることによって引き起こされる
- 口渇と嚥下困難は，唾液のような体液が血流に向きを変えて流れ出すことによって引き起こされる
- 筋肉痛，特に頭頸部と背部の筋肉痛は，活動の準備によって身体の大きな筋肉が緊張することにより直接的に生じる
- 大量の発汗や紅潮は，発汗により身体を冷却しようとすることで引き起こされ

る．血管と毛細血管は，熱を放出するために皮膚の表面の近くを通っている
- 速い呼吸は，身体がより多くの酸素を筋肉に供給しようとするためである
- 皮膚がひりひりするのは，緊張した筋肉から放出されるカルシウムと，筋肉に供給される過剰な酸素によるものある
- 頻尿・下痢は，膀胱と括約筋の弛緩によって引き起こされる

脅威を感じる状況において患者が経験するこれらの身体的変化はいずれも正常であり，安全とコントロールの感覚を取り戻すためには，マネジメントをしていてもこれらの症状が一度は出現してしまうことを強調しなければならない．

不安とストレスの認知的徴候

ネガティブ思考パターンの結果として不安が引き起こされる状況が悪化するということを患者が認知するには，支援が必要であろう．

ネガティブ思考パターンには以下のものが含まれる．

- 全か無か（all-or-nothing）の考え方：人が一つの課題への挑戦に失敗しただけで絶望的だと考える
- 悲劇化（ささいな出来事を大惨事のように吹聴すること）：出来事の重要性や衝撃の認知は，各人の思考の中で誇張される
- 自身攻撃化：不愉快な外部事象の責任の一端が自分にあると考える等
- ネガティブな事項への集中：長所を忘れ，弱点に注目する
- 結論を急ぐ：少しも確実な事実がないのに，未来についてネガティブな予言をする
- 既定の決まりに縛られた生活：自分でコントロールすることをやめて，その結果，不要な罪悪感と失望に陥る

不安とストレスの行動的徴候

不安行動パターンは，不安を引き起こす思考がもたらす身体症状を伴って進展し，逆もまた同様で，いわゆる不安スパイラルの状態になるまで進展する．不安スパイラル（図4.1）は，何が起こり，回避行動とパニック発作がどのように生じるかを強調したものである．

これを理解することで，患者がさまざまな状況において耐えなくてはならない経験に焦点をあてて考えることができるようになり，患者に自分を支配していると感じる不安をマネジメントするためのすばらしい理解と機会を与えるだろう．回避行動は，限定的であるため不安の効果的な解決策とはならず，生活スタイルに大きな影響を与え得る．

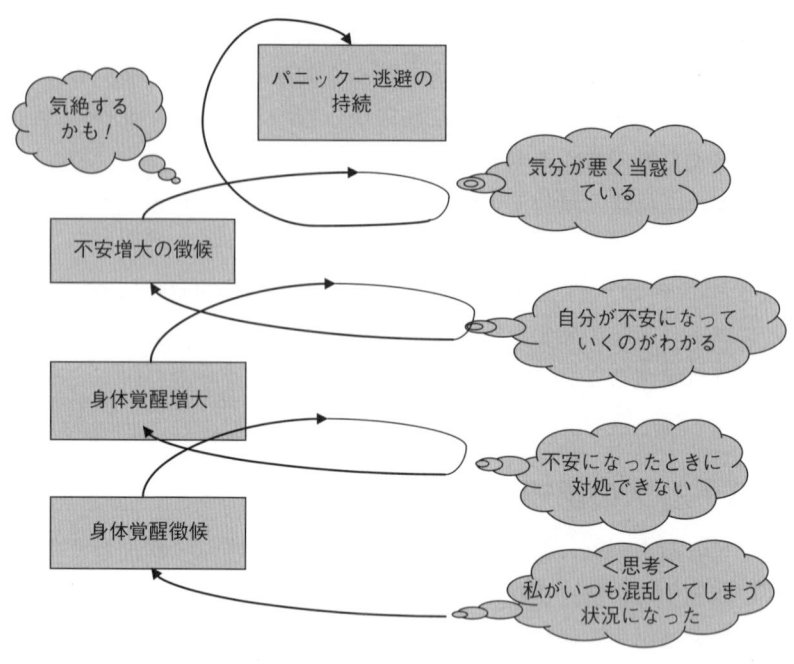

図4.1　不安スパイラル（From J. Cooper 1997）

不安・ストレスマネジメントにおける作業療法介入

ストレス反応のマネジメント

　ストレスマネジメントの戦略の一つにリラクセーションがある．非常時の反応が長期にわたる学習行動パターンになるとき，自分の気持ちのコントロール感を取り戻すことができるよう，この反応をいかに和らげるかを学ぶ必要がある．不安をコントロールするため，作業療法士は，生理的，認知的そして行動的な反応を含め，何が起こっているかを患者に説明する必要がある．一度それらを理解し，それが正常な反応であることがわかると，これらの反応を和らげるテクニックを指導することができる．ストレスマネジメントは一つの特殊な治療プログラムではなく，新しく適用可能なコーピング方法の学習支援を目的とした一般的なアプローチである（Hindley and Johnston, 1999）．

評　価

　患者の身体的，認知的，行動的な不安徴候の基準を明確にする必要がある．評価では，患者を不安にさせる事柄，起こり得る身体症状，関連する思考，不安が生じたときにどんな行動を起こすか，そしてどのような活動が不安を引き起こすか，について網羅しなくてはならない．**付録6**は，作業療法における「不安のマネジメントの評価」を示している．これを用いることで作業療法士は，不安に対する反応と，なぜ対象者が困難を感じているのかを説明できるようになる．

■ 治療計画

　ストレスマネジメントの目的は，身体症状を緩和するための呼吸訓練やリラクセーション，ネガティブ思考に抵抗するポジティブな言い回し等の技法を用いることで，不安スパイラルを初期の段階で断ち切ることである．不安を引き起こす課題を達成可能な段階に分解して目標設定することは不安症状の軽減に有益であり，それはつまり，回避行動に打ち勝つことにも役立つ．これらの技法は治療計画の一部として組み込まれる（**付録7**参照）．

■ 過呼吸のコントロール

　簡易呼吸テクニック（**付録8**）は，過呼吸のコントロールに役立つ助言を与えるもので，作業療法士は，ストレスを感じている人の呼吸数はしばしば増加することを説明する必要がある．呼吸数が正常な身体機能を妨害するほどに増加したとき，過換気といわれる．過換気は以下の方法で解決することができる．

- 筋肉が"闘争か逃走"の準備をするためには過剰な酸素が必要だと身体が知覚するので，パニック発作の際に急性過換気が起こるのは一般的な反応であると確認すること．過換気の際に吸収された余分な酸素が身体に必要でなかったときには，既述した恐ろしい症状が生じ得る
- 過呼吸は身体の O_2/CO_2 バランスを狂わせることを理解すること．これによって血液はアルカリ性に傾き，不快な症状を引き起こす．もしこれらの症状によって苦痛が増大すると，患者はさらに過呼吸となって問題は悪化するだろう．こうして過呼吸スパイラルが生じる

■ ネガティブ思考への挑戦

　付録9「ネガティブ思考への挑戦」に，ネガティブ思考に対抗するための簡単なチャートを示す．これは患者が不安を感じたときの思考を明らかにし，その思考が理にかなっているかどうか，もしもそうでなければなぜなのか，その思考をよりポジティブに考えるとどうなるか，を確認することができる．このチャートに記入することで，作業療法士はなぜネガティブ思考パターンが役に立たないかを説明することができ，患者に計画の中にはポジティブな選択肢が含まれることを助言することができる．作業療法士は，状況に関するネガティブで不合理な考えに抵抗するあいだ中，それらをポジティブで現実的な思考に取り替えることを目的として，患者と協働する．挑戦の手がかりを以下に示す．

- 私は未来をネガティブに予測しているか？
- この思考の根拠は何？　反対する根拠は何？
- ほかの人々はこの状況で何を考えるだろうか？
- いろいろなことが本当に正しいとわからないなら，それは本当に重要か？

- その思考は成功へ向けて役立っているのか？
- 私は，いろいろなことを実際より悪く言っていないか？

「しなければならない」，「すべきである」，「したほうがよい」や「したらどうなるだろう」等のような役立たない思考を「私は〜したい」に置き換えるよう指導する．これは，要求を減らして自己権限を増幅し，患者に非現実的な期待による失敗をさせないことになる．

■ストレスを感じる活動へのポジティブなフレーズ

ポジティブ思考によって不安が引き起こす不要な身体症状を軽減する方法について話し合うことは役立つ．人々は，考え方によって身体の「アドレナリンスイッチをオフにすること」を学ぶことができる．そうすることで，不安スパイラルの一部として経験する問題を克服することができる．「恐怖を克服するフレーズ」を明確にすることで，患者は不安を引き起こす状況に対して，準備し，向き合い，関わり，分析することができる．いくつかの例を以下にリストアップする．

- 準備：「心配することは何もない」，「以前これで成功したことがある」，「うまくやれる」
- 向き合う：「気楽に一つずつ，急がない」，「私にはできる，今やっている」，「間違えても大丈夫，最善をつくそう」，「私は前にもこの気持ちを乗り越えた，すぐにうまくいくだろう」，「怯えることは何もない，本当に大丈夫」
- 振り返る：「やったぞ！」，「次はそんなに心配することはないだろう」，「恐がらなくてもいいんだ，まずは自分が怯えていると考えるのをやめよう」

しかしながら，最良のストレス対処への思考は，患者自身が自分に記したものである．作業療法士は，患者が自分に効果のあるストレス対処のフレーズを見つけてリストアップできるよう協働する．これらは治療計画の一部に含まれるべきである．

■不安のマネジメントを助けるリラクセーション・テクニック

リラクセーションは，身体症状や精神的過程，結果として生じる行動をコントロールするうえで不安のマネジメントの重要な一面である．感情的な不安と身体的な緊張とのつながりについて説明することは重要である．身体は，筋緊張のような身体症状を伴って不安を引き起こす状況や思考に反応し，そして次々に，これらの不安思考や主観的な不安経験を悪化させる．患者にいくつかの技法を導入し，患者がその中から最も有益だと思う方法を見つけるには，時間やさらなるセッションが必要であり，リラクセーション・テクニックは非常に個人的なものであるということを，作業療法士は認識する必要がある．作業療法士はできるだけ幅広い経験，多様な選択肢を提供するよう努めなければならない．もしきちんと練習して，自宅で練習するためにCDを

利用することができれば，リラクセーションは他の訓練と同じようにうまく行えるだろう．

■ リラクセーション・テクニック

Cooper（2002）は，リラクセーションの目的を以下のように説明している．

- 不安の程度を理解し認識すること
- リラクセーションの必要性を理解し，緊張の引き金となる明らかな状況を認識すること
- さまざまなリラクセーション・テクニックを経験してみて，自分にとって最も適切な方法を選択すること
- 日常活動と生活スタイルの一部としてリラクセーションを行う時間を計画することの重要性を認識すること
- 睡眠の質を向上させること
- 不適切な筋緊張により引き起こされる痛みを軽減すること
- 心の平安を促進すること
- 身体的技能の遂行能力を改善すること
- 自尊感情と自信を向上すること
- 他者との関係を和らげること
- 不安による影響を切り替え，コントロールすること
- 不必要な倦怠感を避けること

すべての作業療法介入と同様に，徹底的な評価と治療プログラムを計画しなければならない．リラクセーションとストレスマネジメントは，個人またはグループで実施することが可能であるが，グループメンバーはそれぞれ多彩で異なるニーズをもっているので，動態（ダイナミクス）は注意深く熟考・マネジメントすべきである．治療の目的と目標を明確にすることは，作業療法士に対する患者の依存を発現させないために必要である．リラクセーション・テクニックは，患者が不安にうまく対処するためのストレスマネジメントの一つとして，患者が習得しそれを日常生活において使用できるように指導しなければならない（Woods and Hawkins, 2002）．患者がやり続けることを望むのであれば，リラクセーション・プログラムによって何がもたらされるか，プログラムはどのくらい続くのか，どこで練習を続けるのかを，患者が理解することがきわめて重要である．**付録 10**「リラクセーション・プログラム評価」，および**付録 11**「リラクセーション・フィードバック用紙」は，作業療法でのリラクセーション・プログラムを説明したものであり，**付録 12** と**付録 13** にリラクセーションの筋書の例を挙げている．

リラクセーションの目的は前述のように明確にされており，たとえばがんの治癒を促すかどうか等，治療の結果に影響を与えると主張することはできない．しかしなが

ら，いくつかの症状を緩和することを目指すことは可能である．Jacobson の漸進的リラクセーション（1974）および Mitchell の簡易生理学的リラクセーションと仰臥位をとった対照群とを比較した研究では，両方のリラクセーション・テクニックで心拍数（1987），呼吸数，収縮期血圧と拡張期血圧が有意に低下し，いずれ劣らぬことが示された．仰臥位をとった対照群は，心拍数と呼吸数のみ有意に低下した（Salt and Kerr, 1997）．自己リラクセーション・テクニックについては，Wright ら（2002），Sahler ら（2003），Hidderley と Holt（2004）が論じており，それによると緩和ケア患者の QOL が改善したと報告されている．

Sloman（2002）はイメージ療法と漸進的筋弛緩法により治療を行った患者 56 例についての研究で，不安については実際には有意な改善がみられなかったが，抑うつと QOL については有意な改善を示す変化がみられたと報告している．Schultz（2001）は，心理社会的問題を抱えた初期乳がんの女性グループについて，漸進的筋弛緩法によって心理的苦痛が軽減したと報告した．Molassiotis（2000）は予備的調査の中で，漸進的筋弛緩法は化学療法を受けている患者の悪心・嘔吐を軽減するのに効果的な補助的方法であると報告した．

まとめ

作業療法介入では，主要な問題を評価し，患者にとっての個々の症状の意味や，症状が患者と家族に与える影響を詳しく調べることが重要である．作業療法士は「この問題によって，人々は何をすることができなくなっているか？」を問う必要がある．

治療プログラムを行うことによって，作業療法士は患者が身体的・生理学的感覚のコントロール感を取り戻すことを可能にし，またそれを促す．そして，不安に対処することができるように患者と介護者の支援を行う．目標は患者によって決定されなければならない．患者はそれぞれ十分に情報提供され，QOL の改善と不安軽減に向けた明確な治療目標が立てられなくてはならない．

（訳 金山亜希／監訳 三木恵美）

アクションポイント

1. ある人がリラクセーションを目的として作業療法に照会される．この患者を照会された作業療法士が行うアプローチについて考察し，治療プログラムをどのように説明するか考えよ．
2. リラクセーションを行うために作業療法士による見守りを毎週継続することを希望し，リラクセーション・プログラムが終了した後も退院したがらない患者に対し，作業療法士はどのように対処すればよいか？
3. 不安のマネジメントとリラクセーションにおいて用いられる異なるいくつかの技法について調べ，これらを各患者にどのように適用することができるか調べよ．

文献

Cooper, J.(1997) *Occupational Therapy in Oncology and Palliative Care*, Whurr, London.

Cooper, J.(2002) Oncology. *Occupational Therapy and Physical Dysfunction*(eds A. Turner, M. Foster and S. E. Johnson), Churchill Livingstone, Edinburgh.

Davis, M., Robbins Eschelman, E. and McKay, M.(1999) *The Relaxation and Stress Reduction Workbook*, New Harbinger Publications Inc, Oakland, CA.

Hidderley, M. and Holt, M.(2004) A pilot randomized trial assessing the effects of autogenic training in early stage cancer patients in relation to psychological status and immune system responses. *European Journal of Oncology Nursing*, **8** (1), 61-5.

Hindley, M. and Johnston, S.(1999) Stress management for breast cancer patients : Service development. *International Journal of Palliative Nursing*, **5** (3), 135-41.

Jacobson, E.(1974) *Progressive Relaxation*, University of Chicago Press, Chicago.

Mitchell, L.(1987) *Simple Relaxation : the Mitchell method of physiological relaxation for easing tension*. Murray, London.

Molassiotis, A.(2000) A pilot study of the use of progressive muscular relaxation training in the management of post-chemotherapy nausea and vomiting. *European Journal of Cancer Care*, **9** (4), 230-4.

Sahler, O. J. Z., Hunterm, B. C. and Liesveld, J. L.(2003) The effect of using music therapy with relaxation imagery in the management of patients undergoing bone marrow transplantation : A pilot feasibility study. *Alternative Therapies in Health and Medicine*, **9** (6), 70-4.

Salt, V. L. and Kerr, K. M.(1997) Mitchell's simple physiological relaxation and Jacobson's progressive relaxation techniques : A comparison. *Physiotherapy*, **83** (4), 200-7.

Schultz, K.(2001) A psychosocial group intervention reduced psychological distress and enhanced coping in primary breast cancer. *Evidence-Based Mental Health*, **4** (1), 15.

Sloman, R.(2002) Relaxation and imagery for anxiety and depression control in community patients with advanced cancer. *Cancer Nursing*, **25** (6), 432-5.

Woods, S. and Hawkins, C.(2002) HIV/AIDS, in *Occupational Therapy and Physical Dysfunction* (eds A. Turner, M. Foster and S. E. Johnson), Churchill Livingstone, Edinburgh.

Wright, S., Courtney, U. and Crowther, D.(2002) A quantitative and qualitative pilot study of the perceived benefits of autogenic training for a group of people with cancer. *European Journal of Cancer Care*, **11** (2), 122-30.

推薦資料

Ewer-Smith, C. and Patterson, S.(2002) The use of an occupational therapy programme within a palliative care setting. *European Journal of Palliative Care*, **9** (1), 30-3.

Keable, D.(1997) *The Management of Anxiety―Client Packs*, Churchill Livingstone, Edinburgh.

Payne, R. A.(1995) *Relaxation Techniques : A practical handbook for the health care professional*. Churchill Livingstone, Edinburgh.

Powell, T.(2001) *The Mental Health Handbook*, Speechmark Publishing Ltd, Bicester.

第5章

呼吸困難のマネジメントにおける作業療法

Jill Cooper

呼吸困難とは？

呼吸困難という用語は，一般的に不快な呼吸の感覚を意味する (Chan et al, 2004)．呼吸とは，誰もが生きているあいだ中，常に行っている無意識的な活動であり，活動や気分によって生理的，心理的，スピリチュアルな徴候を表出する．進行性の肺疾患をもつ患者にとって，呼吸は苦痛で困難なこととなる．呼吸困難は，患者が経験する他の症状と同様に，主観的で個人的な経験であり，人によってそれがもつ意味は異なる．呼吸困難は倦怠感や不安によって悪化することもあり，通常の活動に支障をきたすこともある．これらは，胸部の締めつけ感や息切れから，極度の恐怖感や窒息感，溺水する感じまで，さまざまに表現される (Cooper, 2002)．

呼吸困難の有病率に関連する要因：
- 原発部位，主に肺，胸部，結腸直腸
- 肺や胸膜へのがん転移
- 肺への放射線照射
- 心臓病や肺疾患の病歴
- PS (performance status：活動性) の低下
- 喫煙
- アスベスト，石炭，綿や穀物の粉塵の影響

症状の程度に影響を与えるもの：
- 先天性・後天性にかかわらず，肺の病気
- 縦隔や肺門部，肋骨へのがん転移
- 不安
- 倦怠感や疲れ
- 肺活量
- 最大吸気圧

(Chan et al, 2004)

評価

　呼吸困難の潜在的な原因が進行心疾患や慢性呼吸器疾患によるものであろうと，進行がんによるものであろうと，呼吸困難が複雑な様相を呈する場合，評価を通して適切な医学的治療が行われていることを確かめる必要がある．症状は腫瘍そのもの，悪性腫瘍の治療によるもの，あるいは一般的な基礎疾患に関連したものや，その他の既往症によるものかもしれない（Hately et al, 2001）．

　呼吸困難を引き起こす原因の具体例：
- 慢性閉塞性肺疾患（COPD）は，がん患者の37～50％が患っており，慢性気管支炎，肺気腫，喘息，気管支拡張症，嚢胞性線維症を伴う
- 拘束性疾患には，線維化性肺胞炎，サルコイドーシス，石綿肺等の間質性肺疾患と，強直性脊椎炎を引き起こす神経筋疾患/骨疾患が含まれる（Oliver and Sewell, 2002）
- 上大静脈症候群は，肺がんやリンパ腫，乳がんあるいは固形腫瘍を原発性腫瘍として起こる．
- 気管支閉塞は，感染に伴う肺実質の弾性低下や閉塞による虚脱から引き起こされる
- がん性リンパ管炎は，理学的・放射線学的には微小の所見であっても，重症で持続的な呼吸困難を起こす
- 胸水は，肺がん，乳がん，卵巣がん，胃がん，リンパ腫あるいは白血病により引き起こされ，呼吸困難，空咳，胸部痛を伴う
- 心嚢液貯留（心膜水腫）は，心拍出量が減少し重度の息切れがみられるときに起こり，心タンポナーデは併発するときとそうでないときがある（Ripamonti, 1999）

呼吸困難のマネジメントにおける作業療法士の役割

　作業療法士は，多専門職チームの一員として，患者が諸症状に対処するよう支援する（Syrett and Taylor, 2003）．患者は非常に高い割合で原発性の肺がん，気管支がん，直腸がん，あるいは乳がんの診断を受けている（Vainio and Auvinen, 1996）．患者はそれぞれ異なった問題や不安を抱えているため，呼吸困難のマネジメントのための作業療法アプローチに，決まった方法や問題解決の特効薬というものは存在しない．その他の症状マネジメントでもそうであるように，作業療法士は問題解決アプローチを用いる必要があるが，それにはラポールを構築するために，アプローチの実施期間中に何度も話し合いを行わなくてはならないだろう．

作業療法アプローチの目的：
- 患者，介護者，家族にとっての症状の意味を検討する
- 消耗性の症状があっても患者が最善の自律とコントロールを実現できるように，活動を可能にする
- 患者の不安やパニック発作に対して，症状マネジメント・プログラムの一つとしてリラクセーション・テクニックを指導する等の支援を行う

■ 症状の意味を検討する

引き金
作業療法士は，患者の呼吸困難を引き起こし悪化させるきっかけとなる「引き金」が何であるかを見つけ出す．実際に行っている活動が呼吸困難を悪化させている場合は，特に作業療法によって適切な支援を提供することができる．

恐　怖
患者が自分にとって呼吸困難が何を意味するのかを認識できるよう作業療法士が支援するためには，患者が恐怖を表出する必要がある．これによって，恐怖やパニックをマネジメントすることに焦点をあてることができる．

パターン
一度，「引き金」と「恐怖」が明らかになると，いつ呼吸困難症状が起こるか，いつそれが悪化するか，何が影響しているか，といった呼吸困難のパターンがわかるだろう．

役割の転換
患者の呼吸困難が，患者自身や周囲の人々にどのような影響を与えるか，家族の生活や仕事，社会生活にどう影響しているかを，作業療法評価の中で明確にすることが重要である．

家族・介護者への影響
評価や治療の中に介護者を巻き込むことで，彼らも含めたすべての人が呼吸困難をマネジメントするためのコーピング戦略を一緒に学ぶことができる．

■ 活動を可能にする

活動分析
呼吸困難症状を悪化させる活動を分析することにより，動作や潜在する心理的不安を細分化して分析できるという独特の技能を作業療法士は有している．これらによって，活動をする実際の方法を変更したり，活動そのものを適合させたり，身体的努力を促す福祉機器を提供する等，効果的な解決策で対処することができる．

戦　略
コーピング戦略は，作業療法アプローチの中で評価と並行して絶え間なく展開され続けるだろう．患者が呼吸困難によって直面している生活スタイルや問題の一側面が明らかになると，付録15に掲載している"5P"として知られる戦略を紹介すること

ができる．これらは日常生活のすべての側面を「prioritizing：優先順位をつける，planning：計画を立てる，pacing：ペースを守る，positioning：姿勢を調整する，permission：許容する」ことで網羅するので，多専門職チームに含まれるすべての保健医療専門職によって強化することができる．

住宅環境の評価

作業療法士は，呼吸困難の影響を最小限にとどめるために，住宅環境を適合させ改修するためのアドバイスを与えることが可能である．たとえば，住居の出入りでは，戸口の上り段の前あるいは後ろを改修する必要がないか，出入りを助けるための手すりが必要ではないか，等が含まれる．

すべての移乗や活動を評価することが必要ではあるが，何度も訪問して評価することで，評価によって患者に過剰な疲労を起こさせることがないようにしなければならない．家具の高さや入浴方法，シャワーやトイレ用品/簡易便器，階段の手すりやその他の日常生活を助ける福祉機器を紹介することはできるが，**作業療法士が肝に銘じておかなければならないことは，過剰に騒ぎ立てて患者に負担をかけてはならないということである．**

自助具と福祉機器

作業療法介入については，患者がそれを受け入れる準備ができてから，徐々に紹介していくべきである．カタログには，身体的苦労を軽減するのに役立つものや，労力を使わずに活動するためのさまざまな用具が数多く掲載されている．作業療法士はこれらの介入のどれかを紹介する必要があると感じたら，常に身体的な有益性と同様に心理的・感情的影響という視点からも評価を行わなければならない．

■ 不安とパニック発作のマネジメント

教 育

労作と休息のバランスをとり，呼吸法と活動のペースを学ぶことは，心理的サポートと同様に不可欠なものである（Syrett and Taylor, 2003）．第4章では，不安のマネジメントとリラクセーションの原則について説明している．患者は呼吸困難の経験により恐怖感をもっており，これが症状をさらに悪化させ，悪循環や不安スパイラルにつながる（図4.1参照）．OliverとSewell（2002）は，能力障害の低下スパイラルについて，呼吸困難への恐怖から活動性の低下，活動耐容能の低下，それに関連する筋萎縮へとつながる，呼吸困難という身体的機能障害が引き起こす低下スパイラルが，倦怠感の増悪をもたらすと述べている．これがさらには脱条件づけの低下，機能の喪失，社会的孤立，役割や地位の喪失へとつながり，呼吸困難による能力の低下と衰弱をもたらす結果となる．

それゆえ多専門職チームのすべての人は，患者がいつでも可能なときに日常の決まりの中に不安のマネジメントを組み込み，パニックに対処したり不安や能力障害のスパイラルを断ち切ることができるように，患者を励まし，一貫したアプローチを行わなくてはならない．Griffithsら（2000）は，呼吸困難は労作に対する正常な結果であ

るというメッセージを補強する肺や心臓のリハビリテーション・プログラムは，患者の呼吸困難に対する悪い見方を軽減する可能性があると述べている．

コントロール向上のための戦略

付録16は，呼吸困難を軽減させるのに最も有効な姿勢，肩甲帯や上部胸郭をリラックスさせるのに役立つ方法，呼吸を静めるのを助けるテクニック等を示す簡便な計画書である．これらはいずれも，在宅であれ院内であれ，作業療法士，理学療法士，看護スタッフがなんらかの介入を行っている期間中に実施することができ，患者のコーピング技能の向上に従って変更することもできる．コントロール向上のためのテクニックとリラクセーション・テクニックは，患者の状態の変動に伴って変化し得る．付録17では，作業療法とその他のチームメンバーの治療を補足する，簡単なアドバイスを記載した．

目標設定

作業療法士は，患者が自分でマネジメントできるようになりたいと思っているものが何であるかを明らかにすることで，測定可能で達成可能な明確な目標を立てることができる．目標設定はまた，患者に自分がどのような戦略を使って対処しているのかを示すことができ，前向きな認識をもつためのツールとなる．たとえ疾患の進行に伴って呼吸困難が悪化したとしても，この状況を誠実に伝えることで，異なる戦略を用いることによって起こる環境の変化に患者が対処することを可能にできる．

問題解決アプローチによる作業療法

実践的コーピング戦略として付録15～17で示しているように，OliverとSewell（2002）は，呼吸困難をマネジメントするための作業療法による問題解決アプローチを下記の通り，より詳細に述べている．

呼吸困難の波紋

前述の通り，コントロールできないという感情によって起こる身体的反応には，これが病気の過程においてもたらされる通常の感覚であることを患者に教えることで対処できる．症状によってもたらされた社会的孤立に対しては，それによって生活にどのような影響があるのか，それによってどのような気持ちになるか等，自身の信念体系について患者とより詳細に話し合う必要がある．呼吸のメカニズムに対する患者の認識を知ることは，活動耐容能の低下や不安，抑うつ等，起こり得る問題に対処するのを助けることができる．このアプローチは，活動プログラムの紹介へと導き，これによって要求（活動に対する身体的および精神的な耐久性）と影響（疲労のレベル，呼吸困難や不安）のバランスをとりながら活動を継続させることができる．

喪失という現実と希望との隔たりを自己認識する可能性

患者は意欲の低下，悲嘆や自尊感情の低下を経験するだろう．作業療法士はそれに対して治療的活動の段階づけを使うことで，意欲や楽しみを促進するよう対処することができる．日常生活活動（ADL）は，達成されるべきことに焦点をあてた介入に適応され，リラクセーション・テクニックは緊張の軽減や安寧の増進に利用される．

その他の可能性

患者は「通常」の関係がもてなくなったときに罪悪感を感じたり，健康な人々にある種の憤りを感じたり，病気に対する理解が低下したり，あるいは患者と介護者との間に葛藤が生じることがあるだろう．作業療法士は多専門職チームの一員として，恐怖についてよく話し合うことで，状況を「正常化」し，病気であることのスティグマ（stigma）を取り払うよう促す必要がある．家族と介護者は呼吸の仕組みと呼吸困難になることによる影響について学ぶ必要がある．さまざまな葛藤を認識し確認することで，患者とそれを取り巻く人々への影響を減らせるかもしれない．さらに，関係しているすべての人へのリラクセーションは有益かもしれない．

引き金となる要因からの隔離

儀式偏重の行為，社会的孤立，作業を達成する能力の低下を引き起こすものを避けるために，引き金となる要因を明らかにすることは重要である．不適切な行為を防ぐため，ポジティブな行動パターンを奨励する必要がある．例えば，「服を自分で着なければ，呼吸困難は起こらない」と考えている患者には，息切れを起こさずに服を着ることができるように活動を細分化するテクニックに置き換えることができる．段階づけられたプログラムは，変化し続ける呼吸困難や倦怠感の程度に適応する能力や安寧を向上させ得るさまざまな活動によってはじめることができる．不要な呼吸困難を避けるためには，良好な姿勢が効果的であり，換気や温度調節等の環境因子の調整も有効である．

死にゆく運命という問題

患者は，自分の身体がきちんと効率的に機能していると確信できない傾向があるため，チーム全体で悲嘆のプロセスや診断への適応を可能にする誠実で支持的なアプローチを行う必要がある．患者や介護者が，この病気は治らない，自分たちではコントロールできないしどうすることもできないと考え，選択の余地もほかの手立てもないので自分たちは無力であると，この状況に絶望を感じるのは当然のことである．作業療法士は，患者の望んだ目的のある作業や活動への参加を通して，患者がもう一度人生に意味を見いだすことができるように，多専門職

> チームと一緒に誠実で支持的なアプローチを行わなくてはならない．役割をあら
> ためて明確にすることで，患者の人生に満足感を与え，たとえ小さいとしても目
> 標を与えて，それを達成するのを助けることができる．
> 　　　　（Oliver and Sewell, 2002. Reproduced by kind permission of Elsevier Ltd.）

　肺リハビリテーション実施中の補助的手段としての作業療法の有効性を評価する研究が行われている．一日3時間，18回のセッションからなるプログラムでは，作業療法（家事活動）が加えられ，包括的プログラムに作業療法を付加することは，重篤な能力障害をもつCOPD患者のアウトカムを著明に改善することができると結論づけられた（Lorenzi et al, 2004）．Ripamonti（1999）は，進行がん患者の呼吸困難のマネジメントに関する研究を行い，「症状表出の構成要素は，支持的カウンセリング，作業療法，理学療法によってよくマネジメントされていた」と結論づけた．Tucakovicら（2001）は，呼吸系に直接的にも間接的にも影響を与える婦人科系の悪性腫瘍について研究し，患者はエネルギー温存や住宅改修，緩和的戦略やリラクセーション，スピリチュアルな苦痛への配慮等の非薬物療法を必要としていると述べた．

　呼吸困難は緩和ケアを受ける患者にとって非常に苦痛で恐ろしくもある症状であり，協働アプローチによって専門職と患者とが専門知識を共有し，共通の目標に向かって歩むことができる（Syrett and Taylor, 2003）．呼吸困難を抱えた患者と介護者は，支援と教育と説明，機能的活動を最大限に利用するためのコーピング戦略の訓練と即座の介入を必要としている．

まとめ

　Cornerら（1996）は，「呼吸困難による感情的経験を，生物学的メカニズムや感覚的経験と切り離すことはできない．非薬理学的な戦略によって患者のセルフケア能力はかなり改善し，患者が感じる呼吸困難や苦痛のレベルは軽減される」と述べている．Bredinら（1999）の調査では，「心理社会的支援，呼吸コントロール，活動のペーシング，リラクセーション・テクニックを組み合わせた戦略にもとづいた介入は，患者の呼吸困難やPS（活動性）の改善，身体的・感情的苦痛の軽減を助ける」と報告された．

　どの患者もそれぞれ異なった問題を抱えており，それゆえ作業療法士はそれまでに受けもった患者への経験から，テクニックや福祉機器についての幅広い知識を身につけることになるだろう．そして，症状にうまく対処する決まったレシピはないということを痛感するだろう．浴槽への出入りのように，呼吸困難によって起こる身体的問題のすべてが，移乗を助ける福祉機器の提供によって解決するわけではないし，また，そういうことが必ずしも患者が感じている根本的問題ではないかもしれない．作業療法士はそれぞれの患者を分析・評価し，それぞれに最適な解決策を立てなければなら

ない．いかなる福祉機器も病気を視覚的に思い出させるため，これらは依存の証ではなく，自立を保持するものであるとして奨励する必要があり，注意深く患者に紹介しなければならない．

(訳 大形　篤・三木恵美／監訳 三木恵美)

> **アクションポイント**
> 1．呼吸困難による機能的な影響を，若年者と高齢者とで比較して考えよ．また，生活スタイル，役割，彼らを取り巻く家族への影響についても考えよ．
> 2．呼吸困難のある患者の評価や治療において，何度も質問や評価をすることでの患者の負担を避けるために，どのように多専門職チームのメンバーと連絡をとるか？
> 3．もしも非常に予後の悪い患者が，階段用リフトのような大きな福祉機器の評価を求めてきたら，あなたはこの要望を実現するために，自分の施設での資源不足にどのような方法で対処するか？　患者の在宅生活がより快適で自立したものとなるよう支援するために，あなたは代わりにどのようなアドバイスをするか？

文　献

Bredin, M., Corner, J., Krishnasamy, M., Plant, H., Bailey, C. and A'Hern, R.(1999) Multicentre randomised controlled trial of nursing intervention for breathlessness in patients with lung cancer. *British Medical Journal*, **318** (7188), 888-9.

Chan, K-S., Sham, M. M. K., Tse, D. M. W. and Thorsen, A. B.(2004) Palliative medicine in malignant respiratory diseases. *Oxford Textbook of Palliative Medicine*, 3rd edn (eds D. Doyle, G. Hanks, N. Cherny and K. Calman), Oxford University Press, Oxford.

Cooper, J.(2002) Oncology. *Occupational Therapy and Physical Dysfunction*, 5th edn (eds A. Turner, M. Foster and S. E. Johnson), Churchill Livingstone, Edinburgh.

Corner, J., Plant, H., A'Hern, R. and Bailey, C.(1996) Non-pharmacological intervention for breathlessness in lung cancer. *Palliative Medicine*, **10** (4), 299-305.

Griffiths, T. L., Burr, M. L. and Campbell, I. A.(2000) Results at 1 year of outpatient multi-disciplinary pulmonary rehabilitation：A randomised trial. *Lancet*, **355** (9201), 362-8.

Hately, J., Scott, A., Laurence, V., Baker, R. and Thomas, P.(2001) A palliative-care approach for breathlessness in cancer：A clinical evaluation. *Lewis-Manning House Cancer Trust*, Help the Hospices, London.

Lorenzi, C. M., Cilione, C., Rizzardi, R., Furino, V., Bellantone, T., Lugli, D. and Clini, E.(2004) Occupational therapy and pulmonary rehabilitation of disabled COPD patients. *Respiration*, **71** (3), 246-51.

Oliver, K. and Sewell, L.(2002) Cardiac and respiratory disease. *Occupational Therapy and Physical Dysfunction*, 5th edn (eds A. Turner, M. Foster and S. E. Johnson), Churchill Livingstone, Edinburgh.

Ripamonte, C.(1999) Management of dyspnea in advanced cancer patients. *Support Care*

Cancer, **7** (4), 233-43.

Syrett, E. and Taylor, J.(2003) Non-pharmacological management of breathlessness: A collaborative nurse-physiotherapist approach. *International Journal of Palliative Nursing*, **9** (4), 150-6.

Tucakovic, M., Bascom, R. and Bascom, P. B.(2001) Pulmonary medicine and palliative care. *Best Practice and Research. Clinical Obstetrics and Gynaecology*, **15** (2), 291-304.

Vainio, A. and Auvinen, A.(1996) Prevalence of symptoms among patients with advanced cancer: An international collaborative study. *Journal of Pain and Symptom Management*, **12** (1), 3-10.

推薦資料

www.roycastle.org
www.bbc.co.uk/health
www.cancerbacup.org.uk
www.cancerguide.org
www.lungcancer.org

第6章

がんに伴う倦怠感と作業療法

Daniel Lowrie

　倦怠感は，がんとその治療において最も頻繁にみられる苦痛症状であり，がん患者の70～100％に認められる（Ahlberg et al, 2003）．倦怠感に関連する問題は，多くの患者にとって治療が終了してからも数カ月，数年と続き得るものである．それにもかかわらず，倦怠感を引き起こすメカニズムについては依然として解明されておらず（Wagner and Cella, 2004），保健医療専門職が倦怠感に対して用いているさまざまな手法に確たるエビデンスはない（Ahlberg et al, 2003）．

　ReamとRichardson（1996）は倦怠感の概念を「患者が通常もっている能力の発揮を阻害するような全身状態をつくり出す，緩和することのできない極度の疲労による主観的で不快な症状」と表現している．National Comprehensive Cancer Networkによるがんにおける倦怠感の定義は「通常の生活を阻害する，がん，もしくは，がんの治療に起因する持続的で主観的な疲労感」としている（Mock et al, 2004）．

　生活において強い影響を及ぼすことを強調したこれらの倦怠感の定義にもとづけば，がんにおける倦怠感のマネジメントにおいて，作業療法士が重要な役割を担っていることは明らかである．倦怠感を評価し，個々の患者のニーズに合わせて倦怠感に対する戦略を進めるために患者と協働することは，患者中心で包括的なリハビリテーション・アプローチと，作業療法士のもつ問題解決能力によって可能となる．

　本章ではがんに伴う倦怠感の原因と，それが及ぼす影響，評価とマネジメントの方法について考察する．これは，この症状によって患者が経験する困難に対して最良の成果をもたらす作業療法士の独特の役割に焦点をあてるものとなるであろう．

倦怠感の原因

　がん患者に倦怠感を引き起こす正確で生理学的な原因を十分に説明したものはいまだない．多数の生理学的・心理社会的な原因が複合して生じ両者に相関があるという仮説のもとに，倦怠感についていくつかの発表がなされるにとどまっている（Wagner and Cella, 2004）．

　Ahlbergら（2003）は，がん患者の倦怠感に関する近年の一般的とされる論文を再検討した．彼らは，倦怠感の原因には以下のものが含まれていると推定した．

- 貧血

- がん治療の影響（例：放射線療法，化学療法，ホルモン療法）
- 悪液質（サイトカインの生成亢進による食欲低下，食欲不振や悪心・嘔吐もしくは代謝亢進による栄養不良）
- 腫瘍の増大（原発巣の大きさ・場所・ステージ，転移巣の範囲）
- （複数の）サイトカイン（免疫応答により産生された蛋白質）の生成亢進

心理社会的な要因が倦怠感の原因や結果，もしくはその両方となっているかどうかについては，いまだ明らかにされていない．しかしながら，Ahlbergら（2003）は倦怠感と以下の心理社会的な要因との間に有意な相関があることを示した．

- 不安と抑うつ
- 睡眠障害
- 正社員という社会的地位
- 身体機能の低下

複合症状

　Dodd, MiaskowskiとPaul（2001）は，3つ以上のがんに関連した症状（複合症状）をもつがん患者における症状の影響について調査した．彼らは同時に生じる症状が複合すること（例：倦怠感，疼痛，睡眠不足）が，がん患者の機能状態に悪影響を及ぼすことを示した．Givenら（2001）は，倦怠感と疼痛の双方を経験している患者は，倦怠感と疼痛のどちらか一方しか経験していない患者よりも，はるかに多くの他の症状を併発する傾向にあることを示した．この知見はOkuyamaら（2001）とCooleyら（2003）の研究によって補強されている．彼らの研究では，標準的な肺がん患者に4つ以上の苦痛な症状を列挙してもらったところ，最もよくみられた症状は倦怠感であった．これらの研究は症状のマネジメントに関するアプローチの（複数の）形式を身につけている作業療法士の重要性を強調しているとともに，他の同時に生じている症状を除外して一つの症状（たとえば倦怠感）に対する働きかけを行っても最良の結果を得ることができないことを示唆している．また同時に，がんに関連した他の症状の発生と増悪を抑制するために行う倦怠感（と疼痛）のマネジメントの重要性を示唆している．

倦怠感のパターン

　倦怠感のタイムリーなスクリーニングや評価，倦怠感を引き起こす可能性への備えを確実に行うために，腫瘍のタイプやステージ，レジメン（処方計画）といったことが原因で引き起こされる倦怠感のパターンを理解しておくことは有益である．倦怠感に影響する要因は数多くあるが，倦怠感のパターンについての包括的な情報はないと

いうことを忘れてはならない．知られていることは，倦怠感のパターンはそのはじまりと持続時間，激烈さの傾向を反映するということのみであり，特定的で特徴的な症状経験というものはないと思われる．それゆえに，倦怠感のパターンの理解は個々の患者で慎重に行うべきであり，介入を事前に限定する公式化された具体的方針に従うよりも，機敏に個々の患者の症状の分析について深い討論を行うべきである（Richardson, Ream and Wilson-Barnett, 1998）．

　Servaes, Verhagen と Bleijenberg（2002）は，がんの診断と倦怠感の程度を結びつけるエビデンスは現在のところなく，両者は分けられていると報告している．大多数の研究は，原発性がんの診断と倦怠感との間にはなんら関係がないと述べている．同様に，がんのステージと倦怠感の発生率との間に関係はないとされている（de Jong et al, 2002；Servaes, Verhagen and Bleijenberg, 2002）．いくつかの研究では，進行がんや転移がんの患者においては倦怠感による苦痛の程度が大きく深刻であることを示している（Stone et al, 2000b；Krishnasamy, 2004）．これらの違いががん患者の倦怠感のパターンに影響を与えていると結論づける前に，これらの違いについての調査研究が必要なのは明らかである．

　Richardson（2004）は，化学療法後に続発する倦怠感のパターンについての自身の最新の論文の中で，倦怠感のパターンは化学療法のレジメン，投与方法と投与回数，もしくは原疾患の関連要素によって幾分か異なる可能性があるとしている．一般的には，化学療法に起因して起こる倦怠感は，治療後の数日間にピークを迎え，その後は次の治療まで少しずつ減弱するという周期的パターンをたどることが多いといわれている（Richardson, 2004）．しかし Richardson ら（1998）のある研究では，倦怠感の増悪は治療から次の治療までの間しばらく続き，その後，次のクールの前には再び軽減してくることを明らかにした．化学療法開始前に倦怠感の程度がわずかに上昇することがあるという報告もあり，これは治療に関連した心理的苦痛の結果（Jacobsen et al, 1999），もしくは，化学療法のサイクルに続いて起こる場合は予期的な要素が関係している（Richardson et al, 1998）と仮説されている．過去には，化学療法後の倦怠感は治療のサイクルが進むにつれて累加されていくといわれていたが，乳がんに対して化学療法を受けた患者に関する2つの研究（Berger, 1998；Jacobsen et al, 1999）では，それが生じなかった．さらに最近では，乳がん・肺がん・卵巣がん・結直腸がん・骨肉腫・白血病もしくはリンパ腫に対する化学療法を受けている患者の倦怠感のパターンを研究した Kearney ら（2004）の報告によると，倦怠感の発生はたいてい治療のサイクル全般にわたって一定していたが，治療が進むにつれて倦怠感の程度やそれによって引き起こされる苦痛がしばしば増加していた．

　放射線療法における倦怠感の発生率に関しては，局所照射や分割照射の回数と同様に，その方法や部位，目的についても，今後多くの調査が行われることが求められている（Richardson, 2004）．現存する研究にもとづいて Richardson（2004）は，放射線療法に関連して生じる倦怠感は治療の初日に起こりやすく，徐々に累加されて2～4週目までにプラトーに達すると述べている．幾人かの研究者は，治療の2週目には倦怠

感は軽減し，それは放射線療法の影響に対する人体の自然適応であると主張している（Jereczek-Fossa, Marsiglia and Orecchia, 2002）．一度治療が終了すると倦怠感はたいてい徐々に軽減し，治療後最初の3カ月で消滅する（Richardson, 2004）といわれているが，常にそうであるとは限らない．放射線療法が終了しても長い間倦怠感が続く患者がいるという報告もある（Schwartz et al, 2000b）．

　他の治療レジメン（例：外科的処置，ホルモン療法，生物学的治療）の結果として生じる倦怠感の発生パターンについての調査研究はほとんどなされておらず，これらの治療様式と倦怠感との間に確たる関連があるかについては明確ではない（Servaes et al, 2002）．今まで行われてきた多くの研究では，倦怠感がこれらの治療を受けている患者にとって大きな問題となるということを示している．Cooleyら（2003）は肺がんに対して手術療法を行った成人45名を調査し，およそ56%が術直後に倦怠感を経験し，徐々に減少して術後3カ月で32%となるとした．別の研究では，乳がんではない女性と比較して乳がんの手術を受けた女性は2週から3カ月にわたって倦怠感に伴う深刻な問題を抱えることがわかった（Cimprich and Ronis, 2001）．GallowayとGraydon（1996）は，大腸がんの手術を受けた患者で倦怠感が最も苦痛を引き起こす症状であることを示した．この患者群では，すべての症状の苦痛の程度は低いものであった．

　Stoneら（2000a）は，ファーストライン（訳者注：1回目）のホルモン療法を受けた前立腺がんの患者を3カ月間追跡調査した結果，根治目的で放射線療法を施行した同じ診断の患者と倦怠感の発生率が同程度（およそ66%）であるとした．この研究では倦怠感は治療開始から6週にわたり増加し，その後安定した．倦怠感はホルモン療法を受けた乳がんの女性患者に対する研究でもみられている．しかし，この研究では倦怠感のパターンについては述べられていない（Woo et al, 1998）．

　生物学的治療（インターフェロンαやインターロイキン2，等）に伴う倦怠感は，たいてい他の主流となるがん治療の結果として生じる倦怠感よりも深刻なものとして報告されている．倦怠感は持続的・全身的・累加的なものとして出現しており，時には，あまりに強烈であるために患者がその治療を終了することもある（Porock and Juenger, 2004）．インターフェロン治療を受けたメラノーマ（悪性黒色腫）の患者280名を対象に行った研究で，Donnelly（1998）は倦怠感が96%の患者に影響を与えたことを述べた．倦怠感に伴う問題については，転移性腎がん（Figlin et al, 1992）と転移性乳がん（Madhusudan et al, 2004）に対して生物学的治療を受けた患者でも同様に報告されている．

　倦怠感が上述した治療法に起因している可能性があることは明らかであるが，複数の治療法を組み合わせて行うと，さらに倦怠感の重症度を増すことがわかってきた（Woo et al, 1998；Fu et al, 2002；Jereczek-Fossa et al, 2002）．作業療法士は多様な治療計画を施行されている患者と協働する際，この可能性を考慮に入れておく必要がある．

倦怠感の影響

　倦怠感が患者の生活に大きな影響を与えることについては，かなりのエビデンスがある．397名のがん患者を対象にした研究でCurtら(2000)は，そのうち301名(76％)が最後の治療期間に少なくとも数日間，倦怠感を経験したことを報告した．さらにそのうち91％は倦怠感ゆえに通常の生活が妨げられたことを報告している．88％が通常の生活様式を変更することを余儀なくされ，75％が雇用形態を変える必要があった．同様の結果がVolgelzangら（1997）とStoneら（2000c）によっても報告されており，彼らは倦怠感が家族の世話，生活を楽しむこと，性生活，家族や友人との意義ある関係を維持すること，がんと闘ううえでの希望を保つこと等の能力にまで影響すると述べている．

　以上のことから，倦怠感ががん患者の機能的な能力や生活様式全体に対してもたらす身体的・感情的・認知的・社会的な影響は多様で深いものであることは明らかである．それゆえに，作業療法士が倦怠感に起因する問題を扱うときには，評価や倦怠感に焦点をあてたアプローチをするうえで，全人的・精力的で創造性にあふれている必要がある．

倦怠感の評価

　倦怠感をうまくマネジメントするためには，徹底的なスクリーニングと評価が不可欠である（Ruckdeschel, 2005）．不運なことに，倦怠感の症状について述べられている注目に値するエビデンスはしばしば保健医療専門職に見落とされるか，不十分な評価に終わっているのが現状である(Vogelzang et al, 1997；Stone, Hardy et al, 2000a)．Stone, Richardsら（2000b）は，倦怠感によって衰弱した姿はがん患者においてよくみられるにもかかわらず，倦怠感のマネジメントについてのサポートや治療，アドバイスを保健医療専門職から提示された患者はごくわずか（およそ14％）であったことを示した．保健医療専門職に自分たちの抱えている倦怠感について語る機会があるということが，非常に重要なマネジメントの戦略となると患者がみなしている事実は，過小評価されている（Krishnasamy, 1997）．

　それゆえに，作業療法士が患者の生活様式の最初の評価過程の一部として，倦怠感の影響に関する考察を組み入れることは不可欠である．これには現在の倦怠感の有無の確認，倦怠感のパターンと程度の検討，ADLへの影響の調査，そしてこれらの問題と闘うために現在行っている患者の戦略についての論点が含まれているべきである．倦怠感の臨床的評価には，開放的な対話と，患者自身が倦怠感に関する生活の中での体験やその影響について語る機会が含まれているべきである（Krishnasamy, 1997）．倦怠感の有無について尋ねる際には，多くの患者が倦怠感という言葉を用いることを不快に思っており，この症状を連想させる体験や意味を別の言葉で表現することをより好むという事実を考慮に入れるべきである（Krishnasamy, 1997；Richardson and

Ream, 1998).

　患者の生活全般における倦怠感の影響の重症度や苦痛の変化を主観的に捉える方法として，倦怠感日記は Richardson (1994) や Richardson and Ream (1998)，Borthwick ら (2003) によって用いられている．これらの日記は患者が用いている対処法の有効性のみならず，倦怠感の引き金やパターンについての情報収集に非常に有用である．さらに最近では，それに類似したアプローチとして Workflow Information Systems for European Nursing Care (WISECARE+) プロジェクトが採用されている (Kearney et al, 2004)．このプロジェクトは，インターネットに接続して，化学療法を施行している患者が自分たちの倦怠感，悪心・嘔吐，口腔内の問題についていつでも主観的に電子日記に記録できるものである．この電子データは，秩序だったマネジメント計画を作成するため，医療スタッフによって患者の体験した症状の量的な記録として用いられる．

　倦怠感は進行性かつ多様な性質をもつ症状であるため，公式の評価には倦怠感の表現として主観的・客観的尺度の両方が含まれているべきである (Richardson, 1998)．倦怠感の重症度の尺度だけでなく，身体的・行動的・情動的・情緒的・感覚的・時間的特性をも含めて評価できるツールが多く存在している (Piper, 2004)．また，倦怠感に対する多くの標準化された精神測定的な評価やスクリーニングのためのツールが存在している．種々の測定法の特性を比較した有用な研究が Piper (2004) や Horng-Shiuann と McSweeny (2004) によって行われている．一つの評価ツールを選択する際には，評価する患者の文化的背景や認知面の状態を考慮に入れるべきである．これらの要素は患者の反応に影響を与え得るからである．また，時間のかかる評価様式を用いる場合は，経済的負担をも考慮に入れるべきである．これらの過程は，患者の性格によっては，倦怠感を引き起こしたり，悪化させ得るからである (Richardson, 1998)．

　標準化された主観的な評価ツールを用いることは，倦怠感の評価をするうえで重要な役割を果たすとはいえ，特定の課題に対する機能を評価することの益を見落とさないようにするのは重要である (Winningham, 2001)．作業療法士は活動分析において高い技術をもっており，それゆえに，高い問題解決能力が求められる（倦怠感のような）問題によって妥協せざるを得なかった課題の要素を特定することができる．倦怠感はセルフケア，余暇活動，生産活動や休息に関連した人の活動に影響を与え得る．これらすべては，がんのケアに携わる作業療法士が注目すべきことである．

作業療法と倦怠感のマネジメント

　今のところ，倦怠感のマネジメントについて，作業療法の役割の特定的・直接的なエビデンスを示す論文はほとんどない．しかしながら，最善の実践と症状コントロールのもとで行われてきた数多くのアプローチを考慮に入れた，倦怠感のマネジメントにおける鍵となる基本的な原則は，作業療法の理論的枠組みの中に十分みられている．それでも，この領域における専門職としての独自の役割の理解と立証を得るため

に，作業療法士はこの領域で従事し，倦怠感に対する介入の有効性を証明する研究発表を行う必要がある．

作業療法士が勧める倦怠感のマネジメントに関するいかなる対策も，倦怠感の身体的・精神的・認知的・社会的な特性を考慮に入れていなければならない．精神的・認知的・社会的な要素を考慮に入れずに行われる身体的要素に対するマネジメントの努力は，成功しないことが多い．さらに，患者の倦怠感の体験は個々の患者によって異なることが多く，がんのステージによって変わり得る(Richardson and Ream, 1996)．結果として，倦怠感のマネジメントで推奨されるにふさわしいという一つの単純な対策セットというものはなく，臨床家は与えられた時間に患者にとって最適な対策パッケージを考え出すために，患者とともに協働する必要がある（Barsevick et al, 2002；Krishnasamy, 2004)．これらの対策は倦怠感の広がりと重症度を軽減させ，倦怠感が及ぼす患者の日常生活への影響を最小限にする，あるいは倦怠感による苦痛を予防し緩和することが目的となる(Ream and Stone, 2004)．倦怠感のマネジメントに関する情報とアドバイス，支援については，多職種での支援プログラムやすべての共同作業の一部として患者・介護者と作業療法士間での話し合いが行われるであろう．

教 育

明瞭でタイムリーな教育体系は，いかなる倦怠感マネジメントのプログラムにおいても必須の要素である．患者がこれから受ける特定の治療計画の結果生じる倦怠感のパターンに対して，準備したり予期したりすることができるように，倦怠感が生じる可能性があるという情報を提供することは重要である (Escalante, 2003)．倦怠感が生じる前にその影響の可能性についてアドバイスを受けていた患者は，概して倦怠感の体験が小さい傾向にある （Ream et al, 2003)．

倦怠感について検討する際に，患者は倦怠感について，実際に生じる慢性的な倦怠感とは明らかに異なる先入観を抱くであろうことを作業療法士は認識しておくべきである（Reuille, 2002)．それゆえに患者は，倦怠感の身体的・感覚的・認知的・時間的な特性についての問題点と患者自身の日常的な個人的活動・社会的活動・職業・気晴らしとなる活動に強い影響を与えるであろうことを検討する時間が必要である．これをすることで作業療法士は，これらの予想される問題が生じる前にそれを乗り越える対策を身につけるように患者を支援することができる．

Reamら（2002）は，化学療法施行中に生じる倦怠感に対処するための一般的な介入手段として提示される教育プログラムの中に，推奨される運動や体力維持，減量，リラクセーション，気分転換，睡眠増進テクニックと同じように，経験しやすい倦怠感についての情報を含ませることについて報告している．彼らは，患者が事前の情報は役立つと感じているのに対し，マネジメント法についてのアドバイスは役立つわけでも役立たないわけでもないと感じていることを示した．このことは作業療法士ががん患者に倦怠感のマネジメント法についてアドバイスするタイミングについて重要な

示唆を与えている．情報とアドバイスを提示する際にバランスをとらなければならないのは明らかである．一度に提示するのは必要なことではあるが，あまりに倦怠感が強くて広く新たな情報を受け入れることができなくなる前でなければならない．異なる治療レジメンの場合には，患者は倦怠感について，それぞれに適したタイミングで情報を提供される必要がある．たとえば，化学療法施行中の患者は各クールの前の情報が有益であるが，放射線療法を受ける場合には，その治療コースによって生じる倦怠感について検討する一連の機会を通して，さらなる情報が必要となるかもしれない (Reuille, 2002)．生じ得る問題についての情報を治療開始前に提示することは，患者にとってストレスとなり得ることを念頭においておくべきである．そのうえで，落ちついた慎重な態度で情報を提供するように心がけなければならない (Ream et al, 2003)．

　患者に提供する情報の詳細について，どのように，どの程度伝えるかは十分に考慮しなければならない．Ream ら (2003) は英国とスイスの患者にインタビューを行い，どちらの患者群も倦怠感についての情報を保健医療専門職との一対一での対話，文書，ビデオ，ポスター，インターネットから受けていたことを明らかにした．彼らは，患者はこれらの多くの情報源から得た情報によってさまざまな見方をもっていたが，ほとんどが保健医療専門職との対話において，要返却のものよりも家に持ち帰ることのできる補足資料をオプションとして使用するのを好んでいることを示した．また，多くの患者は倦怠感のマネジメントについて提供されたアドバイスを一般的な知識とみなすため，同じ情報を他人にも役立つ情報と考えてしまう (Ream et al, 2003)．このエビデンスから，作業療法士は情報を提供するアプローチを行う際には，患者の教育レベルや感情状態といった患者おのおのの要素に応じて調整する必要がある (Portenoy and Itri, 1999)．標準化された，患者が持ち帰りできる資料の使用は，セラピストと対面して，個人的に教示でき，サポートできるときのみに限るべきである．

　倦怠感とそのマネジメントについての介護者への教育は，提供した情報やアドバイスを固守するよう促す面で有効である (Escalante, 2003)．加えて，これは孤独感や介護疲れ，困惑，挫折感，見離され感を抱く介護者を支援するシステムともなり得る (Krishnasamy and Plant, 2004)．

薬理学的介入

　倦怠感のマネジメントにおける最初の段階は，貧血や甲状腺機能低下症，低栄養，体力低下，睡眠不足や，がんに共通して生じる病的状態（例：疼痛，感染，心・腎機能低下）といった治療可能な原因を特定したうえで取りかかるべきであると推奨されている．上述の特定された原因の治療後にも残存している倦怠感には，これらの後に加える治療を適応させるべきである (Portenoy and Itri, 1999; Mock et al, 2004; Wagner and Cella, 2004)．倦怠感に対する最初のマネジメントの多くは薬物療法であろう．倦怠感に関係する（貧血や感染のような）医学的問題に対する薬物療法に直接作業療法士が関与することはないが，これらの結果が作業療法の介入に関連し得る患

者の倦怠感の程度に影響を与えるということを認識しておくことは重要である．現在のところ，倦怠感に対する特定的な薬物療法を支持するエビデンスはまだ見いだされていない．しかし，倦怠感をもつ患者のいくつかの集団に，(貧血に対する）エリスロポエチン代用薬，(認知的倦怠感，たとえばオピオイド投与に対する）精神興奮薬，コルチコステロイドの低量使用等はすべて有効であったと報告されている（Mock et al, 2004；Wagner and Cella, 2004）．選択的セロトニン再取り込み阻害薬（selective serotonin-reuptake inhibitor：SSRI）を倦怠感のマネジメントで使用することは，患者にうつ状態がある場合にはよく推奨されているが，実際の患者の倦怠感に対する介入についての有効性を強力に支持するエビデンスは今のところ存在していない（Wagner and Cella, 2004）．

段階的活動と運動

倦怠感のマネジメントとして最も強力なエビデンスを基盤としているのは段階的な運動である．多くの実験的研究が，がん患者に対する倦怠感のマネジメントとして有酸素運動の有効性を提示してきた（Mock et al, 1994；Dimeo et al, 1997；Mock et al, 1997；Dimeo et al, 1999；Schwartz et al, 2000a；Dimeo et al, 2004；Mock et al, 2005）．Watson and Mock（2003）は最近の研究論文をまとめた知見を述べ，運動療法の有効性を最大限に出すために以下のことをするよう勧めている．

- 患者が術後治療を開始するときと治療期間が終了するときにはじめるべきである
- 適度な量よりも低く（最大心拍数の50～70％）設定し，週3～5回，15～30分間で組み立て，徐々に漸増する
- 運動日誌をつけて慎重かつ正確に記録する

しかし，治療開始前に患者の運動レベルについて考慮しておくべきである．Schwartzら(2000a)は構造化され指導管理された運動レジメンを治療後に家でもしっかり行うよう促すために，体力や活動性が低下した患者に対して最初の化学療法施行前に実施したところ，倦怠感の重症度を軽減させることができた．

運動は倦怠感に対する治療を受けている患者の精神的安寧によい影響を及ぼすといわれてきた（Dimeo et al, 1999；Drouin et al, 2005）．また運動は，ネガティブな「化学療法による」倦怠感からポジティブな「運動による倦怠感」へと，倦怠感に対する患者の認識を変化させることも注目に値する（Adamsen et al, 2004）．

注目に値する重要なことは，倦怠感のマネジメントとしての運動という支持療法についての研究の多くは乳がん患者に対するものであり，進行がん患者における運動の有効性を支持するエビデンスは今のところほとんどないことである（Watson and Mock, 2003）．これと同様に，心肺機能へのリスクや骨転移，好中球減少症，血小板減少，貧血，熱発やその他の治療に伴う困難等，がんのリハビリテーションにおける運

動療法について否定的な指摘もある（Winningham, 2001；Mock et al, 2004）．それゆえに運動療法を倦怠感のマネジメントにおける介入として選択する場合には，個別であれ集団であれ患者の医学的・身体的状態を十分考慮すべきである(Mock et al, 2004).

　倦怠感のマネジメントとして活動を用いることについての膨大な数の研究では，機能的な活動とは対照的な，有酸素運動の有効性に焦点をあてているのは明らかである．段階的な運動の最初の状態やパターン，量，回数，期間，進行具合を定量化することは有益で比較的簡単であるので，それを重要な研究や臨床結果として提示することができる(Winningham, 2001)．とはいえ，これは注意深く選ばれモニターされた，目的活動という形をとった運動療法が，似たような結果をもたらせないという意味ではない．倦怠感が身体面だけでなく，情動的・社会的・認知的要素にも影響を与えるかどうかを調査するために，有酸素運動の要素を含む余暇活動，セルフケアもしくは生産的活動の潜在的な有効性についての類似研究が必要である．段階的な運動に対するものとして目的活動（たとえば余暇活動）を使用した場合，より長期間にわたって進行中の倦怠感のマネジメントに対するコンプライアンスのレベルに影響を与えるのかどうかを調査することは非常に有用であると思われる．がんのリハビリテーションに携わる作業療法士は，この点での研究に着手するうえで非常に恵まれている．

エネルギー温存

　エネルギー温存は Barsevick（2002）によって「体力を使い果たすことがないようにその人のもつ体力源をマネジメントする慎重な計画」と定義されている．Barsevickら（2002）は委任，優先順位の決定，ペース配分，計画を含むエネルギー温存アプローチを記録している．Cooper（1997）はエネルギー温存の方法として以下の例を示している．

- スケジュール帳や時間割を用いて活動を明示する
- 体力がありそうなときに，より体力の求められる活動を計画する
- 不必要もしくは価値の低い活動に手をとられないように，活動の優先順位を定める
- 活動と休息の時間のバランスをとるために，活動中に定期的な休息を確保する
- 活動中の姿勢や，自分や他の道具の位置に注意する（例：不必要にかがむことを避ける）
- 活動を加減する（例：改造装置や課題の平易化を用いることによって）

　作業療法士が倦怠感をもつ患者にエネルギー温存を勧めるときには，その方法として「レシピ本のようなアプローチ」をとってはならないということは非常に重要である．際立った変更を提案することや高い価値をおいている活動を放棄することは，おのおのの動機づけや自尊感情を低下させる結果に終わることがある．多くのがん患者

にとって日課の一部となっているほとんど価値のない活動を放棄するか変えるように患者に促すことは有益ではあるが，一方で患者に変化を強要しようとするならば患者はコントロール能力を失ったと感じ，成功裏に終わらせる機会を減らすことになるかもしれない．その代わりに作業療法士は，患者本人の受容性が最大限高まることによる個々の活動や仕事の変化を促すために，患者と寄り添って活動する時間を過ごすべきである．適用されるエネルギー温存法は，どんな段階であっても患者のニーズや状況によって常に変える必要があるかもしれない．患者との協働によって構成されたアイデアは，より実用的で，有意義で妥当なものになりやすく，それゆえに成果を上げてきたことが知られている．

　倦怠感に打ち勝つための活動と運動療法の有効性を支持するエビデンスがあるので，エネルギー温存法を採用するという考えは逆効果であると考えられてきた．実際，化学療法施行中の患者に対して行ったRichardsonとReam（1997）の研究では，エネルギー温存法は限られた成果しか得ることができなかった．しかしながら，これは患者が楽しむ活動をより幅広くより楽しくし続けることができるようにというよりは，全体的に生活範囲を狭めるためにエネルギー温存法を用いた患者のケースであった．エネルギー温存法の使用は倦怠感に直面した患者に，自分にとって価値のある活動を保証し続けることを容易にする可能性がある．これは身体的な有用性と同様に，幅広い動機づけ，感情面，社会面で有用であり，倦怠感を改善させるであろう．Barsevickら（2002, 2004）の研究では，活動においてエネルギー温存法を用いた患者群は対照群よりも倦怠感に関連した困難が少なく報告されることがわかったが，この知見に臨床的意義があるかどうかについては疑問が残っている（Bennett, 2005）．エネルギー温存法は，リハビリテーション的なアプローチというよりは倦怠感のマネジメントのほうが適切であるような，病勢の進行による体力低下がみられる患者には重要性が増すであろうと思われる．がんとの闘いのさまざまな段階にいる患者が経験する，短期あるいは長期に及ぶ倦怠感に対するエネルギー温存法の効果についてさらなる研究を行っていくことは，作業療法士にとって重要なものとなるだろう．

構造化された心理的サポート

　心理的な苦痛と倦怠感との正確な関連は明らかになっていないままであるとはいえ，倦怠感を経験している患者の多くは，不安やうつといった心理的な事柄と関連する症状をもっている（Stone, Richardson et al, 2000c；Ahlberg et al, 2004；Brown, McMillan and Milroy, 2005）．これらのことから，倦怠感をもつ患者は他の介入に加えて構造化された心理的介入から益を受けるであろう（Bennett et al, 2004）．ReamとStone（2004）は，すべての患者が同じ介入から益を受けるわけではないものの，患者個人の特定のニーズに応えるものとして心理的介入の選択も構造化すべきであることを強調した．これらの介入にはサポートグループ，カウンセリング，ストレスマネジメント訓練や個別の行動学的な介入が含まれている（Mock et al, 2004）．作業療法教

育ではストレスや不安のマネジメントについて話し合う技術と同様，集団を扱う技術を向上させる必要がある．その結果，作業療法士は前述したような介入を通して，倦怠感に関連する問題を経験している患者に構造化された心理的サポートを提供するための貢献ができる．

　倦怠感のマネジメントを助けるための，最も簡単で効果的であるが不運なことによく見逃されている心理的サポートの方法は，患者の経験や関心事に耳を傾けるための時間をとることである（Krishnasamy, 1997）．がん患者に倦怠感とそのマネジメントについての患者教育を行うことは価値あることであるが，すべてのセラピストががん患者の倦怠感の影響に関するコミュニケーションに通じているわけではないことはきわめて重要なことである．Ream ら（2002）は，倦怠感をもつ患者にとって，自分の体験について聞いてもらい，サポートを受けるために保健医療専門職と過ごす時間をもつことが非常に有益であったことを示した．Krishnasamy（1997）は，倦怠感が引き起こす孤独や苦痛を表出することによって根本的な要素として倦怠感が存在している意味を探究するための機会とサポートを進行がん患者とその介護者に与えることの重要性を強調している．作業療法士は，自分の症状についての考えや感情について，公開討論や，もし適切であれば，小説や芸術，詩といった違った媒体を通して表現することを望んでいる，倦怠感に苦しんでいる人々を助けることができる．

リラクセーションと構造化された睡眠

　睡眠の量よりも質が，がん患者の倦怠感の程度に影響を与える重要な要素であることが明らかになっている（Ahlberg et al, 2003）．倦怠感に対するマネジメントとして睡眠介入プログラムの効果を示す報告は今のところ不十分であるが，最初の評価と実行可能な研究では，睡眠パターンを改善するための行動学的な技術はこの問題に対処する助けになるといわれている（Davidson et al, 2001；Berger et al, 2003）．作業療法士は倦怠感をもつ受けもち患者の倦怠感の程度が及ぼす影響を知るために，患者の毎日の日課と睡眠パターンを調査するべきである．Winningham（2001）は，日中の時間に居眠りしないようにすること，朝には日差しによって目覚めることができるようにカーテンを開けっぱなしにすること，起床後はベッドに戻らないようにすること，休みの日でも「朝寝坊」しないこと，夜に睡眠を邪魔するような活動を行ったり何かを食べたり飲んだりしない（例：たくさんの食べ物やカフェイン）ことによって，就寝時間と起床時間の予定を維持するように患者にアドバイスすることを推奨している．がん患者の睡眠を改善するための対策として勧められているその他のものとして，就寝前に温かいお風呂に入ること，就寝前に温かい牛乳を飲むこと（Escalante, 2003），寝るのにふさわしい環境を整えること（例：暗く，静かで快適にすること，もしくは子どもたちにとってのおもちゃや毛布のような安心できるものを置くこと：Mock et al, 2004）がある．

　倦怠感へのマネジメントとしてのリラクセーションに，特定した有効性を示す研究

は今のところほとんどみられない．Luebbert，Dahme と Hasenbring（2001）は，急性期の非手術患者への治療に関連する症状を軽減する目的で行ったリラクセーション訓練の効果についてのメタアナリシスを行い，リラクセーションが倦怠感の程度を軽減させるエビデンスはないことを示した．しかし，もっと最近では，Dimeo ら（2004）が術後患者で週3回の漸進的筋弛緩法を行った群と週5回の有酸素運動を行った群とを比較し，両群とも同様に倦怠感の程度を軽減させることを示した．これに加えて，運動群は運動耐性をより大幅に改善したのに対し，リラクセーション群では大幅に疼痛緩和が得られた．これらの知見は，さまざまな症状の中で倦怠感に関連した（疼痛のような）症状に対してと同じように，倦怠感に対するマネジメントとしてのリラクセーションの有効性を示唆しているといえるのではないだろうか．しかし，この研究に対照群はなく，それゆえにこの結果の解釈は注意を要することを知っておくべきである．がんの倦怠感を改善させる種々のリラクセーション・テクニックの効果についてのさらなる研究は有益なものとなるだろう．リラクセーション療法の技術があるからこそ，がんのケアに携わっている作業療法士はこのような研究を成し遂げるだけのものを身につけているといえる．

認知リハビリテーション

　倦怠感をもつ多くの患者が認知面での機能低下に関連した問題を抱えている．認知障害が軽度の場合であっても，自己維持活動や，仕事の継続もしくは以前していた仕事を再開する，または個人的な関係をマネジメントするといった能力に影響を与える．そのうえ，認知障害は自分の状態や治療についての新たな情報を取り入れ処理する能力を損なわせてしまう．したがって，治療に関連した決定への関与，治療計画の固守，自分の変化や損失への対処能力が損なわれてしまう（Cimprich and Ronis, 2003）．倦怠感をもつ患者は多課題の処理，短期記憶，組織内技能，換語において困難をよく経験する（Winningham, 2001）．作業療法士は患者が認知障害に打ち勝つよう支援するうえで貴重な役割を担う．注意力や短期記憶，遂行機能，問題解決能力といった認知的要素に対する特定の治療的活動は，この面での困難を抱えている患者すべてに考慮されるべきである．これらの活動は患者の状況に特定のわかりやすい目標設定（例：身の回り動作の自立，段階的な仕事への復帰，以前の余暇活動の再開）を結びつけて考える必要がある．

　Cimprich と Ronis（2003）は，新たに乳がんと診断された女性の注意能力の改善において，自然環境での活動（例：バードウォッチング，公園や庭を歩いたり座ったりする）に戻る際に遂行を簡易化し，体力を使わないよう配慮することの有効性について調査した．彼らは，精神的な努力を強く要する環境から，患者が興味をもち患者と関連のあるリラックスできて自然な環境へ移されることは，注意障害の予防とリハビリテーションに著しく効果があることを示した．適切な環境で注意深く選択された治療的活動に患者を没頭させることは，作業療法哲学の核となる部分である．がん患者

の認知的倦怠感を改善するために前述の活動のような回復的活動に没頭させることは，がんや緩和ケアに携わる作業療法士にとって重要なこととなるべきである．

　患者の職場復帰や職業指導，職場環境改善（例：気を散らすものを少なくした環境にしたり勤務時間に融通を利かせたりする）や，職業前訓練を援助するということは価値のある介入である（Meyers, 2004）．作業療法士は認知的（もしくは全身）倦怠感のマネジメントを支えるために仕事内容や環境を可能な範囲で変えることを患者自身と雇用主にアドバイスすることによって，患者の職場復帰を促すことができる．

まとめ

　倦怠感はがんとその治療に伴う非常な苦痛をもたらす症状であり，がん患者の大多数が経験するものである．作業療法士はこの症状を扱って患者を支える貴重な役割を担っている．介入を成功に導くには，倦怠感について，身体的・心理的・認知的・時間的な特性を包含する包括的な視野をもつことが不可欠である．

　倦怠感を評価するためのスクリーニングを行う際に，作業療法士は倦怠感の有無だけではなく，その重症度やそれが引き起こす苦痛の程度，患者にとっての意味，日常生活への影響について考慮に入れるべきである．マネジメントについてのアプローチは患者と協働して選択すべきであり，各自の予測，医学的状態や患者個人の目標・ニーズにもとづいて患者に合わせるようにすべきである．患者のニーズに応じて介入方法はリハビリテーション的，教育的，認知行動学的，精神力動的，代償的アプローチもしくはこれらの組み合わせが選択される．

　倦怠感について比較的新しい視点で注目されるようになった，この症状のマネジメントにおける最善の実践についてのエビデンス間では，たくさんの不一致がいまだにみられている．作業療法士は自分たちの役割に関連する適切にデザインした研究に取り組み，発表することで，倦怠感のマネジメントの理解の進歩に価値ある貢献をすることができる．患者の診断名や患者が受けている治療による倦怠感のさまざまな病因とパターンを考慮に入れるならば，特定の患者に対する独特の作業療法介入の有効性についての研究を試みるべきである．この面で基盤となるエビデンスの発展と精錬は，がんのリハビリテーションに携わる作業療法士にとって重要なものとなる．というのは，倦怠感を経験している患者に対して最も適切な介入を保証すると同時に，がんによる倦怠感における作業療法の重要性を強化することにも役立つからである．これはがん患者や彼らの介護者，医療従事者，作業療法に携わる人々にとって有益なことである．

（訳　渡辺寿愛／監訳　三木恵美）

アクションポイント

1. すでに倦怠感に悩まされており評価を負担と考えている患者に対して，作業療法士が初期評価の中で扱う鍵となる問題の要点を述べよ．
2. ケーススタディを設定し，倦怠感を抱えた患者が日常で求められることに焦点をあて，倦怠感に対処するための支援を行ううえで作業療法プログラムをどのように段階づければよいか考えよ．
3. 倦怠感が与える心理的影響について調べ，それらについて患者と患者を取り巻く人々にどのように説明することができるか考えよ．

文献

Adamsen, L., Midtgaard, J., Roerth, M., Andersen, C., Quist, M. and Moeller, T.(2004) Transforming the nature of fatigue through exercise : Qualitative findings from a multi-dimensional exercise programme in cancer patients undergoing chemotherapy. *European Journal of Cancer Care*, **13** (4), 362-70.

Ahlberg, K., Ekman, T., Gaston-Johansson, F. and Mock, V.(2003) Assessment and management of cancer-related fatigue in adults. *The Lancet*, **362** (9384), 640-66.

Ahlberg, K., Ekman, T., Wallgreen, A. and Gaston-Johansson, F.(2004) Fatigue, psychological distress, coping and quality of life in patients with uterine cancer. *Journal of Advanced Nursing*, **45** (2), 205-13.

Barsevick, A. M.(2002) Energy conservation and cancer-related fatigue. *Rehabilitation Oncology*, **20** (3), 14-18.

Barsevick, A. M., Whitmer, K., Sweeny, C. and Nail, L. M.(2002) A pilot study examining energy conservation for cancer treatment-related fatigue. *Cancer Nursing*, **25** (5), 333-41.

Barsevick, A. M., Dudley, W., Beck, S., Sweeney, C., Whitmer, K. and Nail, L.(2004) A randomized clinical trial of energy conservation for patients with cancer-related fatigue. *Cancer*, **100** (6), 1302-10.

Bennett, B., Goldstein, D., Lloyd, A., Davenport, T. and Hickie, I.(2004) Fatigue and psychological distress—exploring the relationship in women treated for breast cancer. *European Journal of Cancer*, **40** (11), 1689-95.

Bennett, S.(2005) Commentary—An energy conservation program for people with cancer produced small changes in fatigue. *Australian Occupational Therapy Journal*, **52** (1), 90-1.

Berger, A. M.(1998) Patterns of fatigue and activity and rest during adjuvant breast cancer chemotherapy. *Oncology Nursing Forum*, **25** (1), 51-62.

Berger, A. M., VonEssen, S., Kuhn, B., Piper, B. F., Farr, L., Agrawal, S., Lynch, J. C. and Higginbotham, P.(2003) Adherence, sleep and fatigue outcomes after adjuvant breast cancer chemotherapy : Results of a feasibility intervention study. *Oncology Nursing Forum*, **30** (3), 513-22.

Borthwick, D., Knowles, G., McNamara, S., O'Dea, R. and Stroner, P.(2003) Assessing fatigue and self-care strategies in patients receiving radiotherapy for non-small cell lung cancer. *European Journal of Oncology Nursing*, **7** (4), 231-41.

Brown, D. J. F., McMillan, D. C. and Milroy, R.(2005) The correlation between fatigue, physical function, the systemic inflammatory response, and psychological distress in patients with advanced lung cancer. *Cancer*, **103** (2), 377-82.

Cimprich, B. and Ronis, D. L.(2001) Attention and symptom distress in women with and without breast cancer. *Nursing Research*, **50** (2), 86-94.

Cimprich, B. and Ronis, D. L.(2003) An environmental intervention to restore attention in women with newly diagnosed breast cancer. *Cancer Nursing*, **26** (4), 284-92.

Cooley, M. E., Short, T. H. and Moriarty, H. J.(2003) Symptom prevalence, distress, and change over time in adults receiving treatment for lung cancer. *Psycho-oncology*, **12** (7), 694-708.

Cooper, J.(1997) *Occupational Therapy in Oncology and Palliative Care*, Whurr, London.

Curt, G. A.(2001) Fatigue in cancer. *British Medical Journal*, **322** (7302), 1560.

Curt, G. A., Breitbart, W., Cella, D., Gropman, J. E., Horning, S. J., Itri, L. M. *et al*.(2000) Impact of cancer-related fatigue on the lives of patients : New findings from the fatigue coalition. *Oncologist*, **5** (5), 353-60.

Davidson, J. R., Waisberg, J. L., Brundage, M. D. and MacLean, A. W.(2001) Nonpharmacological group treatment of insomnia : A preliminary study with cancer survivors. *Psycho-oncology*, **10** (5), 389-97.

de Jong, N., Courtens, A. M., Abu-Saad, H. H. and Schouten, H. C.(2002) Fatigue in patients with breast cancer receiving adjuvant chemotherapy : A review of the literature. *Cancer Nursing*, **25** (4), 283-97.

Dimeo, F. C., Stielglitz, R. D., Novelli-Fischer, U., Fetscher, S. and Keul, J.(1999) Effects of physical activity on the fatigue and psychological status of patients during chemotherapy. *Cancer*, **85** (10), 2273-77.

Dimeo, F. C., Thomas, F., Raabe-Menssen, C., Propper, F. and Mathias, M.(2004) Effect of aerobic exercise and relaxation training on fatigue and physical performance of cancer patients after surgery. A randomised controlled trial. *Supportive Care in Cancer*, **12** (11), 774-9.

Dimeo, F. C., Tilmann, M. H., Bertz, H., Kanz, L., Mertelsmann, R. and Keul, J.(1997) Aerobic exercise in the rehabilitation of cancer patients after high dose chemotherapy and autologous peripheral stem cell transplantation. *Cancer*, **79** (9), 1717-22.

Dodd, M. J., Miaskowski, C. and Paul, S. M.(2001) Symptom clusters and their effect on the functional status of patients with cancer. *Oncology Nursing Forum*, **28** (3), 465-70.

Donnelly, S.(1998) Patient management strategies for interferon alfa-2b as adjuvant therapy of high-risk melanoma. *Oncology Nursing Forum*, **25** (5), 921-7.

Drouin, J. S., Armstrong, H., Krause, S., Orr, J., Birk, T. J., Hryniuk, W. *et al*.(2005) Effects of aerobic exercise training on peak aerobic capacity, fatigue and psychological factors during radiation for breast cancer. *Rehabilitation Oncology*, **23** (1), 11-17.

Escalante, C.(2003) Treatment of cancer-related fatigue : An update. *Supportive Care in Cancer*, **11**, 79-83.

Figlin, R., Belldegrun, A., Moldawer, N., Zeffren, J. and de Kernion, J.(1992) Concomitant administration of recombinant human interleukin-2 and recombinant alfa-2A : An active outpatient regime in metastatic renal cell carcinoma. *Journal of Clinical Oncology*, **10**, 414-21.

Fu, M. R., Anderson, C. M., McDaniel, R. and Armer, J.(2002) Patient's perceptions of fatigue in response to biochemotherapy for metastatic melanoma : A preliminary study. *Oncology Nursing Forum*, **29** (6), 961-6.

Galloway, S. C. and Graydon, J. E.(1996) Uncertainty, symptom distress and information needs after surgery for cancer of the colon. *Cancer Nursing*, **19** (2), 112-17.

Given, C., Given, B., Azzouz, F., Kozachik, S. and Stommel, M.(2001) Predictors of pain and fatigue in the year following diagnosis among elderly cancer patients. *Journal of Pain and Symptom Management*, **21** (6), 456-66.

Horng-Shiuann, W. and McSweeny, M.(2004) The assessment and measurement of fatigue in people with cancer, in *Fatigue in Cancer* (eds J. Armes, M. Krishnasamy and I. Higginson), Oxford University Press, Oxford.

Jacobsen, P. B., Hann, D. M., Azzarello, L. M., Horton, J., Balducci, L. and Lyman, G. H. (1999) Fatigue in women receiving adjuvant chemotherapy for breast cancer : Characteristics, course and correlates. *Journal of Pain and Symptom Management*, **18**(4), 233-42.

Jereczek-Fossa, B. A., Marsiglia H. R. and Orecchia, R.(2002) Radiotherapy-related fatigue. *Critical Reviews in Oncology/Hematology*, **41** (3), 317-25.

Kearney, N., Miller, M., Weir-Hughes, D., Sermeus, W., Hoy, D., Gibson, F. et al.(2004) *Wisecare+Final Report*. Cancer Care Research Centre and The Royal Marsden NHS Foundation Trust, London.

Krishnasamy, M.(1997) Exploring the nature and impact of fatigue in advanced cancer. *International Journal of Palliative Nursing*, **3** (3), 126-31.

Krishnasamy, M.(2004) Commentary—Assessing fatigue and self-care strategies in patients receiving radiotherapy for non-small cell lung cancer, by D. Borthwick, G. Knowles, S. McNamara, R. O'Dea, P. Stroner. *European Journal of Oncology Nursing*, **8**, 83-4.

Krishnasamy, M. and Plant, H.(2004) Carers, caring, and cancer-related fatigue, in *Fatigue in Cancer* (eds J. Armes, M. Krishnasamy and I. Higginson), Oxford University Press, Oxford.

Luebbert, K., Dahme, B. and Hasenbring, M.(2001) The effectiveness of relaxation training in reducing treatment-related symptoms and improving emotional adjustment in acute non-surgical cancer treatment : A meta analytic review. *Psycho-oncology*, **10** (6), 490-502.

Madhusudan, S., Foster, M., Muthuramalingam, S. R., Braybrooke, J. P., Wilner, S., Kaur, K. et al.(2004) A phase II study of etanercept (enbrel), a tumor necrosis factor a inhibitor in patients with metastatic breast cancer. *Clinical Cancer Research*, **10** (19), 6528-34.

Meyers, C. A.(2004) Mental fatigue and cognitive dysfunction, in *Fatigue in Cancer* (eds J. Armes, M. Krishnasamy and I. Higginson), Oxford University Press, Oxford.

Mock, V., Atkinson, A., Barsevick, A., Cella, D., Cimprich, B., Cleeland, C. et al., for the National Comprehensive Cancer Network Cancer-related Fatigue Panel (2004) *NCCN Clinical Practice Guidelines in Oncology—Cancer-related Fatigue, Version 1*. National Comprehensive Cancer Network Ⓒ NCCN 2004. http://www.nccn.org (Accessed 7.8.04)

Mock, V., Barton Burke, M., Sheehan, P., Creaton, E. M., Winningham, M. L., McKenney-Tedder, S. et al.(1994) A nursing rehabilitation program for women with breast cancer receiving adjuvant chemotherapy. *Oncology Nursing Forum*, **21** (5), 899-908.

Mock, V., Hassey Dow, K., Meares, C. J., Grimm, P. M., Dienemann, J. A., Haisfield-Wolfe, M. E. *et al.*(1997) Effects of exercise on fatigue, physical functioning, and emotional distress during radiation therapy for breast cancer. *Oncology Nursing Forum*, **24**(6), 991-1000.

Mock, V., Frangakis, C., Davidson, N. E., Ropka, M. E., Pickett, M., Poniatowski, B. *et al.*(2005) Exercise manages fatigue during breast cancer treatment : A randomized controlled trial. *Psycho-oncology*, **14** (6), 464-77.

Okuyama, T., Tanaka, K., Akechi, T., Kugaya, A., Okamura, H., Nishiwaki, Y. *et al.*(2001) Fatigue in ambulatory patients with advanced lung cancer : Prevalence, correlated factors and screening. *Journal of Pain and Symptom Management*, **22** (1), 554-64.

Piper, B. F.(2004) Measuring fatigue. *Instruments for Clinical Health-Care Research*, 3rd edn (eds M. Frank-Stromborg and S. J. Olsen), Jones and Bartlett Publishers, Ontario.

Porock, D. and Juenger, J. A.(2004) Just go with the flow : A qualitative study of fatigue in biotherapy. *European Journal of Cancer Care*, **13** (4), 356-61.

Portenoy, R. and Itri, L. M.(1999) Cancer-related fatigue : Guidelines for evaluation and management. *The Oncologist*, **4** (1), 1-10.

Ream, E., Browne, N., Glaus, A., Knipping, C. and Frei, I. A.(2003) Quality and efficacy of educational materials on cancer-related fatigue : Views of patients from two European countries. *European Journal of Oncology Nursing*, **7** (2), 99-109.

Ream, E. and Richardson, A.(1996) Fatigue : A concept analysis. *International Journal of Nursing Studies*, **33** (5), 519-29.

Ream, E., Richardson, A. and Alexander-Dann, C.(2002) Facilitating patients' coping with fatigue during chemotherapy—pilot outcomes. *Cancer Nursing*, **25** (4), 300-8.

Ream, E. and Stone, P.(2004) Clinical interventions for fatigue, in *Fatigue in Cancer* (eds J. Armes, M. Krishnasamy and, M. Higginson), Oxford University Press, Oxford.

Reuille, K. M.(2002) Using self-regulation theory to develop an intervention for cancer-related fatigue. *Clinical Nurse Specialist*, **16** (6), 312-19.

Richardson, A.(1994) The health diary : An example of its use as a data collection method. *Journal of Advanced Nursing*, **19**, 782-91.

Richardson, A.(1998) Measuring fatigue in patients with cancer. *Supportive Care in Cancer*, **6** (2), 94-100.

Richardson, A.(2004) A critical appraisal of the factors associated with fatigue, in *Fatigue in Cancer*(eds J. Armes, M. Krishnasamy and M. Higginson), Oxford University Press, Oxford.

Richardson, A. and Ream, E.(1996) Fatigue in patients receiving chemotherapy for advanced cancer. *International Journal of Palliative Nursing*, **2** (4), 199-204.

Richardson, A. and Ream, E.(1997) Self-care behaviours initiated by chemotherapy patients in response to fatigue. *International Journal of Nursing Studies*, **34** (1), 35-43.

Richardson, A. and Ream, E.(1998) Recent progress in understanding cancer-related fatigue. *International Journal of Palliative Nursing*, **4** (4), 192-8.

Richardson, A., Ream, E. and Wilson-Barnett, J.(1998) Fatigue in patients receiving chemotherapy : Patterns of change. *Cancer Nursing*, **21** (3), 195.

Ruckdeschel, J. C.(2005) Fatigue is becoming an exhausting problem. *Cancer*, **103** (2), 213-15.

Schwartz, A. L., Mori, M., Gao, R., Nail, L. M. and King, M. E.(2000a) Exercise reduces daily fatigue in women with breast cancer receiving chemotherapy. *Medicine and Science in Sports and Exercise*, **33** (5), 718-23.

Schwartz, A. L., Nail, L. M., Chen, S., Meek, P., Barsevick, A. M., King, M. E. et al.(2000b) Fatigue patterns observed in patients receiving chemotherapy and radiotherapy. *Cancer Investigation*, **18** (1), 11-19.

Servaes, P., Verhagen, C. and Bleijenberg, G.(2002) Fatigue in cancer patients during and after treatment : Prevalence, correlates and interventions. *European Journal of Cancer*, **38** (1), 27-43.

Stone, P., Hardy, J., Huddart, R., A'Hern, R. and Richards, M.(2000a) Fatigue in patients with prostate cancer receiving hormone therapy. *European Journal of Cancer*, **36** (9), 1134-41.

Stone, P., Richards, M., A'Hern, R. and Hardy, J.(2000b) A study to investigate the prevalence, severity and correlates of fatigue among patients with cancer in comparison with a control group of volunteers without cancer. *Annals of Oncology*, **11** (5), 561-7.

Stone, P., Richardson, A., Ream, E., Smith, A. G., Kerr, D. J. and Kearney, N.(2000c) Cancer-related fatigue : Inevitable, unimportant and untreatable? Results of a multi-centre patient survey. *Annals of Oncology*, **11** (8), 971-5.

Volgelzang, N. J., Breitbart, W., Cella, D., Curt, G. A., Groopman, J. E., Horning, S. J. et al.(1997) Patient, caregiver, and oncologist perceptions of cancer-related fatigue : Results of a tri-part assessment survey. *Seminars in Haematology*, **34** (3 Suppl 2), 4-12.

Wagner, L. I. and Cella, D.(2004) Fatigue and cancer : Causes, prevalence and treatment approaches. *British Journal of Cancer*, **91** (5), 822-8.

Watson, T. and Mock, V.(2003) Exercise and cancer-related fatigue : A review of the literature. *Rehabilitation Oncology*, **21** (1), 23-32.

Winningham, M. L.(2001) Strategies for managing cancer-related fatigue syndrome : A rehabilitation approach. *Cancer*, **92** (4 Suppl), 988-97.

Woo B., Dibble, S. L., Piper, B. F., Keating, S. B. and Weiss, M. C.(1998) Differences in fatigue by treatment methods in women with breast cancer. *Oncology Nursing Forum*, **25** (5), 915-20.

第7章

クライエント中心の作業療法アプローチ
―ケーススタディ

Gemma Lindsell

個人的・家族的・社会的・医学的背景

　X氏は55歳の女性で, 27歳の息子と23歳の娘がいる. X氏は結婚しているが, 夫とは4年前から家庭内別居をしている. この合意の前, X氏はコンピュータアナリストとして働いており, 将来的にもこの業種の仕事に戻りたいと考えていた. 彼女には乳がんの家族歴があり, 母親と二人の叔母が乳がんを経験していた.

　乳房切除を受ける前の12年間に, X氏は左乳がんに対して, 放射線療法に続き2コースの化学療法を受けていた. これらの治療は腫瘍の大きさを縮小させずに終わったために, X氏は計画を修正し, 腋窩リンパ節切除を含む根治的な左乳房切除術を受けた. 切除された27個のリンパ節のうち16個に転移があることがあとでわかった. 乳房切除の2年後, 彼女は再建術を受けた. 昨年, 彼女はさらに乳房再建のための乳首を形成する形成外科術を受け, これは「すばらしい美容的結果」となった.

　X氏は乳房切除後に, タモキシフェン（抗エストロゲン薬：彼女には5年間は受ける必要があると思われる治療）を継続しながら6カ月ごとに右側のマンモグラフィを受け, 仕事復帰をした. 今年の1月まではがん再発の徴候はみられなかったが, 彼女の左腋窩に大きな壊死病変がみられたため近所の開業医を訪ねた. MRIと組織生検によりX氏は左腋窩部の放射線誘発性血管肉腫と診断された.

　肉腫は骨や軟部組織に起こる悪性病変である（Cooper, 1997）. 軟部組織は解剖学的に結合組織, 支持組織, 周辺組織からなる. 血管肉腫はまれで, 血管内皮に発生する悪性度の高い腫瘍であり（Souhami and Tobias, 1995）, 通常は乳腺や甲状腺といった腺状部位や, 皮膚, 皮下組織から生じる.

　X氏は2コースの化学療法を受けたが, 腫瘍はそれには反応しなかった. その領域の外科的検査により, 腫瘍がとても進行しており, 腕神経叢まで及び侵襲していることが明らかとなった. 腫瘍の摘出は不可能であると考えられたため, 治癒を目的として, 残った上肢部分の切除を受けた. これは, 肩甲骨・鎖骨を含む左上肢の完全な切断であった. 切断は通常, 残っている部分の痛みやなくなってしまった肢の感覚といった「幻肢現象」を引き起こす. X氏も, なくなってしまった腕に対する強い灼熱痛を経験した. 数年間続く患者もいるというこの幻肢現象は, "中枢神経系にとって不適当な感覚刺激"を与える断端部の主要な神経の分裂により生じると考えられている

(Colburn and Ibbotson, 1996).

作業療法評価法

　左肩甲帯（非利き手）離断の後，機能評価とリハビリテーションを目的として作業療法部門に紹介された．X氏への作業療法介入では，公式に標準化された評価法は使用されなかったが，使用するのが適切だと考えられる標準化された評価法の例としては，Assessment of Motor and Process Skills（AMPS）（Neistadt, 2000），Rehabilitation Institute of Chicago（RIC）Functional Assessment Scale（Culler, 1993）がある．AMPSは，ADLでの作業遂行で必要となる運動技能とプロセス技能を評価する．AMPSでは作業遂行に必要とされる姿勢，可動性，筋力，適応能力を含む技能を評価するので，X氏に使うのも適切と考えられる．RIC Functional Assessment Scaleもまた，ADLを行うための患者の身体的な能力障害を評価し，患者の変化した生活スタイルと責務を認識させ，評価，目標設定，治療計画に組み入れるために，生活スタイルにおけるそれらの変化を捉えることをその目的の一つとしている．

　X氏の機能的能力は以下の方法で評価された．

1. 初回面接：X氏の以前の機能的レベル，彼女の自宅環境の詳細，余暇活動・興味，病院を退院した後に予測される機能的障害に対する彼女の認識についての非形式な話し合い
2. 移乗の評価：ベッド・お風呂・椅子・トイレ等
3. 日常生活での家事活動の評価：温かい飲み物をつくることや食事の準備等，活動分析において話し合われた
4. 家屋訪問
5. 理学療法士との連絡
6. 担当スタッフとの連絡

結果，利点と問題点の同定

　作業療法部門はある特定の理論的モデルに従ってはいないが，カナダ作業遂行測定（Canadian Occupational Performance Measure：COPM）（Sumsion, 1999）の影響を受けている．COPMでは作業を3つの主要領域に分けている（Sumsion, 1999）．

- セルフケア
- 生産活動
- 余暇活動

表7.1 能力障害への適用（X氏）

作業遂行領域	利点（括弧内は評価方法）	問題点（括弧内は評価方法）
セルフケア	・セルフケアの大半を自立して行える（1）	・ボタンをかけるのが難しい（1） ・靴ひもを片手で結ぶことができない（1） ・切断によってバランスが損なわれており，浴室での移乗の安全性と自立性が低下している（1, 2, 3, 5, 6）
生産活動	・自らの仕事上の役割に戻ることに意欲的である（1）	・病前の役割である，子どもたちの食事をつくる役割に戻りたいと望んでいる（1） ・仕事の際に，片手でコンピュータを使うことは難しいだろう（1）
余暇活動	・切断患者のためのエクササイズグループへの参加を希望している（1）	
感情的要素		・ボディイメージが変化してから，自信と自尊感情が低下している（1, 6）
身体的要素	・安全性を高めるための最小限の補助により，すべての移乗を行うことができる（例：浴室での移乗の際には手すりを握る）（2）	・切断によりバランスが損なわれている（2, 3, 5, 6） ・失った腕の「幻視痛」を経験している（1, 5, 6）
認知的要素	・この領域の問題なし（1, 2, 3, 4, 5, 6）	
環境	・協力的で支持的な社会的環境を有している（1, 6）	・自宅環境は，最大限の自立性と安全性を確保するために改修する必要がある（1, 5）

このモデルはまた，作業遂行の3つの構成要素に焦点をあてている．

- 感情的要素
- 身体的要素
- 認知的要素

COPMによると，クライエントの環境もまた作業遂行を可能にするか制限するかに影響を与えるため，熟慮しなければならない側面である（Law et al, 1997）．X氏の機能的な利点と問題点を明らかにする際には，前述した評価法を使用してこれらの領域全体を考慮する．COPMの全体論的な本質に一致して，X氏の社会的・心理的側面の能力障害も，機能的能力に関連した問題と同様に考慮される．これらの側面はクライエントが自分の能力障害にどのように適応していくかに影響し得るので，大切な論点となる（表7.1）．

心理社会的問題

がんは生命を脅かす疾患としてよく知られており，タブー視されるものの一つであった（Calman and Hine, 1995）．がん患者のうち30〜47%の人は，診断のあとに心

理社会的な悩みを経験している（Zabalegui, 1999）.「がん」という言葉は人々を恐怖に陥れる（Sarafino, 1998）. がんは，ほとんど想像上のものとして噂される疾患であった（Greaves, 2000）. Scambler（1997）は，「19世紀には結核が最も恐怖と嫌悪をかきたてる疾患として存在したように，20世紀はがんがそれと同等となっている」と述べている. がんによって引き起こされる恐怖の大半は，がんにより引き起こされる喪失に対する恐怖に関連している.

　がんによる喪失に関連するもの：
- 身体的な強さと安寧
- 自立
- 役割
- 対人関係
- 性的機能
- 余命
- コントロール感
- 精神的統合性

(Barraclough, 1994)

がん患者は通常，彼らにストレスを与える物事（ストレッサー）に対処するために，以下のコーピング戦略を組み合わせて用いる.

- 社会的支援の探索と利用（知識的，現実的，感情的な支援を行える人たちとの関係構築を含む）
- 逃避−回避（空想あるいは願望的思考によるストレッサーからの逃避を含む）
- 遠ざけること（病気による徴候を過小評価することによってストレッサーを客観的に扱うことを含む）
- ポジティブな側面に焦点をあてること（建設的態度や，前向きに考えることを含む）

(Zabalegui, 1999)

X氏は，がんと肩甲帯離断に対処するために，上記のうち「ポジティブな側面に焦点をあてる」戦略を用いた. この戦略は，「新たな真実を見つけ，人生においてよいものを再発見し，人としてよい方向に変わり成長していくこと」を含んでいる（Zabalegui, 1999）. 彼女は，新しい余暇活動をはじめることに乗り気になり，グループの一員であるという気持ちを分かち合うためのネットワークサポートを探して，退院後に切断患者のためのエクササイズグループに参加することを決意した（Sarafino, 1998）. これはとても建設的な行動であり，アウトカムの改善につながった. 自分ではどうすることもできない，この状況を改善するために何もできないと思い込んでいる人々よ

りも，建設的な行動を表明する人々のほうが，より状況に適応する傾向がある（Faulkner and Maguire, 1994）．X 氏は，（日常的に運動を行いはじめることで）健康行動を変えるという動機づけの中で自己効力感を示し，それが彼女の健康状態を向上させたといえるであろう（Taylor, 1995）．

　X 氏が身体的運動を日課にすると決めたことは，それ自体が建設的である．これには，心理社会的効果と身体的効果の両方がある（Maguire and Parkes, 1998）．運動は自尊感情を高め，ストレスを軽減するのに役立つ（Taylor, 1995；Maguire and Parkes, 1998）．また，運動は身体の中で内生的な麻薬を増やし，それによって痛みを軽減させるのに効果的だといわれている（Taylor, 1995）．

　切断は，重大な心理的影響を与えるだろう（Colburn and Ibbotson, 1992）．新たに受けた能力障害の経験は，"安心や歓喜の感情と交互に起こる，不信，否認，怒り，パニック，自己価値感の低下，自責"といった感情のサイクルを生み出すであろう（Yarxa, 1996）．一般的に，切断を受けた人はまた，遺族が経験するのとよく似た（Maguire and Parkes, 1998）喪失の感覚や，悲嘆の段階を経験している（Yerxa, 1996）．

　肢の喪失に続いて起こる悲嘆の感情を抑制したり逃避する人は，他の切断患者に比べて幻肢痛を経験する傾向が強いことがわかってきた（Maguire and Parkes, 1998）．幻肢痛という現象は，ある意味，ボディイメージの欠落を埋め合わせたいという欲求に起因するかもしれない（Guex, 1994）．喪失や悲嘆に前向きに立ち向かうよう患者を励ますことで，幻肢痛の経験を減らすことができる（Fisher and Hanspal, 1998）．（注意を再び向けるための）イメージ誘導の利用も，有用であることがわかってきた（Price, 2000）．

　X 氏は，切断だけでなく，脱毛（化学療法により起こる）によってもボディイメージの変化を経験した．脱毛等によるボディイメージの変化はまた，自己効力感の低下，悲嘆，抑うつ等を引き起こし得る（Maguire and Parkes, 1998）．乳房を切除することは，"完全であること"の喪失感を生み出し（Faulkner and Maguire, 1994），女性らしさを低下させる可能性があることから，X 氏が以前受けた乳房切除もまた，自己イメージに衝撃を与えたであろう．また，胸は"女性らしさ，性的魅力，育てること"のシンボルであるともいわれている（Mock, 1993）．

　X 氏が経験したような身体の一部の切除は，そのとても視覚的に明確な特質ゆえに，患者のスティグマの原因となる（Goffman, 1968）．外観に目立った傷をもった人は，世間が"身体が美しいことはいいことで，身体障害は悪いこと"と信じているのではないかという疑念を抱いている（Newell, 2000）．がんはスティグマを感じる原因となり得る（Faulkner and Maguire, 1994）．患者が，社会の不具合（Sarafino, 1998）や悩ましい問題に立ち向かうことを避けたいという願望（Faulkner and Maguire, 1994）から，自分と距離をおいている家族や友人と疎遠になるのは，とても当たり前のことである．

　がんは，外的なコントロール感に影響を与える（Faulkner and Maguire, 1994）．がん患者は一般的に，疾患の原因・進行・診断と治療が不明確であるがゆえに，人生

についてのコントロール感を失った感覚を経験する（Lloyd and Coggles, 1990）．しかしながらX氏は，エクササイズグループに入ると決めたことで，幾分か自分自身の健康に責任をもつという内的なコントロール感をもっていた（Taylor, 1995）．

　がんとそれに伴う切断により，X氏は仕事上の役割を失ってしまったが，彼女はできるだけ早く復帰するつもりである．西洋文化において生産性は価値が高く（Bye, 1998），この役割を失うことは，自己価値感の低下，アイデンティティの変化，経済的困難，抑うつ，不活発で依存的にならざるを得ない等，さまざまな問題を引き起こすかもしれない（Burt and Smith, 1996）．X氏は，この役割に復帰しようと決意したことを表明する中で，この問題に立ち向かう自己効力感を示した（Sarafino, 1998）．

　がんは患者の生活だけでなく，多くの人々の生活にも影響（Maguire and Parkes, 1998）を与え，家族をも「侵害する」といわれている（Parkes, 1998）．がんの診断は，家族に予期悲嘆の経験をもたらす（Lloyd and Coggles, 1990）．役割と責任が再分配されるので，家族の緊張はいつも高まる．親ががんになった子どもたちには，特に難しい状況であろう．彼らは，不安，怒り等の感情や，ごまかされているという感覚，自分たちががんの原因となったのではないかという不合理な罪悪感を抱くかもしれない（Cancerlink, 2001）．また，彼らにとっては日課の変化に対応することも困難で，不安や憤りをもたらすだろう．X氏の子どもたちは現在，母親の病気を受け入れることを助けるカウンセリングを受けている．

　X氏は，夫と家庭内別居をしている．がんは，いくつかの関係を強くしたり，高めたりする場合があることがわかってきている（Barraclough, 1994）．しかしながら，がんは問題のある関係性についてのストレスを増やすであろうこともわかってきた（Faulkner and Maguire, 1994）．ストレスフルな人生の出来事に直面している人々にとって，結婚は社会的・情緒的サポートの重要な資源であることが示されている．死亡率は，独身者よりも結婚している人々のほうが低い．相互的に信頼を分かち合っている関係が欠如していることは，QOLの低下と，がん等のストレスフルな人生の出来事に対処する能力の低下に関係がある（Vachon, 1998）．

　X氏は，協力的な友人たちとの社会的つながりをかなり広くもっているようであった．社会的サポートと幸福（安寧）には相互関係があることが確認されているので，彼女は社会とのつながりが少ない人たちよりも身体的・心理社会的健康を維持できそうだと考えられた．

専門職としての課題

　このケーススタディの作業療法アプローチには，介入を導くための理論的モデルは使用されていないが，リハビリテーション的，あるいは適応的なアプローチが利用されており，これらは以下のモデルや理論の影響を受けていた．COPMは介入に影響を与えるもので，このモデルをX氏に適用することの妥当性と，がんという状況において使用することの適応性について，ここで議論された．

COPMは，個人と，作業と，役割，そして彼らがそれを遂行する環境についての動的相互作用について述べている（Law et al, 1997）．情動的・認知的・身体的・スピリチュアルな側面は，作業遂行領域（セルフケア・生産活動・余暇活動）およびクライエントのさまざまな環境と相互に連結している．

　このモデルは個人を最も大切なものとして重要視しているので，このモデルが反映されてクライエント中心の実践につながっている（Law et al, 1997）．個人を中心とみなすので，このモデルはスピリチュアリティの要素を，個人の真実の姿のエッセンスとみなしており，作業遂行を通じて表現されると認識している．このように，このモデルは，彼らの身体的・社会的・心理的・文化的ニーズを含む全体として個人を捉えている（Law et al, 1994）．このことは，X氏に関しても重要であった．すなわち，作業療法士は身体的もしくは機能的状況と同じように彼女の心理社会的側面における能力障害にも焦点をあてる必要性を認識していた．

　Sumsion（1999）は，クライエントが実際にはどのように自分自身を理解しているかが，個人に合わせた治療計画を立案するうえで役立つと述べている．Sumsion（1999）はまた，クライエントのスピリチュアリティと，クライエントにとって何が重要であるかを理解することが，彼らの内面的長所を知る方法であると述べている．クライエントの個人的な意義や体験がどのようなものであるかを理解するために，クライエントの語りに耳を傾けることが作業療法士の役割である（Hammell, 1998）．

　伝統的に，作業療法介入は物理的環境に焦点があてられてきた（Sumsion, 1999）．しかしながら，COPMは社会的・文化的・制度的な側面もまたクライエントの作業遂行に影響することを認識している（Law et al, 1997）．X氏の場合は，介入計画は彼女の物理的環境だけでなく社会的環境（対人関係や家族状況に関連した問題に焦点をあてること），制度的環境（利用可能な組織団体やサポートグループを考えることや，雇用問題に焦点をあてること）を含む必要があった．

　リハビリテーション的な理論的枠組み（リハビリテーション的準拠枠）が，X氏についても使用された．これは，機能的制限を最小にするための補償的な戦略の使用を基本としている（Foster, 1992）．これらの戦略は，治すことができない欠損を補うことを促進するための（Dutton, 1995），適応機器（福祉機器）の使用，環境調整，適応させた方法等を含んでいる（Dutton, 1995；Bain, 1998）．これらの3つの戦略はX氏への介入ですべて使われている．

　COPMに合わせて考えると，リハビリテーション的な理論的枠組みは，セルフケア・生産活動・余暇活動という領域におけるクライエントの機能的能力に焦点をあてるということになる（Seidel, 1998）．これは，日常活動でのクライエントの能力の重要性を強調している．すなわち，ADLの実践が介入プログラムの重要な側面である．

　それぞれのクライエントが変化する可能性を認識しているCOPMのように（Law et al, 1997），リハビリテーション的な理論的枠組みは，個人の残存能力も包含している（Seidel, 1998）．これらの長所は，クライエントの機能的自立の潜在能力に変化をもたらすために，代償的な方法を適用することを通じて最大限に発揮される．

指導-学習プロセスは，この理論的枠組みの中心となるので，クライエントは作業を遂行するための新しいテクニックを適用するための学習ができる（Seidel, 1998）．これに従い，X氏には福祉機器と代償的な戦略を試すための資源と機会が提供された．リハビリテーション的な理論的枠組みでは，学習環境を重視している．すなわち，治療プログラムは，その作業を行うのに自然な環境で行われなければならない（Seidel, 1998）．これに合わせて，ADLに関連した介入は，できるだけ多くを学べるよう作業療法部門のキッチンやバスルームで行われる．

COPMのような理論的枠組みは本質的に全人的である．機能的能力だけでなく，クライエントの興味，役割，資源，環境，サポート体制にも焦点をあてている（Seidel, 1998）．

個人がリハビリテーションの中核となるべきなので，X氏に対してはCOPM，さらにリハビリテーション的な理論的枠組みを用いて，一貫したクライエント中心のアプローチが行われた（Baum, 1998）．このアプローチの適用を通じて，クライエントは介入の最も重要な領域を明らかにする（Law et al, 1995）．これにより，介入プログラムで焦点をあてている目標が，その人にとって意味のあるものであり（Law et al, 1997），彼らの生活上の役割のために妥当なものだということが保証される（Culler, 1998）．

クライエントが自分自身の能力障害についてどのような見方や展望をもっているかについては，尊重され信頼がおかれている．すなわち，セラピストはクライエントこそが彼ら自身の機能的能力に関する「エキスパート」であると認識している（Law and Mills, 1998）．これによって，クライエントとセラピストが互いの専門知識から学び合うという関係が構築される．

クライエント中心のアプローチでは，セラピストとクライエントが，相互的な信頼を基礎とした治療関係を築く必要がある（Sumsion, 1999）．リハビリテーション的な理論的枠組みで強調されている指導-学習関係を促進するためには，相互的な信頼関係が不可欠である．なぜならクライエントは，心配事や問題について尋ねるときにはセラピストを相談相手のように感じているからである（Law and Mills, 1995；Sumsion, 1999）．

クライエント中心のアプローチの一部として，セラピストはクライエントが利用できる資源や情報を提供する義務がある．これにより，クライエントがインフォームドチョイス（説明を受けたうえでの選択）を行い，彼らのニーズにもとづいた決定，介入のアウトカムとして求めることを考慮した決定を行えるようになる（Law et al, 1995）．X氏の介入プログラムにおいても，適切な手段と情報の提供が重要視された．これによってクライエントは，作業療法過程において積極的な役割をもち，自己方向性が強まり，その責任を受け止めるようになる（Yerxa, 1996）．治療場面でクライエントに積極的な役割を与えることによって，彼らは統制感，独立心，自尊感情の向上を感じることができる（McColl et al, 1997）．クライエント中心のアプローチは，クライエントの満足感とともに，治療に対するコンプライアンスをも向上させることが

明らかとなっている (Law et al, 1995). 要約すると，これらの理論を互いに関連づけて用いることで，X氏の治療計画は，彼女の長所を認識しそれを役立てるものとなり，彼女は自身の能力障害に適応し，その責任を自ら受け入れることができるようになった．介入はエンパワーメントと教育について配慮され，彼女の生活スタイルに適した目標が織り込まれた．

作業療法プログラム

X氏への介入は，手術の数日前からはじまった．手術前，手術後，リハビリテーション期というケアの段階を通してクライエントに安心を与えることが，作業療法士の役割の一つである．手術前にX氏とコンタクトをとることによって，作業療法士は自己紹介をし，信用でき相互的で丁寧な関係という，クライエント中心のアプローチの重要な要素を築くことができる (Hammell, 1998). クライエントと切断術前にコンタクトをとる別の目的は，X氏が予期しているであろう，日常生活に関連した心配事について話をすることである．X氏が彼女にやがて起こる能力障害への不安について考え，立ち向かうよう励ますときに，コンタクトをとることはまた全人的な要素を介入に反映することになる．

X氏は手術の後1週間はリハビリテーションに現れなかった．彼女は医学的に安定し，リハビリテーションをはじめる準備ができていた．この時点で，X氏の家庭状況に関する情報を得て，彼女の経験するあらゆる機能的問題についての彼女の思いを再確認するために，初回評価が行われた．この評価で，彼女が病気になる前に行っていたすべての活動を続けたいと思っている事実が明らかになった．これはまた，X氏の自宅環境に改修が必要であることを示していた．

優先順位づけた問題点のリスト

患者に入力してもらうことで，優先順位をつけた問題点のリストが組み立てられ(**表7.2**), 介入がX氏の生活上の役割に関連したものであることが保証された(Culler, 1998). これらの優先順位は介入計画にもとづいており，これはX氏のリハビリテーション，すなわち彼女が新しい能力障害に適応できるようにすること，彼女がセルフケア・生産活動・余暇活動の領域においてできるだけ自立して機能できるようにすること，に焦点をあてるであろう．介入計画はX氏が自分の生活上の役割に戻ることを重視しており，これは作業療法の重要な技術である．

介入目標

X氏への介入目標は，彼女の後天的能力障害への適応を促進すること，彼女がADLを行えるようにすること，生活上の役割を果たすことができるようにすることである．

表7.2 優先順位づけた問題点のリスト

優先順位	問題点	優先度の理由	クライエント（c），セラピスト（t），両者（b）により同定された問題
1	・X氏は子どもに食事を与える役割を果たすことができるようになることを望んでいる	・この役割を遂行できないことはさらなる家族分裂につながるかもしれない ・この役割を果たすことは，X氏の自己計画の中で重要である ・子どもたちの健康と安寧の一助となり得る	c
2	・退院のためにX氏の家は，自立を促し安全な環境をつくり出すために，改修する必要がある	・バランスが障害されているために，X氏の安全性に問題が生じる可能性がある ・さらなる自立を促すことができるであろう	b
3	・X氏は片腕で仕事上の役割を遂行するのに困難を経験するであろう	・仕事に戻ることは，彼女の自尊感情や刺激を維持するために必要であろう ・X氏も彼女の仕事上の役割への復帰を望んでいる	c
4	・X氏は着替えにわずかな援助を必要とする（とめ具等）	・さらなる自立を促すことができるであろう	b
5	・X氏の自己イメージは切断により影響を受けている	・機能的レベルにも影響している ・個人的関係の維持にも影響しているであろう ・X氏が能力障害に適応することに影響しているであろう	b

■ 治療目的

上記の長期目標の達成を促すために，以下の目的が設定された．

1. X氏が一人で安全に温かい食事の準備ができること
2. X氏の自立と安全性を最大限に促進するために自宅を改修すること
3. X氏が更衣のすべてを行えるよう，必要に応じた代償方法や福祉機器を使用すること
4. X氏が仕事上の役割を再び遂行できるようになること
5. X氏が自身の状況に適応できるよう，切断の心理的影響について認識し表出すること

■ 治療目標

治療の目標は，病棟の医療チームが「X氏は退院の準備ができるだろう」と予想した3週間という時間枠の中で，上記したそれぞれの目的に一致していた．

目的1—目標
- 作業療法室のキッチンで，温かい飲み物の準備をすることからはじめる
- 作業療法室のキッチンでさまざまな福祉機器を試してみる
- 自分に適したレシピを選び，必要な材料を用意するために作業療法士に選んだレシピを伝える
- 作業療法室のキッチンで食事の準備を行う
- 作業耐久性が45分から90分以上に向上する

目的2—目標
- 自宅訪問が行われたあとで，セラピストが勧める改修について積極的に決定する役割を果たす
- 作業療法室の浴室でシャワーボードを利用して浴槽の出入りを練習し，安全な移乗方法を習得する
- セラピストの監視下で階段の移動を練習する
- バランスを援助する手すりを利用して，自立して階段昇降ができるまで上達する
- 安全に階段が使用できるようになる

目的3—目標
- 病院でさまざまな福祉機器を利用してみる
- 自分のニーズに合うと考えたアイテムについてセラピストに知らせる
- 更衣動作の自立を容易にするために，必要に応じて適した方法を学ぶ

目的4—目標
- 片手用のコンピュータキーボードについて，セラピストが提供した情報を読む
- 仕事上の役割を支援するキーボードを使うことを望み，改造キーボードの利用負担を引き受ける

目的5—目標
- 自分のボディイメージの変化についての心配を認識し表出する
- 機能的潜在能力の変化についての心配を認識し表出する
- 切除術を受けた人たちのさまざまなサポートグループの詳細について，セラピストが提供した情報を読む
- 自分が選んだサポートエンドグループに，会合の詳細を知るために連絡をとる責任を負う

活動の選択，分析，適応

　X氏の介入計画の大部分は，ADLに関連するものであった．これは彼女自身が認識したニーズに一致していた．この介入計画はクライエント中心理論とリハビリテーション的な理論的枠組みの両方を含んでいる．リハビリテーションは，対象者にとって意味のある方法で，彼らの潜在能力と興味に一致して，機能できるようにすることに焦点をあてている．クライエントが毎日の活動に参加できるようにすることはまた，正常で親しみある感覚を促進する（Bye, 1998）．

　初回評価の中で，セラピストはX氏に，病棟内の短い距離を歩き，ベッド，椅子，浴室，トイレの移乗をするよう求めた．X氏との話し合いと，移動・移乗の分析を通じて，X氏のバランスは彼女が左腕を失ったことで変化していることが明らかになった．移乗に関して，X氏の主要な問題はお風呂を使うことであった．続いて，作業療法室においてさらなる評価が行われ，彼女はシャワーボードを利用して移乗の練習を行った．この福祉機器によって彼女は成功した．作業療法士は，シャワーの際の自立と安全性をより高めるために，退院後に家で利用するためのシャワーボードを準備することを勧めた．

　X氏は立位バランスが低下したため，病院の中で階段昇降の練習を行った．階段昇降の評価を通じて，X氏が安全に歩くためには，さらなる安定性を確保するため彼女の右側の手すりを利用する必要があることが明らかとなった．初回評価でX氏の自宅の階段には上りの左側に手すりがあるという情報が得られていたので，地元の地域サービスの作業療法士に，右側への手すりの取りつけを勧めることが委託された．

　これを実現することができるように，X氏の自宅の階段を測定するための自宅訪問（すなわち，患者不在で）が行われた．X氏の自宅環境の評価が行われたことによって，退院後の彼女の安全を損なうであろうその他の危険要素が明らかになった．しかしながら，他の福祉機器は必要ないと考えられた．環境調整は，リハビリテーション的な理論的枠組みの別の一面を反映している．すなわち，機能的遂行を最大限にすることをねらった代償的戦略である（Culler, 1998）．

　利用されたクライエント中心のアプローチの重要な側面は，資源や情報の提供に関することである．X氏には，ADLを助けるための代償的なテクニックのリストと，片手用のコンピュータキーボードを製造している会社についての情報が与えられた．加えて，彼女は切断患者のサポートグループに参加することに興味を示していたので，彼女に合った組織のリストが提供された．クライエント中心のアプローチに従い，この計画ではクライエントを責任のある立場に据えており（Law et al, 1995），これによってX氏は自ら製造会社やサポートグループに連絡することになった．このように，作業療法士はクライエントが解決策を生み出し実行することができるように，ファシリテーターとして働く（Law and Mills, 1998）．X氏に資源と情報を提供することによって，作業療法士は変化と学習を支援する環境を生み出す．しかしながら，実際に変化を生み出すのはクライエントである（Pollock and McColl, 1998）．介入

セッションの一つには，作業療法士が日常生活の仕事を助ける入手可能な自助具類を試しに使ってみる機会をX氏に与えることも含まれていた．X氏はボタンフックとゴム製の靴ひもを試す機会があり，これらはセルフケア領域での問題の支援という彼女のニーズに合っていることが明らかになった．加えて，X氏はDycem matting（ものを固定するためのすべりどめマット），Nelson knife（片手で食事をするためのナイフとフォークが一つになったもの），お皿のガード，Spillnot（片手でびんやボトルを開けられるもの），work station（野菜を固定し片手で切ることを簡単にした釘つきまな板），バターを塗る板等の道具も紹介された．

Cooper（1997）は，リハビリテーションの過程において自助具を提供することは重要な役割であると述べている．作業療法士はそれらの有益な面，すなわち，それがクライエントのコントロール感や自立心を促進することができるものであるということを，知っておかなければならない．クライエントに自助具の利用について指導することを通して，彼らはインフォームドチョイスと，どれが自分のニーズに最も合っているかの決定ができる（Law et al, 1995）．

作業療法室のキッチンで，X氏が温かい飲み物をつくることを含む評価と治療を合わせたセッションが行われた．この介入は，X氏の機能的潜在能力だけでなく，切断を受けたばかりの患者が新たな状況に適応しようとする際によく起こるであろう心理社会的困難にも焦点をあてるつもりで行われた．この介入セッションと，病棟スタッフとの連絡を通じて，手術後から彼女の気持ちが落ち込んでいるようだということがわかった．温かい飲み物をつくることはX氏にとって達成できる課題であったので，彼女は有能観と満足感を得ることができ（Baum, 1998），こうして彼女の自信と自尊感情は向上した．また，能力障害を負ったクライエントが自身の目標をかなえられるようにすることは，体型よりも「人が何ができてどうあるか」ということのほうが重要だというように，彼らの価値の範囲を広げるのを助けるだろう（Yerxa, 1996）．Mayers（1990）は，作業療法の独特な部分は作業療法がクライエントの心理社会的，情緒的，スピリチュアルなニーズに注目していること，すなわち，全人的であることだと述べている．作業療法士のレパートリーの中で鍵となる重要な技術は，移動能力の制限が物理的環境における機能的能力に影響を与えるだけでなく，クライエントの生活のすべての領域に影響を及ぼすことを知っていることである．

X氏は，家族のために食事の準備をするという彼女の役割が再開できることが重要であると話した．これにより，X氏の生活スタイルに直接的に関連のある課題に取り組むため（Culler, 1998），また，実際の生活状況での練習のために（Jonsson et al, 1999），キッチンでのセッションが2回行われた．がんのリハビリテーションにおける目標の一つは，クライエントの自立を向上させるだけでなく，彼らの生産性も向上させるために，残存機能の質を改善することである．（Strong, 1987）

温かい飲み物を準備することは，X氏が切断してから初めての，キッチンで作業をする機会となった．この介入には，作業療法士の存在だけでなく，事前に見せられたすべての自助具があり，彼女の周りには守られた安全な環境が準備されていた．この

介入はまた，X氏にキッチンでの安全性と彼女の力量に関する問題について話す機会を与えた．

　この課題の禁忌は，倦怠感とバランスに関連していた．倦怠感の問題に対処するために，X氏には彼女が課題の合間に座って休める椅子が用意され，これによりエネルギー温存が図られた．X氏の活動耐久性はかなり限られていて，また，痛みを減らすのに有益であるため，エネルギー温存は考慮されるべき重要な側面であった(Cooper, 1997)．バランスの低下はキッチンでの，特に冷蔵庫のミルクを取り出すために腰をかがめるときの，X氏の安全性にも影響を与えていた．この問題に対処するために，X氏は立った姿勢からかがむよりも，椅子に座ってから身体を曲げてものに手を伸ばすようにアドバイスされた．X氏はこのテクニックを試し，うまくいくことがわかった．加えて，低い食器棚から小箱を取り出すために手を伸ばす際に，ひどくかがむことを避けるため，X氏にリーチャー（Easireach）が用意された．これらの自助具類と代償的なテクニックによってキッチンでのX氏の自立と安全性の双方が改善された．このような，指導-学習過程は，作業療法の必須の部分であるといわれている(Bain, 1998)．

　X氏は一人で温かい飲み物の準備ができるようになったので，次の機会には作業療法室のキッチンで食事の準備をする練習が行われた．彼女は，病気になる前に彼女が家族にいつもつくっていたスパゲッティ・ボロネーゼをつくることを選択した．必要な材料は彼女に代わって作業療法士が準備した．X氏はキッチンで，たまねぎを一人で切り，調理台にものを固定し，ボロネーゼソースのびんを開けるのに役立つ自助具を利用した．また，X氏は作業の合間に休むために椅子を利用し，前に示されたテクニックを使って冷蔵庫のものをとるようにした．加えて，できあがった食事をテーブルに運ぶためにキッチンワゴンを使用した．今回も，X氏は自助具や代償的なテクニックを用いることでキッチンでの作業を一人で実施できることを証明した．

　上記の介入の後に，退院後の自立と安全性をさらに向上させるのに役立つ下記の道具の提供を依頼するため，X氏の地域の社会的サービスの作業療法士が紹介された．

- シャワーボード
- 階段の手すり（上る際の右側に）
- キッチン用の高椅子
- キッチンワゴン

活動分析

　この活動分析はBaumらのモデル（1998）にもとづいている．この活動分析モデルはCOPMに一致しているため選択された．これは個人の認知的・身体的潜在能力に焦点をあて，環境を考慮するものとされている．これはまた全人的であり，活動の心理社会的要素についても考察される．

活動：スパゲッティづくり

■ 活動手順
1. 作業：生産性
   妥当性：作業はX氏の生活スタイルと趣味に適している
   手順：
   Step 1：食器棚から鍋を取り出す
   Step 2：鍋に熱湯を注ぐ
   Step 3：鍋をコンロに置く
   Step 4：火をつける
   Step 5：火力を調節する
   Step 6：スパゲッティを量る
   Step 7：お湯が沸騰したら，鍋の中にスパゲッティを入れる
   Step 8：お湯を再沸騰させる
   Step 9：スパゲッティが茹であがるまで10分待つ
   Step 10：火をとめる
   Step 11：茹であがったスパゲッティのお湯を切る
   Step 12：スパゲッティをお皿の上にのせる
2. 必要な材料：水，パスタ
3. 必要な道具：鍋，コンロ，水切り，キッチン用量り，タイマー
4. 事前の安全対策：コンロを使用することの危険性と熱湯についての注意喚起

■ 環境への配慮
1. 備品と配置：X氏が作業の合間に座ってエネルギー温存に役立てるために，椅子がコンロの近くに設置された
2. 外的刺激：安全性を高めるためにちょうどいいレベルの明かりが必要であった
3. 聴覚的刺激：気を散らすものをなくすべきである

■ 活動の特性
1. 身体面
   - 片手で遂行できる
   - 座った姿勢で遂行できる（キッチン用の高椅子を利用して）
   - 満杯の鍋を持ち上げられるだけの上肢の力が必要
   - パスタを水切りの中に移すことができるよう，手首の回内ができる必要がある
   - 粗大運動制御が必要
   - 目と手の協調性が必要
   - 体重を支える下肢の能力が必要

- 座位から立位に移る能力が必要
- 座位・立位バランスが必要
- 座位での体幹コントロールが必要
- 鍋を運ぶとき，コンロからシンクまでの短い距離を歩ける必要がある
- スパゲッティの箱を開けるための手先の器用さが必要

2．必要とされる感覚認知
- 触覚：温覚
- 視覚：量りを使うこと，コンロの調整ができること
- 聴覚：タイマーを使う場合に必要
- 味覚：課題のあとの満足感のために必要

3．必要とされる知覚能力
- 身体図式
- 図地分化
- 運動感覚，筋覚
- 空間関係
- 運動プランニング
- 固有感覚

4．必要とされる認知能力
- 集中力
- 短期記憶
- 問題解決
- 配列
- 安全性と判断力
- 量りとタイマーを使うための基礎的な計算能力
- 決断能力─準備する食事を選択するため

5．含まれる心理社会的要因
- 成功の見込み
- 信頼の構築
- 自己効力感の向上
- 課題を終了したときの満足感
- クライエントが，統制・意思決定できる立場にあること

6．社会的相互作用
- 課題は作業療法学生やセラピストがいるキッチンの中で，クライエントにより

行われる
- できあがった食事をスタッフと分け合うことができる

7．ゴール，モチベーション，興味の促進
- 自立の促進
- クライエントに統制感を与える
- 信頼の構築
- X氏の生産性へのニーズを実現する
- X氏の生活スタイルに適切である
- 能力を家庭環境に移行できる

■ 段階づけの可能性

　食事をつくるという課題は，クライエントに求める機能的・認知的能力を増やすことで段階づけされるであろう（Young and Quinn, 1992）．クライエントに求められる機能的能力は，より複雑なレシピの使用，食事の準備と温かい飲み物の準備を同時にすること，課題の構成要素の中でより良好な運動制御や握力を必要とすること，準備に時間のかかる食事に着手する（求められる作業耐久性を高める）ことによって段階づけが高められるであろう．食事の準備は，シンプルな（すなわち，手順が少なく，複雑なテクニックがあまり含まれていない）レシピの使用，自助具の利用，言葉での促しによって，段階づけを下げることが可能である．

■ 段階づけと修正

　個人的活動の段階づけはX氏には必要なかった．なぜなら行う必要のある課題を遂行する能力が彼女にあることは明らかになっていたからである．しかし，キッチンでの作業は段階づけられ，彼女は簡単な課題（つまり，温かい飲み物の準備）からはじめて，より複雑な食事の準備課題へと進んでいった．自立と安全性を高めるために，代償的なテクニックや自助具を利用することで課題が修正された．

■ 活動評価と介入評価

　介入のアウトカムを測定する方法の一つは，クライエントからのフィードバックである．たとえば，2回のキッチンでの評価のあとで，X氏は作業療法士に，これらの課題を遂行したことがキッチンでの彼女の自信を大いに改善したと伝えた．彼女はまた，代償的なテクニックや自助具を紹介してもらったことにより，自分にはキッチンでの活動を行う能力があり，また安全に行える気がすると述べた．このような自己効力感の経験は，クライエントがモチベーションを増すのを助け，それはまた，作業遂行と安寧を改善するのに貢献する（Baum, 1998）．

　X氏は，当初の計画通り，自宅訪問を通してではなく，再入院後に病棟で再評価された．彼女は，家で過ごしている間に新たな問題は起こらなかったこと，すべての自

助具が使いやすく，さらに必要なものはなかったことを伝えた．彼女は，治療目的の設定で計画された自立レベルにまで到達していた．

　実施された介入は，がんをもつ人に教育と情報の提供を行うことの重要性が強調されている，WHOのがんに対する国際戦略（WHO's global strategy）に合致していた．この戦略はまた，心理社会的問題も医学的問題や機能的問題と同様に認識され，保健医療における全人的アプローチの重要性を強調している（WHO, 2000）．これと同様に，Calman-Hine reportでは，がんの心理社会的側面は保健医療のすべての段階で考慮されるべきだと提案されている（Calman and Hine, 1995）．

　クライエント中心のアプローチの要素，たとえば「丁寧で支持的なサービス……と情報交換」はクライエントの満足感の向上を引き起こすことが調査により明らかになった（Law et al, 1995）．X氏に行われた介入計画は，ADLを行うことで満足感を得ることができたという点において，成功したといえるだろう（Jonsson et al, 1999）．歴史的に，がん医療のアウトカムは生存期間で測定されてきた（Calman and Hine, 1995）が，QOLの重要性が高いことが認識されてきている．

　X氏にCOPMを利用することは，有効であり適切だろう．COPMを初回評価として利用することにより，クライエントの役割が明らかとなり，その後の治療計画に含まれることが保証される．すなわち，このツールは，クライエントが通常行っている作業についてのセラピストの理解を向上させることを通して，介入がクライエントにとって意味のあるものになることを保証している．このようにCOPMは個別的なツールなので，作業療法過程における再評価の段階でも有効である（Pollock et al, 1999）．これは，目標を再設定するのにも使用でき（Sumsion, 1999），また，遂行の願望や満足度が変化することに焦点をあてているので，柔軟でダイナミックな治療過程を促進する（Pollock et al, 1999）．

　COPMはまず初めに，クライエントの遂行度と遂行に対する満足度のベースラインスコアをつけることに利用できる．再評価では，提供されたサービスの妥当性，有効性，効率を評価するためのアウトカム測定として利用され，記録される（Foto, 1996）．X氏の介入アウトカムは，実際，非常にナラティブで質的なものとなった．

　このクライエントたちに対する作業療法士の役割の重要な側面は，理学療法士，ソーシャルワーカー，病棟看護スタッフ，心理学的医療チームの専門ナースを含む多専門職チームのメンバーと密に連絡をとることに関係している．クライエントが連続したケアを受けるためには，協働アプローチが必要不可欠である（Cooper, 1997）．これは，さまざまなサービスの合理化を奨励することで，がん患者に対するケアの基準を向上させるという政府の方針と一致しており（Department of Health, 2000），Calman-Hine reportでもまた集学的チームの働きの重要性に焦点があてられている（Calman and Hine, 1995）．

まとめと提言

　X氏は55歳の女性で，左腋窩の軟部腫瘍を治療するために左肩甲胸郭間上肢切断をした後に，最近病院から自宅へ退院した．残念なことに，彼女は全般的な胸の痛みを感じはじめたため，退院後10日で再入院した．病院に再入院した際，CTで肺の左上葉と肝臓に転移があることが明らかになった．現在X氏は，次の化学療法の開始まで，自宅で自立して生活している．

　病院の作業療法士は，現在X氏に関わっていないが，彼女が再入院した際には機能的能力を再評価するために再び彼女に関わることになるだろう．X氏は現在，左上肢の義手を準備するための専門病院の待機患者リストに登録されている．主に外来患者に行われている病院の心理医療チームにより，X氏は情緒的サポートを受け続けることができる．彼女の子どもたちもまた，母親の障害や病気の再発への適応を手助けする情緒的サポートとカウンセリングを継続して受けるであろう．

（訳　乗元　梢／監訳　三木恵美）

文献

Bain, B.(1998) Treatment of Performance Contexts. *Occupational Therapy*, 9th edn (eds M. E. Neistadt and E. B. Crepeau), Lippincott, Philadelphia, PA.

Barraclough, J.(1994) *Cancer and Emotion : A Practical Guide to Psycho-oncology*, 2nd edn, Wiley and Sons, Chichester.

Baum, C.(1998) Client-centred Practice in a Changing Health Care System. *Client-Centred Occupational Therapy* (ed. M. Law), Slack, New Jersey.

Baum, C. M., Bass-Haugen, J. and Christiansen, C.(1998) Person-Environment-Occupation-Performance : A Model for Planning Interventions for Individuals and Organizations. *Client-centred Occupational Therapy* (ed. M. Law), Slack, New Jersey.

Burt, C. M. and Smith, P.(1996) Work Evaluation and Work Hardening. *Occupational Therapy : Practice Skills for Physical Dysfunction*, 4th edn (ed. L. W. Pedretti), Mosby, St Louis.

Bye, R. A.(1998) When clients are dying : Occupational therapists' perspectives. *Occupational Therapy Journal of Research*, 18 (1), 3-24.

Calman, K. and Hine, D.(1995) *A Policy Framework for Commissioning Cancer Services*, Department of Health, London.

Cancerlink (2001) *Talking to Children when an Adult has Cancer*, 4th edn, Cancerlink, London.

Colburn, J. and Ibbotson, V.(1992) Upper Limb Amputees and Limb Deficient Children. *Occupational Therapy and Physical Dysfunction : Principles, Skills and Practice* (eds A. Turner, M. Foster and S. E. Johnson), Churchill Livingstone, Edinburgh.

Cooper, J.(1997) *Occupational Therapy in Oncology and Palliative Care*, Whurr, London.

Culler, K. H.(1998) Treatment of Work and Productive Activities, Home and Family Management. *Occupational Therapy*, 8th edn (eds H. L. Hopkins and H. D. Smith), Lippincott, Philadelphia, PA.

Culler, K. H.(1998) *Willard and Spackman's Occupational Therapy*, 9th edn (eds M. E. Neistadt and E. B. Crepeau), Lippincott, Philadelphia, PA.

Department of Health (2000) *NHS Cancer Plan* : www.doh.gov.uk/cancer

Dutton, R.(1995) *Clinical Reasoning in Physical Disabilities*, Williams and Wilkins, Baltimore, MD.

Faulkner, A. and Maguire, P.(1994) *Talking to Cancer Patients and Their Families*, Oxford University Press, Oxford.

Fisher, K. and Hanspal, R. S.(1998) Phantom pain, anxiety, depression, and their relation in consecutive patients with amputated limbs : Case reports. *British Medical Journal*, **316** (7135), 903-4.

Foster, M.(1992) Theoretical Frameworks. *Occupational Therapy and Physical Dysfunction : Principles, Skills and Practice*, 3rd edn (eds A. Turner, M. Foster and S. E. Johnson), Churchill Livingstone, Edinburgh.

Foto, M.(1996) Outcome studies : The what, why, how and when. *The American Journal of Occupational Therapy*, **50** (2), 87-8.

Goffman, E.(1968) *Stigma : Notes on the Management of Spoiled Identity*, Penguin, Harmondsworth.

Greaves, M.(2000) *Cancer : The Evolutionary Legacy*, Oxford University Press, Oxford.

Guex, P.(1994) *An Introduction to Psycho-oncology*, Routledge, London.

Hammell, K. W.(1998) Client-centred occupational therapy : Collaborative planning, accountable intervention. *Client-Centred Occupational Therapy* (ed. M. Law), Slack, New Jersey.

Jonsson, A. L. T., Moller, A. and Grimby, G.(1999) Managing occupations in everyday life to achieve adaptation. *American Journal of Occupational Therapy*, **53** (7), 353-62.

Law, M., Baptiste, S., Carswell, A., McColl, M. A., Polatajko, H. and Pollock, N.(1994) *Canadian Occupational Performance Measure*, Canadian Association of Occupational Therapy Publications, Toronto.

Law, M., Baptiste, S. and Mills, J.(1995) Client-centred practice : What does it mean and does it make a difference? *Canadian Journal of Occupational Therapy*, **62** (5), 250-7.

Law, M. and Mills, J.(1998) *Client-Centred Occupational Therapy* (ed. M. Law), Slack, New Jersey.

Law, M., Polatajko, H., Baptiste, S. and Townsend, E.(1997) *Enabling Occupation : An Occupational Therapy Perspective* (ed. E. Towsend), CAOT Publications, Ottawa.

Lloyd, C. and Goggles, L.(1990) Psychosocial issues for people with cancer and their families. *Canadian Journal of Occupational Therapy*, **57** (4), 211-15.

Maguire, P. and Parkes, C. M.(1998) Coping with loss : Surgery and loss of body parts. *British Medical Journal*, **316** (7137), 1068-88.

Mayers, C. A.(1990) A philosophy unique to occupational therapy. *The British Journal of Occupational Therapy*, **53** (9), 379-80.

McColl, M. A., Gerein, N. and Valentine, F.(1997) *Occupational Therapy : Enabling function and well being*, 2nd edn (eds C. Christiansen and C. Baum), Slack, New Jersey.

McColl, M. A., Gerein, N. and Valentine, F.(2005) Occupational Therapy Interventions in a Rehabilitation context. *Occupational Therapy : Performance, Participation & Well-Being*, 3rd edn (eds Christiansen, C. H., Baum. C. and Bass-Haugen, J.), Slack : New Jersey.

Mock, V.(1993) Body image in women treated for breast cancer. *Nursing Research*, **42** (3),

153-7.

Neistadt, M. E. (2000) *Occupational Therapy Evaluation for Adults : A pocket guide*, Lippincott, Williams and Wilkins, Baltimore, MD.

Newell, R. (2000) *Body Image and Disfigurement Care*, Routledge, London.

Parkes, C. M. (1998) Coping with loss : The dying adult. *British Medical Journal*, **316** (7140), 1313-15.

Pollock, N. and McColl, M. A. (1998) Assessment in Client-centred Occupational Therapy. *Client-Centred Occupational Therapy* (ed. M. Law), Slack, New Jersey.

Price, M. (2000) *Phantom Pain* : accessed at www.limblessassociation.co.uk

Sarafino, E. P. (1998) *Health Psychology : Biopsychosocial interactions*, 3rd edn, John Wiley and Sons, New York.

Scambler, G. (1997) *Sociology as Applied to Medicine*, W. B. Saunders, Edinburgh.

Seidel, A. C. (1998) Theories Derived from Rehabilitation Perspectives. *Occupational Therapy*, 9th edn (eds M. E. Neistadt and E. B. Crepeau), Lippincott, Philadelphia, PA.

Souhami, R. and Tobias, J. (1995) *Cancer and its Management*, 2nd edn, Blackwell Science, Oxford.

Strong, J. (1987) Occupational therapy and cancer rehabilitation. *The British Journal of Occupational Therapy*, **50** (1), 4-6.

Sumsion, T. (ed.) (1999) *Client-Centred Occupational Therapy : A guide to implementation*. Churchill Livingstone, Edinburgh.

Taylor, S. E. (1995) *Health Psychology*, 3rd edn, McGraw-Hill, New York.

Vachon, M. L. S. (1998) Emotional problems in palliative care : patient, family and professional. *Oxford Textbook of Palliative Medicine* (eds D. Doyle, G. W. C. Hanks and N. Macdonald), Oxford University Press, Oxford.

World Health Organization (2000) *Developing a Global Strategy for Cancer* : www.who.int/ncd/cancer/strategy

Yerxa, E. J. (1996) The Social and Psychological Experience of Having a Disability. *Occupational Therapy : Practice skills for physical dysfunction*, 4th edn (ed. L. W. Pedretti), Mosby, St Louis, MO.

Young, M. E. and Quinn, E. (1992) *Theories and Principles of Occupational Therapy*, Churchill Livingstone, Edinburgh.

Zabalegui, A. (1999) Coping strategies and psychological distress in patients with advanced cancer. *Oncology Nursing Forum*, **26** (9), 1511-18.

第8章

小児がんと緩和ケアにおける作業療法

Claire Tester

　子どもというのは本来，死からは遠い存在であり，希望に満ちている．子どもたちは将来に向かい，年老いて死ぬまで十分に人生を生きる存在である．子どもが死ぬということは，世の中の秩序に反している．子どもが，命に限りがある状態だと診断されたとき，両親や家族は絶望し，大人は子どもにはわからないと思うかもしれないが，子どももまた絶望している．これまでの生活は大きく崩れ，家族は，これから訪れようとしている死への感情的疲労，心配，恐れを静かに抱く．

　この章では，子どもと家族が受ける衝撃を考慮した作業療法士の役割について述べる．がんが子どもたちの命を脅かす主な疾患だと思われることが多い．しかし，この章では，命を脅かす他の疾患についても述べる．ここでは，"子ども"の期間を，乳幼児や青春期を除外せず通していうこととする．

小児緩和ケア

　治療法がなくなり子どもが死ぬかもしれないとわかったときに緩和ケアが適用されるのでは，子どもや家族を動揺させることになる（Mosby, 1999）．子どもたちが緩和ケアを紹介されるということが，必ずしも終末期であることや死が差し迫っていることを意味するわけではない．緩和ケアでは，彼らとできるかぎり一緒に過ごす中で，感情的，実践的，心理的に可能なかぎりあらゆる方法で子どもと家族を支援し，彼らが各段階（終末期，死，死後も含む）で起こることを受け入れられるよう援助する．緩和ケアの焦点は，子どもと家族，そして常に変化する彼らのニーズである．その介入は，改善や自立，退院に向けて行う通常の治療的アプローチとは異なる．なぜなら，子どもの状態は悪化し，機能を失い続け，退院できないからである．小児緩和ケアを行う作業療法士は，オープンかつ繊細なアプローチによって，子どもや家族を含めた広い視野をもち，幅広い技術と専門性を利用して，症状コントロールを含めたQOLに焦点をあてる必要がある（Addington-Hall and Higginson, 2001）．

　緩和ケアは，子どもの身体，心，精神に対する積極的で全人的なケアであり，これには家族への支援も含まれる．保健医療専門職は子どもの身体的・精神的・社会的苦痛を評価し，これを緩和しなければならない．効果的な緩和ケアでは，家族を含めて，利用可能な社会資源を活用した幅広い集学的アプローチが必要である．それは三次医療機関や地域の

健康センター，子どもたちの自宅でも提供可能である． (WHO, 1990)

診断と予後にもとづいて，どの年齢の子どもにも緩和ケアは紹介される．紹介のタイミングは，子どもの健康状態や家族への支援の必要性，状態の段階に影響される．予後は数日から数カ月，数年とさまざまである．たとえば，幼児 Batten 病の乳児の予後は数カ月と予測されるため，ただちに緩和ケアが開始される．

専門的緩和ケアは，小児ホスピスで，またはホスピス入院中あるいは自宅や病院に帰ってからホスピスに併設する現行の治療施設やサービス施設と組み合わせて提供される．それぞれ子どもは唯一の存在であり，緩和ケアにおいてはそれがすべてである．小児緩和ケアは比較的新しい領域である．しかし，作業療法士はこれまでにも地域やクリニックで命に限りのある状態の子どもたちとも長く関わってきた．これは家で生活し，保育所や学校に行き，作業療法士の支援のある治療プログラムに関わっている多くの命に限りある子どもたちの中の一事例である．普通，子どもと家族は，できるだけ長く ADL が可能で，動くことができ，学校教育を受け，遊びやスポーツ等に参加し，社会的活動や余暇活動を行えるよう希望する．子どもが小児緩和ケアの作業療法士とホスピスで出会う前に，地域の小児に関わる作業療法士や社会的サービスに関わる作業療法士が子どもと家族にしばらく関わるかもしれない．よって，地域の作業療法士も緩和ケアアプローチについて知っておく必要がある．

緩和ケアが始まるとき

子どもが，治療的ケアに対立するものとして緩和ケアを必要とする時期について，明瞭な決まりはない（図 8.1）．子どもの命に限りがあるからといって，必ずしも緩和ケアの紹介をただちに行う必要はない．注目すべきなのは，支援と，子どもと家族のニーズである．これは変化するものであり，これが緩和ケアを紹介される主な要因である．しかし，緩和ケアを紹介したからといって，継続中の他の治療をやめる必要はない．

緩和ケアは積極的治療と並行して実践することもある．子どもの状態が悪化すると緩和ケアの割合が増加する．それぞれの子どもの予後によって，時間の構成が異なる．徐々に悪化する子どもの中には Niemann-Pick 症候群のように感覚が弱まり，運動機能を失う子どももいる．がんにより短期間で急激に悪化する場合もあれば，腫瘍の増大と治療への反応により，長期間で徐々に悪化する場合もある．子どもの状態とその進行によって，緩和ケアは，Batten 病のように診断の時点から介入することや，がんのように治癒治療に失敗したときに行われることもある．たとえば難治性てんかんを伴う重い脳性麻痺のように，複合的で合併した状態の子どもの場合，健康状態がかなり悪化してから緩和ケアを紹介されることもある．

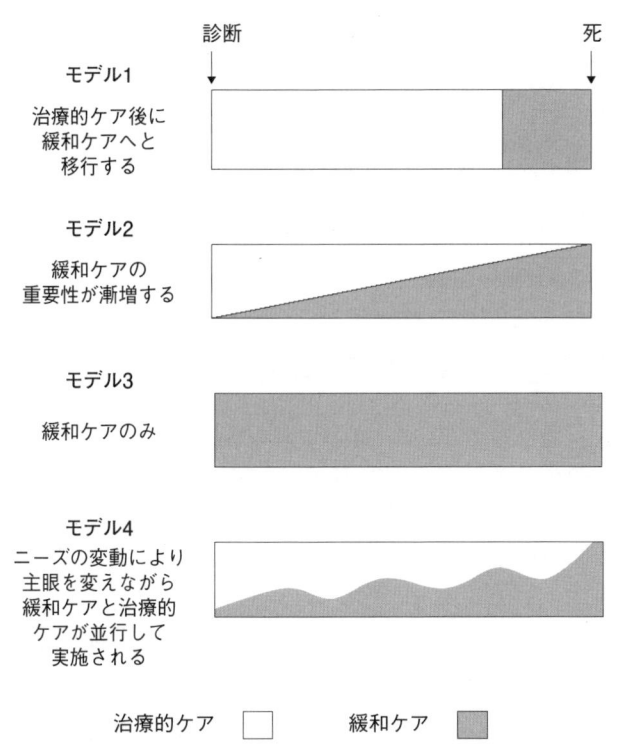

第8章 小児がんと緩和ケアにおける作業療法 103

```
モデル1          診断                      死
治療的ケア後に
緩和ケアへと
移行する

モデル2
緩和ケアの
重要性が漸増する

モデル3
緩和ケアのみ

モデル4
ニーズの変動により
主眼を変えながら
緩和ケアと治療的
ケアが並行して
実施される

        治療的ケア □      緩和ケア ■
```

図8.1 治療的ケアと緩和ケアの関係性についてのモデル
(From Goldman and Schuller 2001. Reproduced by kind pemission of Oxford University Press)

■ 状　態

がんが子どもたちの命を脅かす主な疾患だと思われることも多いが，以下のような疾患もある．

- 白質ジストロフィーのような悪性疾患
- Sanfilippo 症候群等，ムコ多糖類の代謝障害
- Batten 病や Duchenne 型筋ジストロフィーのような神経組織の疾患
- 囊胞性線維症のような呼吸器疾患
- Edwards 症候群（トリソミー18）のような染色体異常
- 表皮水疱症のような皮膚と皮下組織の障害
- Wiskott-Aldrich 症候群のような免疫機構の障害
- 心臓のミオパチーのような循環器疾患
- 肝臓や腎臓等の臓器不全

（Goldman and Schuller, 2001）

上記の状態は出生時や早期に診断され，発達遅滞がこれらの状態の特徴となることもある．時に，子どもに現れる状態が非常にまれなもので，簡単に診断できない場合

もある．がんはどの年齢でも起こり，外見的には健康そうな子どもや若者に襲いかかる．がんの治療はただちに開始され，がん診療所，病棟を経て訪問のがんチームに引きつがれる．がんは根治することや治癒することもあるが，常に治るわけではない．そのため，両親や10代の患者は治療の成功に関して"幸運"あるいは"不運"と話すこともある．子ども自身が，終末期で治療が成功していないことを認めて小児ホスピスに入る場合を除いて，子どもが予後の悪い他の子どもと出会う機会はない．

命の限られた子どもに緩和ケアを紹介することによる両親への衝撃

　繊細なアプローチを計画するために，作業療法士が子どもと家族について深く考慮することが重要である．文化的・宗教的な信念や，両親が子どもの状態をどのように捉えているかも含めて，予想しなければならない心理社会的要因はたくさんある．多くの場合，診断と同時に予後も伝えられる．がんに侵されていることを伝えられるのは，赤ちゃんが生まれてすぐかもしれないし，子どもの人生の数カ月後あるいは数年後かもしれない．予後が伝えられるときの子どもの年齢は，親子の愛着関係の理解や，彼らの周りで起こっていることに対する子どもの感情的・理知的理解においてきわめて重要である．きょうだいの有無やその年齢もまた，彼らの家族力動に影響を与える．

　予後が出生時に伝えられた場合，両親は喪失感に落とされ，彼らが望んでいた健康な赤ちゃんを思って悲嘆にくれる．両親はこれを受け入れ，生まれてきた赤ちゃんと絆を結び，さらに赤ちゃんの死に適応しなければならない．ある母親は，「私は赤ちゃんをこんなに早く死なせるためにこの世に生んだことに大きな罪を感じる」と言った．喪失と悲嘆は診断されたときからはじまる．予期的な悲嘆は，子どもが亡くなる前にはじまる哀悼の振る舞いである（Cook et al, 1973）．

　　まるで砂の上に立っているかのように，私の子どもが死ぬこと以外に確かなものは何もなく，私は常にそれについて考え，時間だけが過ぎ，自分は何もできないことを悟った．私は子どもに見つからないよう夜泣くが，それはとてもつらいことである．私は子どもが逝ってしまうことをわかっている．　　　　　　　　　　（白質ジストロフィーの7歳児の母）

　時には予後が伝えられても子どもが生き続けることに皆が驚かされる場合もある．ある13歳の少年は予後が2カ月と言われてから2年後に，「僕は医者でも誤解することがあると思うよ．医者は，僕が死ぬ準備ができていないことを知らなかったんだ」と言った．しばしば親は罪の意識を抱く．Duchenne型筋ジストロフィーでは母親が媒介体である．これによって，母親は父親から非難されたり，息子からの怒りを買うこともある．その婚姻関係における感情的，身体的，そしてしばしば経済的重圧は軽視できない．その関係の困難さや脆さは悪化し（Grinyer, 2002），やがては崩壊を招き，次々にさらなる苦痛を引き起こすこととなる．定期的な訪問診療や検査は，患者本人と同様に家族全員を巻き込むことになる．時間の制限があり，他のきょうだいを

学校に迎えに行ったり放課後の活動に連れていったりしながら，病気の子どもを病院や専門クリニック（たいていは地元にはない）に連れていかなくてはならない．両親は仕事の時間を切り上げなければならず，それは経済的損失になる場合もある．こうした中で，地域で寄せ集められたスタッフが紹介され，その中に作業療法士も含まれる．作業療法士は，子どもと家族に合わせた訪問を計画しなければならない．ある母親は，「私たちはその日，もうすでに看護師と理学療法士に会っていたので，作業療法士がやってきたときにはソファの後ろに隠れたんです．私たちはただ，少し休みたかったんです」と話した．キーワーカーシステムは，家族のニーズを明確にするのに役立ち，スタッフの家庭訪問を調整するのを助ける．多専門職チームの中でのコミュニケーションはきわめて重要である．

緩和ケアを紹介された子どもへの衝撃

緩和ケアを紹介された子どもたちがその経過の中でどのような感情的経験をしているのかを考えることは，非常につらいことではあるが必要なことである．子どもは検査や注射を受け，薬を飲み，さまざまな専門家に会い，病院やホスピスのような知らない環境で過ごし，さまざまな技能を失い，日々の生活が変化し，両親や家族から注目される．ある10代の子どもは，「突然，みんながいつでも優しくなった．これって普通じゃない」と言った．

子どもたちは，両親を苦しませることに敏感になり，自分のことを「両親をますます混乱させる原因」とみなすようになる．子どもたちは，両親と一緒にいるときには命への差し迫った脅威にまるで気づかないかのように笑い満足そうにし，一方で両親から離れると徐々に孤立感が増し恐ろしい考えや不安にとらわれるという，異なる2つの感情の板挟み（ダブルバインド：二重拘束）に陥る．「ジョン（14歳）と私は決して彼に死が近づいていることについて話さなかった．なぜなら，彼も，そして私もそのことを知っており，彼はこれから何が起ころうとしているのかを私が知っているとわかっていたから．彼は私たちを傷つけることを望まなかったし，何が起ころうとしているのかを話すことを望まなかった．そして，それでよかった（母の記述，Kubler-Ross, 1985）」

普通の日常は失われ，不安は高まる．子どもたちは感情的により幼い段階に後退することもあり，欲求不満や怒り等，行動も変化する場合がある．その結果，このような子どもたちは難しい子として扱われてしまう．Lansdown（1987）はがん終末期の子どもの経験を5つの段階に区分した．

- 私はとても調子が悪い
- 私は，人を死なせてしまう病気にかかっている
- 私は，子どもを死なせてしまう病気にかかっている
- 私はよくならないかもしれない

● 私には死が近づいている

　死別は死後のみのものと考えられるが，治療が効かず治癒することはないという現実を経験している子どもたちには，生きているときに自分の命が失われるという現実的な感覚があり，深く悲しむ．これは否認，怒り，取り引き，抑うつ，受容（Kubler-Ross, 1969）というパターンと再調整の後に起こる．たとえば，Duchenne 型筋ジストロフィーの 10 代の少年が，友だちはだんだん自立し活動性が増してくるのに対して，麻痺により徐々に援助が必要となっていくときのように，悲嘆はさまざまな技能の喪失によっても経験される．子どもたちは年齢により異なった死の概念をもち，これが彼らの身に起こることへの理解に影響を与える．10 代の子どもたちは孤立を感じるが，2～5 歳の子どもは死を永久的なものとして考えない（Johnson-Stroderberg, 1981）．もっともなことだが，両親は子どもの死について考えなければならないことや，子どもの問いに答えなければならないことは耐えがたいことだと気づく．セラピストは質問に答えたり，将来必要となる福祉機器について話し合う前に，子どもたちが自分自身の状態についてどう理解しているかを尋ねる必要がある．子どもが何を知ることを両親が望んでいるのか，できれば彼らが使っている言い方で，それを確かめることが役に立つ．家族が信仰する宗教もこれに影響を与えるかもしれない．

　乳幼児も含め子どもにとって，発達に遅れがあることは，彼らが自分の予後についてどの程度理解できているのかを確かめることを困難にする．しかしながら，彼らは自分の気持ちによく気づいており，不安や不快になることもある．両親の不安は彼らの不安定な感覚を増悪させる場合がある．身体を動かすことができない子どもたちや感覚障害のある子どもたちは，繊細なアプローチや感覚セラピーから大きな恩恵を得ることができる．

きょうだいへの衝撃

　家族の焦点は，家族全員のニーズを等しく満たそうとすることから，家族の中の一人に注意を払わなければならないことへと変化する．きょうだいは親の注意を引こうと張り合い，疎外感とともに「自分は二番手だ」と感じることもある．きょうだいはこれを「他のきょうだいほど愛されていない」と解釈してしまう場合がある（Kew, 1975）．きょうだいの年齢によって，状況を理解する程度とそれに対する感情的反応が決まる．作業療法士が紹介された子どもに遊びを提案するとき，幼いきょうだいも一緒に巻き込むことが助けになる．

　外観が正常であることは，特に 10 代のきょうだいにとって，非常に重要なことである．玄関前にコンクリートのスロープがあることや，家の外に身体障害者用駐車区域があることは，明らかに「格好悪い」ことなのである．これが家族内の不和や憤慨の原因ともなり得る．このようなことは避けられないことではあるが，十分に説明する必要がある．10 代のきょうだいの中には，家族が抱える能力障害から距離をおいて，友

人を家に連れてこない子もいるかもしれない．これとは対照的に，第二の介助者となって，家庭での役割として両親を手伝うきょうだいもいる．この場合もまた，きょうだい自身のニーズが家族から見落とされ，問題が生じ得る．

家族全員を取り巻く緩和ケアとして，作業療法士はこれらについて考慮しなければならない．これによって，最初に信頼を発展させることを重要視した，情報にもとづいた思いやりのあるアプローチを提供することが可能となり，作業療法士が家族と共に歩むための出発点を決定するのを助ける．

作業療法士の役割

どの作業療法士が関わるか？

作業療法士に紹介されることが家族を困惑させることもある．紹介された子どもは，学校や家などの地域で作業療法士との関係を継続する一方で，長期入院している病院の病棟で作業療法士に会うかもしれない．加えて，社会的サービスからの作業療法士はしばしば，在宅に向けての特定の福祉機器や自助具に関することに携わる．がんチームによっては，子どもとその家族を支えるための作業療法士を独自に抱えているところもあるし，小児ホスピスに作業療法士がいることもある．子どもの状態の悪化によって地域の作業療法士による関わりは減少し，小児緩和ケアの作業療法士による関わりが増える．地域の作業療法士から緩和ケアの作業療法士へと移行する明確な時点はない．その主眼点は子どもと家族のニーズにより変化し，予後によっても変化する（図8.1）．両者は，社会的サービスの作業療法士と連絡をとり合う必要がある．

評　価

通常の小児作業療法では一般的に，標準化された評価を実施し点数化することで，作業療法介入のためのニーズを明確にし，達成可能な現実的な目標として，子どもと両親とともに目的を決定する．改善点や達成された目標を確認するため，経過中は再検討と再評価を行い，やがて子どもは退院に至る．

小児緩和ケアでのアプローチは，子どもが改善しない場合や退院しない場合があるために，これとは異なる．がんの領域では，改善する場合もある．作業療法士は，子どもと家族の状態に対する身体的な影響と精神的・感情的な影響の双方を視野に入れた包括的アプローチが可能な唯一の職種である．

子どもは作業療法士による評価を受ける前に，診断や予後を調べるための数々の検査やスキャンに耐えているであろうことを決して忘れてはならない．評価は，セラピストが治療を実施するうえで必要な子どもの技能やニーズを同定するための基準として使われる．しかしながら，非生産的なものもあるので，作業療法士は自分自身のためだけでなく，子どもや家族に対し評価がどのように役立つかをよく考える必要がある．命の限られた子どもと関わるとき，形式的な評価がいつも有益で妥当であるわけ

ではない.子どもの技能が失われているとき,形式的な評価はこの事実を強調するだけなので,標準化された評価で能力を測り点数化することは子どもの利益にはならない.点数は常に下がるため,このような評価は失敗を引き起こす.評価しようとしていることや,それをどのように行うかについて,作業療法士は注意深く考える必要がある.

利用可能なさまざまなモデル:
- 発達的モデル:重度の発達遅滞のある子どもたちに有用
- 人間作業モデル(Model of Human Occupation:MOHO)(Kielhofner, 2002):意味あることを明らかにするのを助ける.このモデルは子どもと修正する必要がある.ケアには非現実的な目標の計画も取り入れなくてはならない
- 精神力動的モデル:感情的・精神的要素に焦点をあて,これらをアプローチの基礎として用いる
- 生体力学的モデル:焦点がADLや機能的活動にあるとき

これらのアプローチはしばしば相互に関連づけて使われる.

　感覚統合評価の初期段階において,Movement Assessment Battery for Children (Movement ABC)は診断の一助となり得る(Henderson et al, 1992).同様に,Goodenough-Harris描画テスト(Goodenough and Harris, 1963),Frostig視知覚発達検査(Frostig et al, 1963),その他の視知覚検査もまた神経学的機能検査としては有益であるが,これらは子どもの状態が悪化すると続けることができない.Bayley乳幼児発達評価スケール(Bayley, 1993)と,Sheridan小児発達段階(0〜5歳)(Sheridan, 2005)は,乳幼児と小児に有用である.形式ばらない適切な評価ができるのは,熟練した経験豊富な小児科作業療法士である.ポイントは,活動中の子どもを詳細に観察することであり,その中で技能と機能障害の両方を観察することである.作業療法士は子どもを活動に惹きつけておき,その様子をつぶさに観察する.子どもの信頼を得ることが重要である.幼い子どもの場合は,子どもと直接話したり関わる前に,子どもの前でまず親の信頼を得ることが必要である.作業療法士はこのようなことに敏感でなくてはならない.作業療法士は非形式的な評価の一部として,子どもを遊びや活動に参加させることができる.託児所や学校,遊び場でのやりとり,教室場面での子どもの様子や,勉強中の子どもを観察することは,セラピストにとって有益である.

ケーススタディ

星状細胞腫（脳腫瘍）の10歳の少年は，学校に出席することで通常の生活を維持しようと頑張っていたが，身近で観察すると，彼には友だちとグランドで遊ぶ体力がなく，体力を温存しようと努めていた．友だちは彼が「弱虫」だとからかい，彼は社会的に孤立してきた．頭痛が勉強にも影響を与えていたが，彼は先生に頭痛のことを言わなかった．彼は書字が下手になったことを理由に，休憩時間に書写の補習を行うという課題が与えられてしまった．

必ずしも永続的なものではないが，子どもはがんによって，治療後の自立に影響を与える身体技能の喪失や倦怠感を経験することがある．子どもたちの遂行能力の程度は，状態が異なるので実にさまざまであり，投与される薬剤の影響を受けることもある．悪心や嘔吐はがん治療に伴って起こりやすい．

作業療法士は常に，状態の増悪が同時に起こっていたとしても，子どもの発達と身体的成長に目を向けていなければならない．これは感覚障害に関係することが多い．作業療法士は状態が悪化し，技能を失いつつある子どもに接するので，目標を立て直し，子どもと家族にとって意味あることを見いだすことが必要である．子どもの状態の段階や，自分自身に何が起こっているのかを理解する程度，彼らの感情的・発達的段階が変化し続けるため，意味あることは子どもの人生を通じて常に変化する．

ケーススタディ

アンは7歳の女の子であり，Sanfilippo症候群に罹患している．水頭症，発達遅滞，運動技能障害，成長パターンへの影響が出現しており，予後不良であった．3歳のころの彼女は，言語的な遅れはあったものの，とても活発でどこへでも走り回り，危険や限界を感じることはなかった．5歳になると，彼女の活動は次第にゆっくりとなり，もはや自分の体重を支えることができなくなった．彼女は徐々に話さなくなったが，おなかがすいたときや不快なときにはいくらか音をたてることができた．彼女の認知能力は低下し，よく知った人と一緒に過ごすことと，同じビデオを見ることだけを望んだ．彼女はほとんど誰とも直接的な関わりを示さず，彼女の視力は失われていった．

作業療法士は詳細で注意深い観察と繊細なアプローチによって評価を行う．子どもは1カ月ごと，あるいはそれより速く変化し得るので，誰かが会うたびに観察する必要がある．評価には，子どもの医療的経過と発達歴も必ず含まなければならない（Case-Smith, 1998）．作業療法介入はまず，**表8.1**と**表8.2**に列記されているような要素から構成される．

もし子どもがコミュニケーション可能なら，評価には彼らの状態に対する彼ら自身

表8.1 小児がんと緩和ケアにおける作業療法介入

- 子どもたちのあなたへの反応は—興味があるかないか？ 気づいているか？ 目は合うか？
- 主な介護者（たいてい母親）との関わりと反応，スタッフ等他者への反応の観察
- 身体的な様子—疲れているか？ やつれているか？ 経鼻胃管チューブは？ 包帯があるか？
- 筋緊張
- コミュニケーション技能と行動，たとえば視線，機嫌，興味，疲労等
- ポジショニング—座位姿勢は？ 座り直しや自身を支えることが可能か？
- 関節可動域—自動・他動．制限があるか？
- 使っている福祉機器—車いす，差し込み便器，昇降機は，エビデンスのもとに使われているか？

表8.2 小児がんと緩和ケアにおける作業療法評価のための具体的な範囲 (Bray and Cooper, 2004)

- 発達段階—ある子どもは実年齢では9歳だが，現在の発達レベルでは3カ月になる
- 感覚運動
- 神経筋
- 反射の統合
- 感覚の認識
- 協調性
- 筋力と耐久性
- 感覚統合—核となる技能：触覚，前庭感覚，固有感覚
- 認知
- 興味
- 理解力
- 身体的な評価，関節可動域は自動・他動両方について
- 感情的なこと—安寧？ 不安？ 恥ずかしい？ 両親にくっついている？ 孤立している？
- 疼痛—身体的，感情的，心理社会的，スピリチュアルを含むトータルペイン（Saunders, 1993）（後述）
- 遊び/余暇活動
- 自助技能
- 福祉機器—車いす，昇降機，スリング，その他自助具を含む
- 社会的活動
- 補助科学技術，たとえば環境制御
- 保育所/学校/大学
- 住宅
- 家族状況
- 子どもにとって意味あること

の主観的評価も含まなければならない（Muhlenhaupt et al, 1999）．乳幼児の場合は，発育歴やその他のさまざまな情報を両親や集学的チームメンバーから得ることができる．作業療法士は創造的に考え，思いやりをもって問題を解決しなければならない．これには，情緒的知性を使って，頭と心とで考えることが必要である（Lewin and Reed, 1998）．

　身体的苦痛は，容態の症候であることが多く，たいていの場合がんに併発する．疼痛には薬物治療が行われるが，作業療法士もまた疼痛緩和において積極的役割を果たす．疼痛は作業療法士が介入する最初のきっかけとなる場合が多い．フェイススケール（Wong and Baker, 1988）や Eland Color Tool（Eland, 1981）のような疼痛評価は，子どもが身体的苦痛を明確に表出するのを助けるために使用されることもある．しかしながら，疼痛は泣くことや苦しそうな顔の表情，あるいは触られるのを避ける

等から予測されることが多い．

　疼痛は，関節可動域の入念な評価，姿勢や活動の観察，親に対する典型的な行動パターンの定着を通して確認することができる．疼痛は，シーティング用の低反発クッションを使った支持的ポジショニングや，不随意の運動パターンを軽減するためのポジショニング（たとえば，強い伸展パターンの子どもに対し屈曲位のポジショニングで支持する）によって緩和できることもある．機能的座位姿勢は常に必要なわけではないが，疼痛緩和に役立つかもしれない．バギー，ベッドのマットレスとシーティングの選択が有効となる可能性がある．子どもの年齢によっては，活動が気晴らしにもなる．導かれた心象とリラクセーション・テクニックは疼痛緩和の助けとなり得る．両親は触れることを通して積極的に子どもや赤ちゃんを落ち着かせる方法を学ぶことができる．気持ちを落ち着かせる音楽は有益かもしれない．疼痛を現実のものとして理解し受け入れ，疼痛緩和を断るような勇気は不要だと伝えることが重要である．動かされるたびに疼痛を感じていた脊髄腫瘍の12歳の少年は，「ごめんなさい，お父さん．僕は負けたよ．だって僕はフェンタニル（訳者注：オピオイド系の麻薬性鎮痛薬の一種）を使わないといけないから．僕は勇気が足りないね」と言った．

　疼痛は，心理的，身体的，社会的，そしてスピリチュアルな苦痛を含めて，「トータル」にみるべきである（Saunders, 1993）．心理的苦痛とスピリチュアルな苦痛には微妙な違いが感じられるが，明確なものではない．それらは要求，扱いにくい振る舞い，抑うつ，不安の高まった状態として認識される．これとは逆に，10代の子どもの場合は，すべてがよくなり普通に戻ることを願って，よい患者になるために，すべての要求に応じて周囲を喜ばせることに熱心になるかもしれない．どのような振る舞いが子どもにとって快いのか，感情を満たすための彼ら自身のニーズは何であるか，熟慮する必要がある（Bion, 1984）．主な介助者はたいてい母親であり，揺るぎないよりどころとしての役割を果たす（Bowlby, 1988）．

緩和ケアにおける作業療法の主な目的

- 残存技能を増強し，技能の維持に努める．これは，福祉機器の利用や環境調整に加え，コンピュータゲームで遊んだり，自分でご飯を食べる等といった技能を維持するための新たな方法を見つけることを含む．
- 子どもの目標達成を可能にする．子どもにとって意味あることは何であるかを見つけることが重要である．たとえば，親に理解されやすい入浴や更衣のような実践的なことではないかもしれないが，モバイルを使ってメッセージを送ることができるようになることや，きょうだいとおばあちゃんの家に泊まることかもしれない．
- 社会的ニーズ，身体的ニーズ，そして感情的ニーズを含む発達段階を同定することで支援する．これは，たとえば髪が抜けたり，友だちを失ったり，車いすに制限されたとき等に，自尊感情を高め，可能であれば社会的技能に取り組むために，

子どもの不安を積極的に傾聴することを含む．両親に対する支援も行わなければならない．激しい感情が親から子どもに無意識に伝わり跳ね返ってきたとき，複雑な原動力となる．これには緊張と恐怖が含まれる．両親の混乱を傾聴し許容することで，押しつぶされることなく心理的苦痛について考えることができるようになる．このようにして，親が子どもの気持ちに配慮できるよう支援することができる（Fraiberg, 1980）．

- 自立心を維持する．運動機能が失われつつあるときに，特に10代の子どもが自身の生活に対する自立心やコントロール感をもつことはきわめて重要である．これはライトのスイッチやドア，環境制御装置，電動昇降機のコントローラーの操作ができるよう調整することを含む．彼らはまた，服を自分で決めたり，自分の意思をもつ等，日々の活動を自ら選択し，コントロールする練習もしなければならない．

- コミュニケーションを促進させる．これは，赤ちゃんのさまざまな異なるニーズを認識できるよう支援するために両親と赤ちゃんに同時に関わることから，話すことも動くこともできない子どものために親が行うことのできる落ち着かせるマッサージ技術，親と10代の子どもが前向きな方法でお互いに会話をするための怒りのマネジメント技術まで，実にさまざまで幅がある．治療的遊びと遊びを通しての表現は，身体的または感情的な不安や疼痛と闘い，苦しんでいる子どもにとって助けとなる（Brown, 2001）．子どもが，彼らに起こることを受け入れるために共に闘っている両親と，オープンで支持的な会話がいつもできるわけではない．子どもたちは悪化し終末期になりゆくので，子どもと彼らを愛する人々の間に積極的なつながりがあることが大切である．

　作業療法士は，可能なすべての方法で紹介された子どもを援助するという役割をもっている．作業療法の行い方には機転を必要とする．ある母親は，「彼らはあなたに問題は何かと尋ね，あなたは彼らにあなたがしていることを言った．彼らは『これをしよう，あれに挑戦しよう』と言った．まるで死にゆく人と生活することが何かの方法でとどめられるかのように．それはまったく疲れはてる経験で，本当の最期はもてなかった」と言った．

　このような患者と関わることは感受性を必要とし，介入は家族のペースと要望に応じることが不可欠である．作業療法士は，子ども，親，家族の困難な点とニーズを明確にすることが必要とされる．これらはしばしば食い違っている．

　緩和ケアでは焦点が病気やその進行にあるのではなく，子ども，家族，そして彼らの状態と生じてきたニーズの認識にある（Muhlenhaupt et al, 1999）．小児ホスピスでは，作業療法士はケアチームの一員であり，職務はおむつパッドの取り替え，部屋の準備，洗体や更衣の自立援助，死後の身体の処置も含み，さらに動作やハンドリングの訓練，リスク評価，ホスピス自体の環境面の問題等，幅広いものである．

コーピングのメカニズム

　コーピングの方法はそれぞれの家族によって異なる．コーピングの方法は作業療法士に影響を与える．診断と予後の知らせは，ショックや否認といった初期段階の悲嘆として受け取られ，怒りをもたらす．これらの激しい感情は長期間続く．たとえば，否認期にある両親は，作業療法介入，特に福祉機器の導入を拒絶するかもしれない．家に機器を置くことは，能力障害を視覚的かつ有形のものとして見ることになるため，ひどく嫌がられる場合もある．これとは対照的に，多くの機器と介入を求めることを「当然の要求」と考える両親や子どももおり，よくない部分の細部に注目し，サービスや対応が公平でないと考える場合もある．これは子どもが緩和ケアを紹介されるとき，いくつかのサービスは在宅生活に向けて続けて受けようと考えても，経済的に実施が困難であると明らかになるという現実にもとづいている．両親は「子どもの望むことすべてのために闘わなければならない」ようだということに気づく．闘いと怒りは，両親がコントロールできていると感じる一つの方法であり，自分は無力だと感じるような子どもの状況に直面したときでも，現実には「積極的に何かを行って」いたりする．これは作業療法士，特に社会的サービスの作業療法士が，住宅評価や福祉機器の提供を行うことを困難にする．

子どもが亡くなるとき

　終末期の訪れとこの時期の時間の長さは，人によりそれぞれ異なる．Sanfilippo 症候群のように予測可能な場合もあるが，突然心不全を起こして亡くなる Duchenne 型筋ジストロフィーのように，短期間となることもある．これはまた，子どもが家，病院，ホスピスのどこでもその日を迎える可能性があることを意味する．息子や娘が病院やホスピスを離れ，家で最期を迎えるほうがよいと考える両親もいる一方で，ホスピスで最期を迎えるという選択をする子どももいる．作業療法士は，快適な姿勢の維持と，入浴等に関する助言や福祉機器の提供という実践的側面に関わることもある．作業療法士の子どもとの関係や役割によっては，作業療法士が，子どもが親には話せない疑問や心配事（たとえば，お葬式の要望，死ぬとき何が起こるか，抱えている恐怖等について）を投げかける相手になるかもしれない．このような疑問は自然に生じるもので，予測することはできない．

　ホスピスの作業療法士は，子どもと家族との関係によっては，死とその直後の子どもの処置に積極的に関わる．これは，両親が最期に子どもの身体を洗い，服を着せ，その子について話すことを助けることで，前向きな経験となり得る．子どものホスピスでは，遺体は冷房が設置された特別室に 2～3 日間安置することができる．これにより，家族は息子や娘を訪ね，お別れを言い，死を受容しはじめる．

　ホスピスの作業療法士は，家族やきょうだいのための死別後の支援に関わることもあり，家族がそれを必要とする間，継続される．これは家族が息子や娘のいない生活

に適応するのを支援し，数カ月から数年と期間はさまざまである．子どもと家族を生活を通して支援する方法は悲嘆の過程に影響を与えるが，これはよい場合と悪い場合がある．死別後のきょうだいは，兄弟姉妹の生前に憤りの感情をもっていたことに罪の意識を感じ，自分自身も死ぬという隠れた恐怖心を抱いているかもしれない．「いつも彼は体調が悪く，原因がわからない"瘤やしこり"を見つけては悩んでいる」（死別後のきょうだいの母親，Grinyer, 2002）．

セラピストの安寧

　命の限られた子どもと関わることは，専門職としても個人的にも，つらい仕事である．緩和ケアのアプローチは患者が悪化し亡くなるという点で，リハビリテーションのそれとは異なる．小児緩和ケアでは子どもたちは大人になれないことが予測され，これは作業療法士にとってつらい現実である．紹介された子どもと家族は，身体的にも感情的にも多くの苦痛を経験し，その経験は家族にとって耐えがたいと思われる強い感情をもたらす．これは，子どもと家族に関わる人々に投影された感情となる．このような強い投影は，作業療法士によって取り込まれ（Klein, 1998），自分自身のものとされる可能性がある．たとえば，不適切で絶望的で圧倒的な悲しみと悲嘆の感情は，作業療法士を何もできないという気持ちにさせる．Gammageら（1976）とKubler-Ross（1969）は，緩和ケアで働くために，作業療法士はまず誰かの死の必然性に立ち向かうことが必要だと述べている．

　両親と子どもは，たいてい彼らが信用できると感じ，よく出会う人と話をする．地域やホスピスの場では，作業療法士がこの役割となり得る．作業療法士は自身の感情や経験を患者に転移させることなく，専門的で思いやりのあるアプローチを提供することが大切である．死にゆく子どもをもつ親は困惑し，力不足であるという感情をもつ．もし作業療法士がそのような親との同一性を認識するようであれば，スーパービジョンが必要となるかもしれず，家族支援を行うセラピストを支援している精神分析医，プレイセラピスト，心理療法士からスーパービジョンを得ることができるかもしれない．

　緩和ケアでは，重要なことが比較的小さくみえる．時々親は，作業療法士が果たした役割を強調する．ある母親は娘の死後，「娘の聴覚と視覚が失われたときに，触れることでジュンと話ができるとあなたが教えてくれたことを，私は決して忘れません．それは私たち二人にとって非常に意味のあることで，娘には私がそこにいることがわかっているのだと知ることができました」と言った．作業療法士は，思慮深い手紙，お葬式への参列，家族にカードを送ること，法事への参加等を通して，「さようなら」を言う機会をつくることが必要である．これは終焉の感覚を与え得る．この手続きを踏まなければ，作業療法士や他のスタッフは無意識のレベルで影響を受け，バーンアウトを起こしてしまうような喪失感を蓄積してしまうかもしれない（Saunders and Valente, 1994）．

まとめ

　作業療法士は，地域やがん病棟，あるいはホスピスで緩和ケアを紹介された子どもに出会うことがある．セラピストは緩和ケア専門の作業療法士ではないかもしれないが，それでも緩和ケアアプローチを身につける必要はある．これは，作業療法と目標設定を行う際に，治療的ケアとは異なる方法で行わなくてはならないことを意味する．家族全体を緩和ケアで支援すること，紹介された子どもと家族は身体的要求と同様に感情的要求が非常に大きいことを決して忘れてはならない．作業療法のペースはリハビリテーション・アプローチとは異なり，作業療法士は状況に応じて対応しなければならない．これには，子どもや家族と関わるときにはより多くの時間を確保するということも含まれる（Muhlenhaupt et al, 1999）．

　地域の作業療法士が小児緩和ケア専門の作業療法士と連絡をとり，支援を受けることは非常に有益である．命に限りのある子どもと関わる作業療法士もまた，支援を必要としている．緩和ケアで赤ちゃんや子どもたちと関わることは，骨の折れることであり挑戦的なことである．これは小児領域の作業療法士にとって新しく発展している分野である．小児緩和ケアの作業療法士には独特な役割があり，人生の非常に重要な段階において，子どもや家族，そして集学的チームにとって実際的な役割を果たすことが可能である．

（訳 和田文香／監訳 三木恵美）

アクションポイント

1. 子どもが緩和ケアを紹介されるのはいつか？
2. 緩和ケアの作業療法士の仕事と，地域で働く小児領域の作業療法士の仕事の違いは？

ケーススタディ

　作業療法士は以下のケースを紹介された．シングルマザーには星状細胞腫（脳腫瘍）の8歳の娘がいる．母親は娘が夜中起きているので，眠れていない．娘は学校での課題に奮闘しており，二人とも感情的にも身体的にも疲労している．子どもと母親は一時的休息のために小児ホスピスを紹介される．母親はいかなる援助を受けることも拒み，奮闘し続けた．子どもの腫瘍は大きくなり，横になって一日中家で過ごしているので，母親は常に子どもの世話をするために仕事を辞める．彼女はホスピスに連絡をとり援助を求めた．彼女は，自分が子どもの世話をしなければならないと考え，支援を求めることで"不十分な母親"にみられるのではないかと感じていたので，以前は相談できなかったという．

　この家族について考えるとき，作業療法士は何に関わり，どのような作業療法サービスを提供したらよいか？

文 献

Addington-Hall, J. and Higginson, I.(2001) *Palliative Care for Non-Cancer Patients*, Oxford University Press, Oxford.

Bayley, N.(1993) *Bayley Scales of Infant Development*, The Psychological Corporation, San Antonio, TX.

Bion, W. R.(1984) *Learning From Experience*, Karnac Books, London.

Bowlby, J.(1988) *A Secure Base : Clinical applications of attachment theory*, Routledge, London.

Bray, J. and Cooper, J.(2004) The contribution to palliative medicine of allied health professions. *Oxford Textbook of Palliative Medicine*, 3rd edn (eds D. Doyle, G. Hanks, N. Cherny and K. Calman), Oxford University Press, Oxford.

Brown, C.(2001) Therapeutic play and creative arts. *Hospice Care for Children*, 2nd edn (eds A. Armstrong-Dailey and S. Zarbock), Oxford University Press, Oxford.

Case-Smith, J.(1998) *Pediatric Occupational Therapy and Early Intervention*, Butterworth-Heinemann, New York City, New York.

Cook, S. S., Renshaw, D. C. and Jackson, E. N.(1973) The dying child. *Occupational Therapy for Children* (ed. J. Case-Smith), Mosby, St Louis, MO.

Eland, J. M.(1981) Pain and symptom management. *Hospice Care for Children* (eds A. Armstrong-Dailey and S. Zarbock), Oxford University Press, Oxford.

Fraiberg, S.(1980) *Clinical Studies in Infant Mental Health*, Tavistock, London.

Frostig, M., Maslow, P., Lefever, D. W. and Whittlesey, J. R. B.(1963) *Frostig Developmental Test of Visual Perception*, Consulting Psychologists Press, Palo Alto, CA.

Gammage, S. H., McMahon, P. and Shanahan, P.(1976) Learning to cope with death. *American Journal of Occupational Therapy*, **30** (5), 294-9.

Goldman, A. and Schuller, I.(2001) Children and young adults, in *Palliative Care for Non-cancer Patients* (eds J. Addington-Hall and J. Higginson), Oxford University Press, Oxford.

Goodenough, F. F. and Harris, D.(1963) *The Goodenough-Harris Drawing Test*, The Psychological Corporation, London.

Grinyer, A.(2002) *Cancer in Young Adults*, Open University Press, Buckingham.

Henderson, S. E., Sugden, D. and Barnett, A. L.(1992) *Movement Assessment Battery for Children*, The Psychological Corporation, London.

Johnson-Soderberg, S.(1981) Children's concepts of death. *Oncology Nurses Forum*, **8**, 23-6.

Kew, S.(1975) *Handicap and Family Crisis*, Pitman Publishing, London.

Kielhofner, G.(2002) *A Model of Human Occupation : Theory and application*, Lippincott Williams & Wilkins, Philadelphia, PA.

Klein, M.(1998) *The Psycho-analysis of Children*, Karnac, London.

Kubler-Ross, E.(1969) *On Death and Dying*, Macmillan, New York.

Kubler-Ross, E.(1985) *On Children and Death*, Collier Books, New York.

Lansdown, R.(1987) The dying child's awareness of death. *Give Sorrow Words—Working with a Dying Child*, Whurr, London.

Lewin, J. and Reed, C.(1998) *Creative Problem Solving in Occupational Therapy*, Lippincott, USA.

Mosby, C. V.(1999) Foundations of pediatric practice. *Frames of Reference for Pediatric Occupational Therapy*, 2nd edn (eds P. Kramer and J. Hinojosa), Lippincott Williams &

Wilkins, Philadelphia, PA.
Muhlenhaupt, M., Kramer, P. and Hinojosa, J.(1999) Perspective of context as related to frame of reference, in *Frames of Reference for Pediatric Occupational Therapy*, 2nd edn (eds P. Kramer and J. Hinojosa), Lippincott Williams & Wilkins, Philadelphia, PA.
Saunders, C.(1993) Foreword. *Oxford Textbook of Palliative Medicine* (eds D. Doyle, G. W. C. Hanks and N. MacDonald), Oxford University Press, Oxford. Saunders, J. M. and Valente, S. M.(1994) Nurses' grief. *Cancer Nursing*, **17** (4), 318-25.
Sheridan, M. D.(2005) *From Birth to 5 Years*, The Children's Hospital, Sydney. Wong, D. and Baker, C.(1988) Pain in children : A comparison of assessment scales. *Pediatric Nursing*, **4** (1), 9-17.
World Health Organization (1990) Cancer Pain Relief and Palliative Care Report *WHO Technical Report Series, No. 804*. Geneva : WHO.

推薦資料

Ayres, J.(1991) *Sensory Integration and the Child*, Western Psychological Services, USA.
Bickerstaff, E.(1978) *Neurology*, Hodder & Stoughton, London.
Bowlby, J.(1997) *Attachment and Loss*, Pimlico, London.
Currer, C.(2001) *Responding to Grief—Dying, Bereavement and Social Care*, Palgrave, London.
Finnie, N.(1978) *Handling the Young Cerebral Palsied Child at Home*, Heinemann, London.
Harpin, P.(2000) *Adaptions Manual*, Muscular Dystrophy Campaign, London.
Hindmarch, C.(1993) *On The Death of a Child*, Radcliffe Medical Press, Oxford.
Jewett, C.(1994) *Helping Children Cope with Separation and Loss*, 2nd edn, Batsford, London.
Obholzer, A. and Zagier Roberts, V.(2002) *The Unconscious at Work*, Brunner-Routledge, London.
Sheridan, M.(1988) *From Birth to Five Years—Children's Developmental Progress*, NFER-Nelson, London.
Weininger, O.(1996) *Being and Not Being—Clinical Applications of the Death Instinct*, Karnac Books, London.
Winnicott, D. W.(1964) *The Child, the Family and the Outside World*, Penguin, London.

第9章 HIV関連がんと緩和ケアにおける作業療法

Will Chegwidden and Camilla Hawkins

HIVとエイズ

■ HIVの感染，進行，治療

　ヒト免疫不全ウイルス（HIV）は，治療せずに放置すると増殖して免疫系を消耗させるレトロウイルスである．これは，臨床的にはCD4数の減少として認識され，日和見感染（OI）をきたしやすくなる．健康なときには免疫系がもちこたえて感染に抵抗できるが，HIVはCD4細胞を攻撃して破壊するとともに，有効な働きができないようにしてしまう．HIVはまた特定のニューロン等，CD4細胞以外の細胞にも長期的なダメージを与えて，ある種のがんの発生をもたらす．HIVは1981年にその効果的治療法とともに初めて報告されたが，それらの治療法が一般的に広く利用できるようになったのは1990年代半ばであり，こうなるまでには，多くのHIV感染者が急速に終末期状態へと進行していったのである．このように，HIVの長期的影響と発がん活性との関連に関する研究は比較的新しい分野である．

　ウイルスの感染は，コンドームなしの口，肛門，膣での性交や，血液または血液製剤の使用（注射針の使い回し，無菌的でない機器や処置）や，妊娠，分娩，授乳時の垂直感染（母子感染）によって起こる．ウイルスはさまざまな濃度ですべての体液中に含まれている．英国における感染ルートは，コンドームなしの性交によるものが圧倒的に多い．英国において，1980年代から1990年代にかけては新規感染者のほとんどが男性同士での性交によるものであったのに対して，1999年以降は男性から女性あるいは女性から男性への異性間性交感染が新規感染の最大の危険因子となっており，2002～2005年に報告された新規感染者では約65％にも上っている（Health Protection Agency, 2005）．これらの感染の多くは国外からのものであり，サハラ砂漠以南のアフリカ諸国からの移住の傾向と関連がある一方で，英国生まれの異性間での後天的感染者が2～3年ごとに倍増している．また，無記名無作為試験によると，HIV感染者の約1/4が自分の病状を知らず，検査も受けていないことがわかっている（The UK Collaborative Group for HIV and STI Surveillance, 2004）．発展途上国では垂直感染が一般的であるが，英国においてはHIVと診断される子どもの数は比較的少なく，新たに診断される症例では注射針の使い回しが危険因子であった．英国では，職業的なリスクを含めたその他の危険因子はごくわずかである．英国国内でHIVの診断が報告された7万3,000人のうち，職業に関係したHIV感染は5例のみであった（Tomkins and Ncube, 2005).

　後天性免疫不全症候群（AIDS, 以下エイズ）と診断されるのは，CD4数が200以下であり，日和見感染の標準リストにある症状が一つ以上診断された場合である．英国にあるいくつかのクリニックでは現在，エイズという言葉を使うことを躊躇している．なぜならば，臨床的には病気の進行が必ずしも直線的ではなく，むしろ健康状態としては間欠的な変動であるからである．また，エイズという言葉はいくらかスティグマを伴う．米国疾病予防管理センター（Centers for Disease Control and Prevention : CDC）分類システム（CDC A, B, C）は，感染者がHIVの状態を反映する段階間を移動する可能性がある場合に，免疫抑制と生命を脅かす症状の存在の程度を説明するために使われる（Fieldhouse, 2003）．

　HIVに関連した症状，疾患，病態を説明するために多くの分類システムが存在する．疾患を分類する一つの方法では，疾患と病態を大まかに4つのカテゴリーに分けて考えている．

- 日和見感染とは，免疫抑制状態になった後に起こるものである
- HIV関連悪性腫瘍とは，医学的または統計的にHIVに関連しているがんであるが，必ずしも明らかな免疫抑制状態の際に起こるわけではない
- 自己免疫状態とは，免疫反応の過活動と変化の直接的な結果として起こるものである
- 体質性の病態とは，HIVの活動がニューロンや心筋細胞等のCD4細胞以外の細胞に直接的に関連したものであるとされている

　表9.1はこれらの4つのカテゴリーと疾患・病態のタイプの基本的な病理学的機序について述べたものである．

　HIV疾患の一つの特徴として，表に挙げた多くの疾患・病態が一つ以上の身体系に影響を及ぼし得るということがある．たとえば，サイトメガロウイルス（CMV）感染は，全盲となる可能性のある網膜炎を引き起こす原因となり得るし，また重篤な大腸炎を引き起こす胃腸管系に浸潤し得るし，肺疾患を起こし，末梢神経を障害し，中枢神経系（CNS）の脳や脊髄の一方または双方の機能障害を起こす可能性がある．多くの疾患が中枢神経系機能障害を起こす可能性がある．中枢神経系機能障害を引き起こすいくつかの疾患・病態の中には，全身的な障害のほかに，より限局的な障害を引き起こすものもあり，治療への反応が異なるので，状況は個々によって大きく違ってくる可能性がある．

　感染と症状発生の間に長い潜伏期間があることを知っておくことは重要である．この期間中（数年間の可能性もある）は，無症状かもしれないし，健康問題を疑う理由がみあたらないかもしれない．抗体陽転（セロコンバージョン）疾患は，HIV感染によるものとは考えられない場合の多い腺熱や流行性感冒型の疾患を伴った気分の悪さを感じることで気づかれるかもしれない．

表9.1 HIV/エイズにみられる基本的な病理学的機序とカテゴリー

分類	作用	例
日和見感染	・免疫抑制となることで感染を予防したり抵抗する能力が低下した際に起こる ・CD4抗原の数が少ないことが特徴	・サイトメガロウイルス（CMV），進行性多巣性白質脳症（PML），単純ヘルペスウイルス（HSV），水痘・帯状疱疹ウイルス（VZV）等，ウイルス感染 ・結核（TB），マイコバクテリウム・アビウム・イントラセルラーレ（MAI；非結核性抗酸菌）等，細菌感染 ・トキソプラズマとニューモシスチス・カリニ肺炎（PCP）等，原虫感染 ・クリプトコックス髄膜炎やカンジダ等，真菌感染
HIV関連悪性腫瘍	・十分に解明されていないが，特定の前駆細胞やウイルスに関係する調査が行われている	・全身性非Hodgkinリンパ腫（NHL），中枢神経系原発リンパ腫（PCNSL），Burkittリンパ腫等の非Hodgkinリンパ腫 ・Hodgkinリンパ腫等，その他のリンパ腫 ・多中心性Castleman病 ・Kaposi肉腫
自己免疫状態	・免疫系過活動の複雑なパターン	・HIVに関連した関節痛 ・HIVに関連したGuillan-Barré症候群 ・免疫再形成疾患：他疾患の活性化/免疫反応の過活動による日和見感染
体質	・HIVがCD4細胞以外の細胞に影響を与える	・HIVにより末梢神経が破壊されることによる末梢神経障害 ・HIV脳症（HIVE） ・エイズ認知症症候群（ADC）：HIVによって中枢神経系のニューロンが破壊される ・リポジストロフィー（脂肪異栄養症），脂肪組織萎縮症，消耗症候群，心疾患（HIVが心機能に関係する細胞に影響を与えると指摘する研究もある）

　患者の病気の経過に影響を及ぼし得るものには多くの変数があり，たとえば医療サービスを訪ねる時期や，HIV陽性になってからの期間の長さ，その他の共存する医療や社会的ケア要素，彼らが利用することのできる医療的・社会的介入についても考慮することが重要である．作業療法士はすべての評価，介入，計画の段階において常に，患者の活動における（環境上の，経済的，文化的，法的，社会的，地理的）背景を予想しなければならない．

　抗レトロウイルス薬（ARV）の利用は，疾患の経過を時に劇的に変えることがある．これによって疾患は慢性と特徴づけられるが，依然として生命を脅かす可能性がある病気である．これは，HIV陽性と診断されることで自動的にエイズという診断につながり，やがては死に，その残された期間は短いと思われていたこの伝染病の最初の10年間の立場とは対照的である．しかしながら，改善されたHIVの医学的管理によってもたらされる恩恵は欧米の保健医療システム内部にのみ存在するものであり，アフリカ大陸やアジア大陸を中心とした世界的流行による圧倒的影響を過小評価してはならない（Fieldhouse, 2003）．

■HIV感染者/エイズ患者（PLWHA）のおかれた状況の変化

　英国では地域的に，ロンドンや南東部で全人口におけるPLWHAの割合が高く，HIVに関わるサービスの拠点となっている．しかし，英国のすべての地域で1999年

以降，新たに診断を受ける人が増加し，同時に新たにHIV感染やエイズと診断される人が増加傾向にあると報告されている．以前はあまり流行していなかった地域でも新たに診断される割合が2倍以上になっている（Health Protection Agency, 2005）．

　全体的にさまざまな集団の人々への感染が広がっており，さまざまな年齢層，社会的・文化的背景や生活スタイルの人々に広がってきている．これは作業療法介入にも幅広く示唆を与えている．患者は高齢化し，加齢に関係する疾患に影響されたり，HIVのマネジメントに影響を与え得る身体的・精神的疾患をも抱えている可能性がある．

　患者への保健医療サービスは遅れており，免疫系がすでに障害されている患者であっても選択できる治療は限られている．彼らは，自分たちが危険にさらされていることや，たとえば移民の問題や法的な問題等，公的・法的サービスが懸念される状況にあることに気づいていない可能性がある．

　英国では1990年代半ばから一般的に普及しはじめた抗レトロウイルス薬は，劇的な延命を可能にし，HIVに付随する疾患・病態の治療の発展や，予防的治療につながり，疾患への一般的な見方や状況に変化をもたらした．かつてよくみられた進行性多巣性白質脳症（PML）やKaposi肉腫等の生命を脅かす疾患も今ではあまりみられなくなり，ニューモシスチス・カリニ肺炎（PCP）のような他の疾患も予防的治療の進歩によってかなり効果的に治療されるようになった．しかしながら，結核（TB）感染や心疾患の割合は近年でも増加している．

■ PLWHAに対する作業療法の役割の変化

　PLWHAに対する作業療法士の役割は，PLWHAのおかれた状況の変化の中で改められている．しばしば緩和ケアやエンドオブライフの問題に焦点をあてていた短・中期的な介入は，リビングウェルや長期的なライフスタイルのマネジメントに焦点をあてた慢性疾患マネジメントモデルにとってかわられてきた．急性のリハビリテーション施設では，緩和や小康よりはむしろ，リハビリテーションや地域社会再統合に焦点がおかれる．作業療法士は，誕生時からHIV陽性である10代の子どもへの介入に取り組んでおり，子どもたちは人生目標や職業，学業，交際に関する決定を行っている．作業療法士は，PLWHAに対する職業訓練サービスに関わるという新たな役割も担いはじめている．HIV感染者に対する作業療法士の特徴を一つ挙げれば，疾患によって幅広いさまざまなニーズや目標，境遇を抱えた，人生という旅路のさまざまなステージにある人々に向き合っていることであろう．

　PLWHAに対する作業療法実践は，以下に述べる数多くの側面を包含している．

機能的・身体的ケア

- 患者の目標という文脈の中で，長期的予後，自宅の環境や法的・非法的支援といった背景における気分の落ち込みや，モチベーションやイニシエーションの低下等の心理的影響の可能性と，身体的・認知的機能低下を予想して，身体機能と個人的・家事的ADLを評価する

- 適切に，代替技術や課題遂行の方法の指導，支給されている福祉機器の調査等の代償的アプローチを行わなくてはならない．鍵となる問題は，エネルギー温存，課題の単純化，安全性と自立を高める環境調整である．各種ケアに関する地域の社会的ケアサービスと連絡をとる
- 筋力や耐久性，実行/協調，あるいはその他の身体機能面の強化を図る等，適切にリハビリテーション・アプローチを実行する
- 多様な病理的影響に気づき，さまざまな適切な方法を複合して実行する．たとえばリハビリテーション・アプローチでは，潜在的な筋力低下に対処することで二次的に呼吸機能の回復を助けると同時に，持続する神経学的な片側上腕筋力低下に対し福祉機器や自助具の提供を行う

心理的・社会的ケア
- ストレス因子と健全な免疫系を維持するための役割を確認する
- リラクセーション・テクニック等のストレスマネジメントに関する評価，アドバイス，情報提供を行う
- 新たな，あるいは HIV 診断を受け入れることでもっていたメンタルヘルスの問題，あるいは躁病，精神障害，抑うつ，精神運動症状等，HIV-中枢神経系機能障害によって発症する，治療が必要となるほどの心理的問題を確認する
- 住まいや金銭的問題等の現実的問題に重点をおかなければならない．英国に住む HIV と診断された人の多くは外国から来た人々であり，英国での法的身分を有していないため，その多くが不適切な混乱した状態で暮らし，家すらなく，公的住居や公的資金援助にすら頼れないかもしれない．多くの人が(パートナー，家族，友人が)診断された際に初期支援が受けられないことによる明らかな影響を受けており，これらの現実問題を解決するための集学的チームや社会的資源と協力することが，他のリハビリテーション目標や感情的目標に取り組むために必要である
- PLWHA の中には戦争や虐待から逃れるために自国を離れてきた人もおり，この影響をメンタルヘルスに受けていることを知っておかなければならない．また性別による迫害を受けて国から逃げてきた人もいる

HIV に関連した脳の機能障害，認知機能評価とリハビリテーション

作業療法士は，見当識，記憶，理解，問題解決等の認知機能の程度について情報提供を行うために，しっかりとした認知機能評価を行わなくてはならない．この情報により筋力，ニーズ，有意味な活動や作業のための技能・方法について知ることができる．作業療法士は，脳機能障害の領域において予後や人口統計学的な事柄が比較的新しく，十分に調査研究されていないことを知らなければならない．これはつまり，セラピストは特定のクライアント群については標準化されていない評価法を利用している可能性があるので，結果もそれに応じて解釈しなければならないということである．

患者は活動と介入のための決定，アイデアの計画と創造への参加に関して，可能なかぎり権限を与えられるべきである．この協業は，人の技能・能力を認識させ，協力と提携を促進させる．グループワークはゆっくりした流れの認知リハビリテーションにおいてよく利用され，フォーカスグループ，プロセスワークグループ，機能的課題，地域社会課題等を含んでいる．英国でのHIV患者の統計によると，セラピストが認知リハビリテーションの場で一般的に取り扱っている活動は，あまり妥当ではなく，修正することを望まれている．セラピストはグループメンバーの背景と優先すべき事項をもっと認識する必要がある．福祉機器や自助具，患者が安全や自立を維持し続けることができない，公的・非公的な介護者の支援を必要としている等の情報を，いつ，どこで活用するかを認識することは必要不可欠であるにもかかわらず，セラピストはしばしば，外的な手がかりや記憶の想起を促すものを明らかにすることによる，記憶についての評価や治療にかかりきりになっている．

ADLに関する評価や介入を行う中での作業療法士の役割は，将来の退院を計画する際に特に重要であるから，過小評価されてはならない．住宅，社会的，身体的，心理的ニーズはしばしば複雑であり，安全性を兼ね備え，最大限の自立と機能に焦点をあわせた評価と介入が必要である．さまざまな専門職や機関との連絡は適切で快適なケアを確保するうえで必要である．HIVを抱えた人の複雑で多角的なニーズをマネジメントするうえで集学的チームは最も重要である．

HIV関連がん

この節では，HIV感染者に一般的にみられる，あるいはHIVに関連しているがんの発生率と症状について説明する．

■研　究

多くのがんが一般人口に比べHIV感染者により多く起こっており，PLWHAの30～40％が生涯の中でなんらかの悪性腫瘍を経験している．HIV感染者がHIV非感染者に比べてがんに罹患する可能性は，いくつかのがんでは2～3倍であるが，100倍以上に及ぶものもある（Newcomb-Fernandez, 2003）．HIVと腫瘍の活動の正確な関係は十分に理解されていないが，通常は比較的無害なその他のウイルスが，原因となったり，あるいは触媒としての役割に関与している．このことは後の段落で詳細に述べる．

CD4数の低さは悪性腫瘍の割合の高さと関連づけられるが，CD4数が低い場合にのみ起こるその他の日和見感染と比較すると，悪性腫瘍はCD4数が比較的高い人にも起こる．ハート療法（highly active antiretroviral therapy：HAART，多剤併用療法・カクテル療法）の出現以降，悪性腫瘍は，HIV感染者の死亡原因の10～15％から1/4以上へと増加している（Bonnet et al, 2004）．なぜそうなるのかは不明であるが，長期のHIV感染と悪性腫瘍の発生を引き起こす異常細胞の活動との間になんらかの関係があるのかもしれないと推測されている（Newcomb-Fernandez, 2003；Killebrew

表9.2 HIV関連がん〔Adapted from Gadd (ed.) 2005〕

ウイルス	発生に関連
ヒトヘルペスウイルス8型（HHV-8）	Kaposi肉腫
ヒトパピローマウイルス（HPV）	大腸がん・子宮頸がん
Epstein-Barrウイルス（EBV）	リンパ腫
B型肝炎ウイルス，C型肝炎ウイルス（HBV, HCV）	肝臓がん

and Shiramizu, 2004）．HIV感染者のがんに関連がある，その他の比較的無害なウイルスには**表9.2**のものが含まれる．

　HIVで一般的によくみられるがんはKaposi肉腫，中枢神経系原発リンパ腫（PCNSL），Hodgkinリンパ腫，大腸がん，Burkittリンパ腫である．乳がん，前立腺がん，大腸がん等の一般的ないくつかの上皮がんは，HIV感染者では通常は起こらないということは注目に値しない（Cheung, 2005；Pantanowitz and Dezube, 2005）．

　先進的治療が広く受けられる国以外，特に世界中のHIV感染者の過半数が住むアフリカ南部では，先進的な国でHIV感染者にハート療法が行われる以前の時代によくみられていた悪性腫瘍，たとえばKaposi肉腫や非Hodgkinリンパ腫等が依然として増加している．けれども，Hodgkin病は増加傾向にないようである（Orem, Otieno and Remick, 2004）．

　PLWHAに対するがん治療はしばしば非感染者に対するものと似ている．けれども併存しているHIVの感染状態や起こり得る薬物相互作用等を勘案していくらか調整する必要がある．ハート療法の進歩は，統計的には生存期間がHIV非感染者と同等となることを意味するが，すべてのがんについてあてはまるわけではない（Thirwell et al, 2003）．

■ 非Hodgkinリンパ腫（NHL）

　これはHIVに最も長く関連した悪性腫瘍の一つであり，初めて報告されたのは1982年であった．多くの非Hodgkinリンパ腫がB細胞由来で，これらの多くはびまん性大細胞型B細胞リンパ腫かBurkittリンパ腫を伴う．原発性滲出液リンパ腫（PEL）であることもある．非Hodgkinリンパ腫の主要な部位が中枢神経系内にある場合はPCNSLとして知られ，そうでない場合は一般的に全身性非Hodgkinリンパ腫と分類される（Hoffman and Kamps, 2003；Gadd, 2005）．

　全身性非Hodgkinリンパ腫は，身体のいかなる部位にも生じ得る全身性節外性病巣を伴うリンパ節腫脹として現れる傾向がある．この疾患はしばしば進行が速く，また治療はハート療法の時期に進歩したが，平均寿命は依然として2年程度である．二次的に中枢神経系に併発することはよくある．抗レトロウイルス療法と旧来の非Hodgkinリンパ腫治療間での薬物相互作用があるので，PLWHAに対する非Hodgkinリンパ腫の治療プロトコールは依然として実験段階と考えられている．研究者や医師の中には，非Hodgkinリンパ腫治療が優先されるべきとして，化学療法の効果を最大限にするために抗レトロウイルス療法を中断すべきと主張する者もいる．一方，HIV治療

を中断すべきでないと主張する者もいる（Aboulafia, Pantanowitz and Dezube, 2004；Gadd, 2005）．

■ 中枢神経系原発リンパ腫（PCNSL）

PCNSLは以前，HIV感染者の10％以上にみられる主な死因であり，平均余命が悪く診断からわずか数カ月であった．ハート療法が出現してから発症が著明に減少し，平均生存期間は2年以上に延長した（Hoffman and Kamps, 2003）．PCNSLはHIV感染者においてはほぼすべての場合，Epstein-Barrウイルス（EBV）の存在と関係していた．その他の中枢神経系の病気，特に最も一般的な脳の大部分の障害やトキソプラズマ脳症との鑑別診断を得ることは難しい（Newell et al, 2004）．PCNSLはトキソプラズマ脳症よりはむしろ孤立性の塊である場合が多いが，2〜4つの病変がある場合もあり得る．CTスキャンでは通常，病変は変異性の水腫によって増強されている．前頭葉の病変が最も一般的で，病変は正中にまで及ぶこともある．一般的な様相としては，錯乱，性格変容，焦点欠損，頭痛，痙攣活性が含まれる（Brew, 2001；Hoffman and Kamps, 2003；Newell et al, 2004）．治療はいまだ十分に規定されておらず，放射線療法，化学療法，ハート療法，Epstein-Barrウイルスに関連した治療が含まれるであろう．近年の多施設試験による研究結果では，将来的にはPCNSL患者の生存が増加し長期的な神経学的機能が向上しそうだと示された（Batara and Grossman, 2003）．これはセラピストにとっては，これらの患者が全体的には緩和ケアよりはむしろ活動的リハビリテーションに，より適しているかもしれないことを意味する．

■ Burkittリンパ腫

他の非Hodgkinリンパ腫と違って，Burkittリンパ腫の発症はハート療法の時代になっても減少していない．HIV感染者のBurkittリンパ腫は，典型的なBurkittリンパ腫と同じであるか，あるいはHIVのみにみられる形質細胞様分化があるのかもしれない．末梢血と骨髄はしばしば関与している（Newcomb-Fernandez, 2003；Aboulafia, Pantanowitz and Dezube, 2004）．転帰は一般的に不良であり，転帰が悪いことはCD4数の低さに密接に関連している（Gadd, 2005）．

■ 原発性滲出液リンパ腫（PEL）

これは非Hodgkinリンパ腫の形態としては珍しいもので，また「体腔のリンパ腫」として知られており，HIV感染者に主にみられるものである．胸膜腔内や心膜腔内の体腔滲出液，体液によって特徴づけられる．原発性滲出液リンパ腫は進行性で転帰は一般的に不良，治療は実験的である（Newcomb-Fernandez, 2003；Aboulafia, Pantanowitz and Dezube, 2004；Gadd, 2005）．

■Hodgkin 病（HD）

　Hodgkin 病はリンパ腫の一種で，一般人口と HIV 感染者の双方にみられる．発症は HIV 感染者に多くみられるが，非常に多いというわけでもない．HIV 非感染者で早期に現れる傾向のある Hodgkin 病は，進行性ではなく一般的に治療可能な腫瘍と考えられている．これに対して，HIV 患者にみられる Hodgkin 病はしばしば急速に進行し，リンパ系から他の部位に拡散しやすく，つまり予後は不良である．Hodgkin 病は Pel-Ebstein 熱，貧血，衰弱によって特徴づけられる．早期の治療は通常，後期に採用される化学療法と並行した放射線療法である（Hoffman and Kamps, 2003；Gadd, 2005；Lim and Levine, 2005）．

■Kaposi 肉腫（KS）

　Kaposi 肉腫は HIV 感染者において一般的な悪性腫瘍であり，初期には皮膚病変として現れるが，内臓や口腔内，消化管，肺症状をも呈し得る．Kaposi 肉腫は 1981 年にサンフランシスコとニューヨークの若い同性愛者の男性の間で出現し，これによって，HIV という新しい病気として部分的に確認されることとなった．初期には，Kaposi 肉腫は紫がかった黒い病変として身体中どこにでも現れる．早期段階での治療は根源的な免疫抑制に焦点をあてたハート療法を行う．より進行した段階では化学療法や局所的治療が必要となるだろう（Krown, 2003；Casper, 2004）．

　粘膜や内臓の合併症は皮膚病変に伴って，あるいは単独でも起こることがある．疼痛も機能制限もない軽症の皮膚病変の場合，治療は行われず，それらが消散するまで病変をカムフラージュするためのアドバイスを受けることがある．皮膚病変はいたるところに起こり得るので，それにより機能的な問題を引き起こすことがある．たとえば，包皮や陰茎亀頭の病変は排尿のマネジメントを困難にする．消化管 Kaposi 肉腫はしばしば無症候性であるが，痛みや出血を起こし得る．口腔内病変は摂食や発語を困難にする．最も深刻なのは肺の Kaposi 肉腫で，特に進行した HIV 疾患を抱えた患者でより流行することから，これは命取りになり得る（Krown, 2003；Gadd, 2005）．

　HIV が出現するまでは，Kaposi 肉腫は非常に珍しく，地中海地域の高齢男性，アフリカの子ども，免疫抑制剤を用いた治療を行っている人々にさまざまな病態で起こっていた．Kaposi 肉腫の流行の形態は HIV に関連し，性感染するヒトヘルペスウイルス 8 型（HHV-8）との関連性があると考えられている．HIV 関連 Kaposi 肉腫は疾患の過程と侵襲において幅広く変異する．ハート療法の出現以来 Kaposi 肉腫は，抗レトロウイルス薬が広く利用できる国においてはかなり広がりが減少した．残りの国々では，Kaposi 肉腫は依然として重大な問題を残している（Orem, Otieno and Remick, 2004；Gadd, 2005）．

　HIV 関連 Kaposi 肉腫を抱えた人々に対するセラピストの役割は，疾患の程度と，機能的あるいは美容上の障害によって決まる．進行した疾患を抱えた人々にとっては，緩和的アプローチが適切であるかもしれない．肺疾患が回復しているならば，リハビリテーション・アプローチが必要かもしれない．機能的問題を引き起こす皮膚病

変に対しては，新しい問題解決方法が望まれるかもしれない．

■ 多中心性 Castleman 病（MCD）と Castleman 症候群

これらの比較的珍しく，いまだ解明されていないリンパ球増殖性疾患は，HHV-8 と Kaposi 肉腫に関連がある．肝腫大，貧血，呼吸器症状が一般的で，多中心性 Castleman 病が非 Hodgkin リンパ腫に移行するといった多くの例がみられ，このため多中心性 Castleman 病の予後は不良であることが多い．進行した疾患では，治療は化学療法と脾臓摘出である（Hoffman and Kamps, 2003；Gadd, 2005）．

その他の HIV 関連がん

■ 肺がん

論文によりさまざまではあるが，英国では HIV 感染者の肺がんの割合が一般人口に比べはるかに高い．HIV とは関係のない，よく知られたリスク（若い同性愛者やバイセクシャルの男性の間では喫煙率が高いこと等）が関係しているかもしれないが，病気の進行度や発症年齢，組織型の違いもまた観察される．そして，CD4 数が低いこともまた，肺がんの発生を高めることに関わっている．HIV については十分にわかっていないが，肺がんとなんらかの関連があることをこれらが示唆している．ハート療法が悪性腫瘍のリスク増加を引き起こすという推測が高率な肺がんの発生との関連も説明してくれるかもしれない（Northfelt, 2003；Gadd, 2005；Lim and Levine, 2005）．

■ 肛門直腸がん

研究によると，HIV 患者は HIV 非感染者よりも 30〜50 倍も肛門がんを発生しやすいことがわかっている．免疫抑制のレベルと肛門がんの発生との関連はみられていないにもかかわらず，これらのがんとヒトパピローマウイルス（HPV）との関連ははっきりしている．HIV 感染者の転帰は悪いことが多い．同性愛者やバイセクシャルの男性の割合が高いが，アナルセックスの経験はヒトパピローマウイルスの存在や肛門がん発病の素因を意味するものではない（Newcomb-Fernandez, 2003；Lim and Levine, 2005）．

■ 子宮頸がん

子宮頸がんは CDC ステージで疾患定義の B と C に挙げられているが，浸潤性子宮頸がん（ICC）と HIV との関係は文献によると一致しているわけではない．肛門がんと同様に，ヒトパピローマウイルスと浸潤性子宮頸がんの発病との間には強い関連性がある（Newcomb-Fernandez, 2003）．

■ 多発性骨髄腫（MM）

形質細胞腫は HIV 感染者で発生が増加するというエビデンスが明らかになってお

り，HIV 感染者の多発性骨髄腫は HIV 非感染者の多発性骨髄腫とは異なる特徴をもっている．現在は HIV 非感染者の多発性骨髄腫に限り治療が行われている（Cheung, 2005 ; Pantanowitz and Dezube, 2005）．

■ その他のがん

いくつかの例においては喫煙率や性別，高齢者等の他の要素が影響してはいるが，HIV 患者ではいくつかの他のがんの発生が，わずかではあるが緩やかに増加することが明らかになっている．HIV 感染者において発生が増加するものとして報告されているがんには，平滑筋肉腫，胚細胞腫瘍，非黒色腫皮膚がんと，胃，肝臓，腎臓等の全身性のがんが含まれている．これらの病態についてはさらなる研究が必要である（Newcomb-Fernandez, 2003 ; Northfelt, 2003）．

HIV に関連し生命を脅かすその他の病態

ハート療法導入以来，英国において死亡率は劇的に減少したが，HIV により二次的に死にいたる数は依然として年間 500 を超える（Health Protection Agency, 2005）．

ハート療法の出現により，ゆくゆくは死をもたらす HIV 関連疾患・病態の性質も変化している．徐々に衰弱を引き起こす疾患の発生率は全体的にかなり減少しており，作業療法士や集学的チームは終末期疾患に対して計画を立てることに関わっている．ロンドン HIV サービス（London HIV services）で報告されている死の多くは急性疾患によるもので，患者は一つあるいはそれ以上の HIV 関連疾患・病態に対して急激かつ積極的な治療を受けており，集中治療室ではセラピストが関与することが適切ではない場合が多く，疾患の最後の数時間，あるいは最後の数日まで緩和的アプローチは実践されない，あるいは，多臓器不全や心筋梗塞，広範囲な神経学的イベント等がまったくもって急激に起こり得る．HIV 末期になって病院を訪れた患者は，HIV に関連する病気を複数抱えているかもしれないし，免疫系が衰弱し CD4 数が減少し，結核等の健康問題を併発しているかもしれない．これらの患者は集学的チームからの終末期ケアを受けることよりもはるかに多くの場合，治療の急性期に死んでしまうか，回復してリハビリテーション・アプローチを受けることが多い．

HIV 末期患者に起こり得る複雑な医学的様相や HIV に関連する新たな病態を考慮に入れると，患者の急性の病気の中には死ぬまで診断がつかないものもあるだろう．診断がない場合，医学的チームは（しばしば患者や家族も）緩和ケアを行うことを躊躇し，積極的治療を支持することが多い．

この章の最初で述べた悪性腫瘍とは別に，緩和的アプローチが望まれる傾向のある HIV 関連疾患は，進行性多巣性白質脳症と HIV 脳症（HIVE）/エイズ認知症症候群（ADC）/HIV 関連認知症（HAD）である．これらの病態に対する特定の直接的で有効な治療はなく，ハート療法により二次的に免疫系の回復が起これば神経学的な回復も起こる．薬物耐性や非常に進行した病気の存在のために，著明な回復は不可能であり，

患者が好反応を示すことはないので，チームは緩和的アプローチを選択するだろう．これらの病態の一般的な様相には認知機能低下，行動や性格の変化，不全麻痺や筋力低下といった局所神経症状が含まれる．進行性多巣性白質脳症とHIV脳症/HIV関連認知症双方の深刻で生命を脅かす病状は，ハート療法以前の時期と比べるとはるかにまれなものとなっている（Gadd, 2005）．

■ HIVと緩和ケア

提供されるHIVサービスのいくつかの要素が，場合によっては，良質な緩和ケアサービスへのアクセス（終末期ケアや疼痛・症状コントロール）において不平等をもたらした．主要な問題点は以下のものがある．

- 疾患による因子，たとえば病気の進行が予想できないこと，治療の複雑さ
- 人口統計学的問題，たとえば貧困の影響，自宅がないこと，静脈注射によるドラッグの使用，無秩序な生活スタイル，言語・文化的な問題
- サービスの問題，たとえば不適切な治療の焦点，スティグマ，主流サービスとの差別

(Harding, Easterbrook, Higginson et al, 2005)

この章では，これらのすべての問題点を十分に述べることはできないが，いくつかの主要なテーマについて以下で明らかにしていく．

■ 英国入国者の罪の意識，スティグマ，死と死にゆくことへの態度

英国国外から入国した人々にとって，ストレス，スティグマ，罪の意識，怒りの感情の原因は無数にあるであろう．彼らは元来，就業ビザや学業ビザで入国している．疾患によって彼らは計画していた仕事や勉強を継続することができなくなる．これにより彼らの経済状態，住まい，将来の役割や希望は影響を受けるだろう．しばしば，彼らは母国にいる拡大家族への責任も負っており，その思惑を満たせない場合には，その重圧は計り知れない．彼らには子どもやパートナー，配偶者を英国に連れてくる，あるいは家族らを支援するだけの経済的立場や能力を獲得するために新たな資格や技能を身につけて母国に帰る，という計画があるかもしれない．入国管理や法的問題が調査されたり注目される必要があれば，これらの計画は一時的に，あるいは何年も中断されることになる．多くの人はHIVによる死が流行し，HIVがスティグマとなる国から来ている．伝染や予後，治療選択に関して誤った情報が，彼らの国，地域社会，教会において普及し，これによって罪の意識や孤独感が増大している可能性がある．

■ 同性愛者，バイセクシャルの男性，それらの経験のある男性に関する問題

1980年代初頭より，性的志向やHIV患者の受け入れに関係する同性愛者およびバイセクシャルコミュニティーの個人的・組織的基準は著しく進歩したにもかかわら

ず，依然としてスティグマや差別は続いている．それに加えて，新たにHIVと診断されたり疾患が悪化していると，患者は自身の性的志向やHIVの状態について，パートナーや家族，友人や職場の同僚にオープンに話すことはできないと感じている場合がある．これは人間関係の決裂や社会的支援の欠落をもたらし，これらの問題は終末期状況において増大する可能性もある．同性愛者およびバイセクシャルコミュニティーからの支援をほとんど受けられない人や資源の利用ができない人，同性愛者やバイセクシャルであることを認めることができない人は，罪の意識や孤独感が相当であり，情報や資源の利用がますます困難となる．依然として同性愛者虐待の出来事が現実として起こっており，ますます広がっていても報告されないままになっている．

■ 主流サービスの利用

社会的サービスケア，福祉機器サービス，ホスピス，HIVに限定しない福祉医療，疼痛マネジメントサービス等の主流サービスの利用は，HIVの状態や性的関心，ドラッグ常習者や売春婦ではないかというような生活スタイル等のことで差別的待遇を受ける危険性がある．ホスピスで働くスタッフの中にはHIV感染者の担当を不快に感じる者がいるというエビデンスもあるし，信頼性が保証されていない情報によると，大都市以外の地域のクリニックでは主要都市と比較すると有病正診率の反応が同じレベルではないといわれている（Harding et al, 2005）．

■ 不安定な疾患進行の衝撃

その他の多くの体調悪化と異なり，抗レトロウイルス療法が出現して以来，HIVの予測できない直線的でない病態は，患者を変わりやすい状態が続くという問題に直面させている．進行したHIVに罹患した患者は，生命を脅かす疾患が出現したり回復したり，また別の生命を脅かす疾患に罹患したり，を繰り返している．医療に関連した不安が増大することで，一般的な不特定の症状の重症化という結果を生じ，患者は長期的目標を立てる能力が損なわれていると感じる可能性がある．近年のHIVの公開が伝統的な緩和ケアパラダイムに適合しているのかどうか疑わしいものである（Cochrane, 2003）．

薬物療法，指示順守度と疼痛マネジメントの問題

■ 薬物療法，副作用と指示順守度

英国での統計によると，疾患増悪率が初めて急激に減少したのは1997年で，これに続いて緩やかではあるが明らかに減少したのは2001年であった．これは抗レトロウイルス療法がこのときに普及したことを反映している．人々はCD4数が非常に減少していても抗レトロウイルス療法という医学的治療によって劇的に臨床的回復と延命が可能となることを知った．

治療を開始するか否かの決定は，CD4数減少の程度によって医学チームに勧められ

る（英国ではCD4数が200〜350の場合に治療が勧められる）(Gazzard, 2005). 抗レトロウイルス療法の開始により，（ウイルスの複製を抑制することによって）日和見感染を予防し，疾病や症状の存在をコントロールする期間によい影響があるだろう．

しかしながら，薬物療法は万能薬だとはみなされていない，なぜなら（内服規定の）指示順守度を低下させる社会的・文化的・環境的影響以外にも，薬物自体が副作用を引き起こす可能性があるためである．HIV疾患の進行そのものによる副作用の経験のない人にとって，薬物療法による副作用の経験は非常にきついものであり，指示順守度低下の指標となる．当然ながら，医学チームは制吐薬，止瀉薬（下痢止め薬）等を用いることで各副作用を最小限にしようと試みる．製薬会社による研究と開発は，錠剤負担（タブレットの数），味の悪さ，タブレットの大きさ，また食事とタイミングのようなレジメンの規定等の事柄に焦点をあてて取り組んでいる．新たな進歩は絶えず起こっており，これによって将来改善される可能性が生じているが，一方でまた，薬物療法が可能である以上は危険な行動の影響をよく考える必要はないという理解をもたらすこととなった．

薬物療法の効果を最大限にするために，（内服規定の）指示順守度を95%以上にする必要があり，これは実際の内服量と同じくらい内服のタイミングが関係している．薬物投与を，たとえば仕事や子どもの世話等，その他の日々のルーチンに合わせることは，患者の生活に関わる人々が患者がHIVであることを知らない場合は，特に困難である．加えて，アルコールや物質乱用の問題がある場合は重大な問題が起こり得る．指示順守度に対して悪い影響を与え得るだけでなく，それ自体が特定の安寧を乱す問題を招くかもしれない．たとえば，誰かが酒盛りをしている場所で，抑制や認識が低下しているために危険な行動をとってしまったり，時間の流れを見失うことで必然的に通常のルーチンを持続することができない等である．

人々は薬物療法が診断を，日々心理的に思い出させるものとなることを好まない．加えて，効果的な治療方法が確立している場合でさえも，病気のコントロールが継続することや悪化や障害の可能性について，将来の不確かさや恐れといった心理的な負担を抱えているかもしれない．

移住に関する問題が解決していない人々にとって，複合的住居で暮らすことや適切な冷蔵設備・貯蔵設備をもたないことは，秘密と安全を維持し続ける能力に影響を与え，これらは依存や抗レトロウイルスレジメンの有効性に影響を与え得る．薬の入手や購入が地理的に困難であるにもかかわらず，効果的な抗レトロウイルス薬が利用できると公的機関が謳っている国に強制退去させられる脅威に直面している人々もいる．

■ 疼痛と症状のマネジメント

疼痛と諸症状のコントロールは，HIV感染者にとって主要な問題である．疼痛はこれまでに述べてきた症状や疾患に続発するものであり，痛みのひどい末梢神経障害を含むが，これは薬物療法の副作用であったり，HIVが末梢神経に与える直接的な影響であったり，あるいはGuillan-Barré症候群のような日和見感染の一つであるかもし

れない．

　作業療法士は，さまざまな種類の疼痛マネジメントに関するアドバイスや情報提供を行ったり，リラクセーション・テクニック，エネルギー温存，福祉機器や自助具の提供といった，疼痛に対する集学的評価や治療において重要な役割を果たすことができる．

■ 作業療法の将来展望

　欧米の保健医療の背景において，平均余命が延びたことや，身体的・心理的・認知的健康および機能を維持できる可能性が高まったことで，HIV感染者は幅広い活動と作業役割に参加することができるようになった．人々は，トレーニングや仕事を探したり，復学することを選択できるようになった．彼らは自分たちの人生を自分で選択する自由，たとえば子どもをもつ，旅行する，交際する等を手に入れたと感じているだろう．HIVとがんとの関係が明らかになっていないことと，二元的な要素（a）いくつかのHIV関連がんの有病率が増加していること，（b）生存の可能性と期間が向上していること，により，セラピストはこれからますますこれらの疾患を抱えた患者の治療を行うことが増えるだろう．これらの患者は，医学的にも社会的にも複雑な背景をもっており，将来も明確でないことが多い．これらの患者に向き合うセラピストは，人（クライエント）そして作業中心の柔軟なアプローチに挑戦し続けるだろう．緩和的アプローチは依然としてごくわずかな人に対してのみ行われていると指摘されるであろうが，おそらく多くの人が慢性疾患をマネジメントすることや作業役割・職業的ニーズに焦点をおくことの問題が，好ましい結果をもたらすクライエント中心の治療的アプローチの重要な構成要素であることに気づくだろう．医学の進歩と変化に歩調を合わせたエビデンスの基礎を展開し発表していくことが，セラピストの挑戦を示し続けることになるだろう．

（訳・監訳　三木恵美）

文　献

Aboulafia, D. M., Pantanowitz, L. and Dezube, B. J.(2004) AIDS-related non-Hodgkin lymphoma : Still a problem in the era of HAART. *AIDS Reader*, **14** (11), 605-17.

Batara, J. F. and Grossman, S. A.(2003) Primary central nervous system lymphomas. *Current Opinion in Neurology*, **16**, 671-5.

Bonnet, F., Lewden, C., May, D., Heripret, L., Jougla, E., Costagliola, D., *et al.*(2004) Malignancies-related causes of death of HIV-infected patients in the era of highly active antiretroviral therapy. Poster presentation at *11th Conference on Retroviruses and Opportunistic Infections* Feb 8-11, 2004. San Francisco.

Brew, B. J.(2001) *HIV Neurology*, Oxford University Press, Sydney.

Casper, C.(2004) Human Herpesvirus-8, Kaposi Sarcoma and AIDS-associated neoplasms. *HIV InSite Knowledge Base Chapter*. Accessed online 06.07.2005 at http://hivinsite.ucsd.edu

Cheung, M. C.(2005) AIDS-related malignancies : Emerging challenges in the era of highly active antiretroviral therapy. *The Oncologist*, **10** (6), 412-26.

Cochrane, J.(2003) The experience of uncertainty for individuals with HIV/AIDS and the palliative care paradigm. *International Journal of Palliative Nursing*, **9** (9), 382-8.

*Fieldhouse, R.(ed.) (2003) *Aids Reference Manual*, National AIDS Manual, London.

*Gadd, C.(ed.) (2005) *National AIDS Manual : HIV and AIDS Treatments Directory*, 24th edn, National AIDS Manual, London.

Gazzard, B. on behalf of the BHIVA Writing Committee (2005) British HIV Association (BHIVA) guidelines for the treatment of HIV infected adults with antiretroviral therapy-2005. *HIV Medicine*, **6** (S2), 1-61.

Harding, R., Easterbrook, P., Higginson, I. J., Karus, D., Raveis, V. H. and Marconi, K.(2005) Access and equity in HIV/AIDS palliative care : A review of the evidence and responses. *Palliative Medicine*, **19**, 251-8.

Health Protection Agency (2005) *AIDS/HIV Quarterly Surveillance Tables : Cumulative data to end June 2005*, Health Protection Agency and the Scottish Centre For Infection and Environmental Health and the Institute of Child Health, London.

Hoffman, C. and Kamps, B. S.(2003) *HIV Medicine 2003*. Accessed online 06.07.2005 at http://www.hivmedicine.com/pdf/hivmedicine2003.pdf

Killebrew, D. and Shiramizu, B.(2004) Pathogenesis of HIV-associated non-Hodgkin lymphoma. *Current HIV Research*, **2** (3), 215-21.

Krown, S. E.(2003) Clinical characteristics of Kaposi Sarcoma. *HIV InSite Knowledge Base Chapter*. Accessed online 06.07.2005 at http://hivinsite.ucsd.edu

Lim, S. T. and Levine, A. M.(2005) Non-AIDS-defining cancers and HIV infection. *Current Infectious Diseases Reports*, **7**, 227-34.

Newell, M. E., Hoy, J. F., Cooper, S. G., DeGraaff, B., Grulich, A. E. and Bryant, M.(2004) Human Immunodeficiency Virus-related primary central nervous system lymphoma : Factors influencing survival in 111 patients. *Cancer*, **100** (12), 2627-36.

Newcomb-Fernandez, J.(2003) Data review : Cancer in the HIV-infected population. *Research Initiative Treatment Action*, **9** (1). Accessed online 06.07.2005 www.centerforaods.org/rita/0903/epi.htm

Northfelt, D. W.(2003) Other malignancies associated with HIV. *HIV InSite Knowledge Base Chapter*. Accessed online 06.07.2005 at http://hivinsite.ucsd.edu

Orem, J., Otieno, M. W. and Remick, S.(2004) AIDS-associated cancer in developing nations. *Current Opinion in Oncology*, **16**, 468-76.

Pantanowitz, L. and Dezube, B. J.(2005) AIDS-related cancer : New entities, emerging targets, and novel tactics. *Haematological Oncology*, **8** (1), 20-30.

Thirwell, C., Sarker, S., Stebbing, J. and Bower, M.(2003) Acquired immunodeficiency related lymphoma in the era of highly active antiretroviral therapy. *Clinical Lymphoma*, **4** (2), 86-92.

Tomkins, S. and Ncube, F.(2005) *Occupational Transmission of HIV : Summary of published reports, March 2005 edition*, Health Protection Agency and Collaborators, London.

The UK Collaborative Group for HIV and STI Surveillance (2004) *Focus on Prevention : HIV and other sexually transmitted infections in the United Kingdom in 2003*, Health Protection Agency Centre for Infections, London.

*推薦資料/推薦図書

注釈：定期的に更新される National AIDS Manual が発表する情報は，www.aidsmap.co.uk からオンラインで利用できる．このサイトは，HIV 感染者と保健サービス・社会サービス専門職の双方に向けて，情報・研究・動向を定期的に更新している．『AIDS Reference Manual』は，HIV とエイズの社会的影響に関する包括的な情報源であり，HIV を抱えながらよりよく生活するための情報や，HIV 感染者のケアに関する情報，HIV に罹患している子どもや家族へのケアに関する情報とともに，流行の起源，感染，検査，予防，ワクチンや法律についての情報も含まれている．『HIV and AIDS Treatment Directory』は，症状・疾患・治療・検査に関するさまざまなことや，免疫系・HIV のライフサイクル・HIV 感染者が使用する薬に関する章を含んだ，HIV とエイズに関する医学的包括ガイドである．

第10章

神経腫瘍における作業療法

Helen Barrett and Julie Watterson

中枢神経系腫瘍

　脳・脊髄腫瘍は，頭蓋または脊柱内の異常細胞の成長によって起こる中枢神経系(CNS)腫瘍として知られている．悪性の原発性脳腫瘍は速く成長して脳の他領域へ拡がり得るが，他の身体部位に転移することはめったにない．良性の中枢神経系腫瘍は比較的緩徐に成長し，たいていは一つの部位に限局する．良性の腫瘍は，頭蓋や脊柱の限定された範囲内で成長した際に，感受性の高い組織を圧迫することで，結果として機能に影響を与え，有害となる潜在的な可能性がある．

　中枢神経系腫瘍の主な原因は解明されていないが，いくつかの例では神経線維腫症，免疫機能障害（例：HIV）のような特定の遺伝的疾患，または放射線や発現性のある化学物質への曝露が原因であるとされている．

　脳腫瘍はどんな年齢でも起こり得るが，一般的には45歳以上の成人に多い．それらはすべてのがんのうち2％を占める（Soo et al, 1997）．英国では毎年，男性約2,500人，女性約1,800人の新しい脳腫瘍のクライエントが認められている（Cancer Research UK, 2005）．成人のがんの10〜30％が脳に転移し，それらは最も一般的な成人の脳腫瘍の形態である（Wen and Loeffler, 1999）．脳転移はたいてい多様で，肺や胸の腫瘍を伴うのが最も一般的な初期の所見である．脊髄腫瘍は一般的に脳腫瘍より少なく，すべての年齢に起こり得るが，若者や中年により多くみられる．

分　類

　脳腫瘍は腫瘍細胞がどこから発生したかによって分類される（例：膠細胞から神経膠腫，星状膠細胞から星状細胞腫）．WHOは脳腫瘍の80種類以上の亜類型を分類した（Kleihues et al, 1993）．最も一般的な原発性脳腫瘍は神経膠腫であり，脳腫瘍全体のほぼ半数に相当する．神経膠腫はさらに，含まれている神経膠細胞の型によっても分類される．また，組織学，細胞の分化(悪性度の高い腫瘍は低分化型で成長が速く，悪性度の低い腫瘍は高分化型でゆっくり成長する傾向がある)によっても分類される．悪性度の低い神経膠腫は悪性度の高い腫瘍に変化することがある．一般的に低悪性度神経膠腫の患者は平均的な予後が10年と予測される．多形性神経膠芽腫（GBM）の患者の予後は，悪性度の高い腫瘍で12〜18カ月である（Hill et al, 2002）．脊髄腫瘍は

硬膜外と硬膜内（髄外と髄内で細別される）とに分かれる．

徴候と症状

中枢神経系腫瘍は大きさや種類，部位によってさまざまな徴候や症状の原因となる．最も一般的なものを以下に示す．

- 頭痛
- てんかん発作
- 身体の協調性・バランスの低下
- 片麻痺
- 筋力低下（部分的または全体的）
- 感覚障害（例：目のかすみまたは複視，しびれまたは上下肢の感覚変化）
- 認知機能低下（例：意識変容，記憶低下）
- 人格や行動の変化
- 傾眠や無気力
- 嚥下困難
- 発話不明瞭，表出性または受容性不全失語

検　査

診断上の検査には以下のものがある．

- MRIスキャン
- CTスキャン
- 神経学的検査
- PETスキャン
- 脳血管造影
- EEG（脳波）
- 生検

医学的治療

- 外科的手術：もし腫瘍を，神経学的損傷やそれに続いて起こる機能障害等の外科的な過度のリスクなく摘出できるならば，開頭手術のような外科的介入が完全切除または部分的な辺縁切除のために行われる
- 放射線療法：照射される放射線量と分画数は，原発性腫瘍と転移性腫瘍で異なる．放射線療法は疾患をコントロールする機会の増加や，再発を防ぐ，あるいは症状

を一時的に軽減するといった目的がある．これは，根治的放射線療法として，または緩和的照射（微量以下）として施行される
- 化学療法：化学療法の役割は，原発性星状細胞腫に集中した治験で調査され続けている．脳は特有であり，血液脳関門によって保護されているため，これらの細胞膜に浸透することができるのは化学療法による治療に限られている．化学療法は単独でも，他の薬剤と組み合わせることもでき，また神経膠腫の再発予防としてもしばしば利用される
- ステロイド治療：デキサメタゾンのような薬は，脊髄周囲で脳浮腫または炎症に起因する頭蓋内圧を軽減するために用いられる．これらは副作用のリスクが高いため，しばしば時間的な制限のある治療である

抗痙攣薬と抗嘔吐薬は，てんかん発作の予防と，悪心の軽減に用いられる．

治療の副作用

中枢神経系腫瘍に対する治療は，結果として機能的な影響を及ぼす副作用を生じる可能性がある．例として以下のものが挙げられる．

- 外科的手術：手術後の倦怠感，一過性の障害や長期的に残存する障害の原因となる手術部位周囲の炎症
- 放射線療法：倦怠感，傾眠，脱毛症
- 化学療法：疲労，悪心・嘔吐
- ステロイド治療：浮腫，近位筋のミオパチー，クッシング様症状の出現，皮膚の虚弱化，ステロイド誘発性糖尿病

作業療法評価

中枢神経系腫瘍のクライエントにとって，セルフケアや生産活動，余暇活動への参加は，身体的，認知的，そして心理的な障害の影響を受け，その結果，役割や社会的活動にも影響を与える．クライエントは失ったものの範囲をリハビリテーションサービスに提示する．これらは，専門家にとって最も挑戦的ながん診断となる（Kirshblum et al, 2001）．クライエントの包括的評価は全体として，別個のものであるけれども，互いに連結しているさまざまな機能の側面に焦点をあてるであろう．

身体的評価
身体的評価では，筋力の変化，関節可動域（range of movement：ROM），筋緊張，バランス，協調性，感覚，固有感覚，運動時痛等が与える影響について調べる必要がある．可能であれば，初回の身体的評価を理学療法士とともに行えば，情報の不必要

な反復を避け，クライエントが疲れ果てることなく，包括的評価を行うことができる．クライエントがどのくらい自動運動を行えるかを明らかにするためには，他動的関節可動域の評価と同じくらい，拘縮や筋緊張の異常（高低）等の阻害因子を明らかにすることが重要である．障害されている脳や脊髄の部位によって，クライエントは片麻痺や不安定歩行，振戦，局在性あるいは全身性の筋力低下を呈することがある．これまでにもいわれているように，ステロイド治療等いくつかの治療法がクッシング様の外観や近位筋障害等の身体的変化を引き起こす場合がある．複視や半盲等の視覚障害が起こることもある．

　治療計画の中でどのような活動を選択するかに影響を与えるので，作業療法士はクライエントの体幹の安定性に注意しなければならない．また，クライエントの以前の機能レベルと病前の状態は，活動への参加に影響を及ぼす可能性があるので，これらを知っておくことは有益である．包括的評価は，クライエントが服を着る，椅子に座る・椅子から離れるといった移乗や，新聞を読む，または一杯の水を注ぐといったような，日常的な活動に従事する様子を観察することによって行われる．そのような活動は，筋力や協調性，バランス，感覚等のあらゆる問題を明らかにするのを助け，単に運動だけを評価するよりもクライエントにとっては有益かもしれない．

　倦怠感はクライエントにとって主要な因子となることが多く，倦怠感が日常生活に与える影響を意識することは賢明である．倦怠感になんらかのパターンがあるかどうか，クライエントにとって一日のどの時間帯が最もよい状態かを確かめることは，倦怠感のマネジメント戦略を組み込むことと同じくらいに，治療計画を成功に導くのを助けることになるだろう．傾眠は，放射線療法の結果としてクライエントが経験する極端な疲労困憊であるといわれる．この消耗性症状は，治療後に現れることもあれば，放射線療法の終了後6～8週間持続することもある（Guerrero, 1998）．重度の傾眠によって，クライエントが効果的にADLを行ったり予約した病院に通院するのが非常に難しくなることがある．放射線療法の前，および治療中と治療後にクライエントやその家族と話しておくことは，身体的にも感情的にも低下させてしまう症状について，前もって警告し，彼らを支援するために重要である．

■ 認知的評価

　認知とは個人が彼らの周囲の世界を理解することを可能にする精神的な過程を示す．評価において，セラピストは以下の認知機能の階層構造を考慮すべきである（Malia and Brannagan, 2000）．

- 注意：すべての認知過程の基礎となるものであり，ここでは集中する能力について評価するため，異なった課題間の注意を移行させたり分散させたりする．問題としては，容易に注意散漫になったり，時間の延長されたことや二つ以上のことを行ううえでの集中力欠如，課題または会話の途中で道すじを追えなくなることを含む

- 視覚的処理：これは，視覚と情報の解釈に関係する．問題としては，空間認識，明瞭さの欠如，視界の制限，および新しい視覚情報を以前に記憶されているものに照合させることができないことを含む
- 記憶：これは，情報を保持し，後にこれを思い出すことに関係する過程である．問題としては，情報（例：名前，会話中の話題，約束の時間，個人的な経歴）を忘れること，またはどのように課題を達成するか覚えていることを含む
- 情報処理：これは，環境を解釈するための感覚と他の情報との同一化と定義することができるだろう．問題としては，反応遅延や会話の維持，多忙な状態での意識変容を含む
- 遂行機能：問題解決や，目標設定，開始，計画や組織化のような技能は，この範疇に該当し，よりレベルの高い認知機能であると考えられている．問題としては，洞察，行動観察や自己認識の困難を含む

上記のような問題は行動に影響を与え，それはさらにクライエントや彼らの周囲の人々の感情的な幸福に影響を及ぼし得る．Sherwoodら（2004）は脳腫瘍を抱えた人の世話をしている親族の重い負担に注目した．彼らの研究によって，世話をする人にとっては認知的・神経精神医学的な後遺症をマネジメントすることが，世話をするうえで最も難しい局面であることが明らかになった．

■ 心理的・社会的評価

　脳は「他のいかなるものよりも私たちの自己意識に関連している」器官（Kibler, 1998）であり，脳腫瘍の診断と，それに続く疾患や治療の影響は，精神的な健康状態に痛烈な影響を及ぼす．生命を脅かす疾患であるという診断を受けたショックや，身体，認知，行動，および人格の変化の可能性は，家族と介護者に重圧を与えるだろう．家族内での，あるいは社会的ネットワーク内での役割はかなり変化するかもしれない（Bausewein et al, 2004）．コミュニケーションの問題は相互作用を妨げ，ニーズを明確に述べることができないことでフラストレーションにつながるかもしれない．そのうえ，抜け毛やかなりの体重変化等の治療の副作用は，変化したボディイメージへの不安につながる可能性がある．

　余命が限られているという診断の告知は，クライエントと家族に心配と恐怖を与える．付き添いを必要とする数々の予約や，CTスキャンの結果を待つこと，あるいは放射線療法に使用するマスクの成型のような手続きを含む治療の打ち合わせによって，これらの不安は悪化することがある．浸潤性の腫瘍は，予後が非常に深刻であることを意味する．低悪性度腫瘍では，より長期的に病気の進行の脅威を抱えて暮らすことになるかもしれない．クライエントおよび家族の支援は，病期のおのおのの段階においてさまざまな喪失への適応を促し，限られた予後の見通しを受け入れるために必要不可欠である．

■ 評価の範囲

　カナダ作業遂行測定（COPM）（Law et al, 2005），AMPS（Fisher, 2001a and b），ミネソタ認知機能評価（Cognitive Assessment of Minnesota）（Rustad et al, 1993），ケシントン作業療法神経学的評価バッテリー（Chessington Occupational Therapy Neurological Assessment Battery）（Tyerman et al, 1986），リバーミード評価（Rivermead Assessments）（Whiting and Lincoln, 1980）のような多くの標準化された評価法が，このような状況にあるクライエントに使用可能である．どれか一つのツールで決定的な評価を与えることはできず，いくつかの評価を行う必要があるかもしれない．どの方法にしても，クライエントの特有のニーズへの感受性が高いことが重要であり，作業療法士は，たとえば倦怠感等のいかなる制限要素も考慮しなければならない．評価は完全に行われることが推奨されているが，冗長な評価では妥当性と信頼性を妥協したうえで，要素を分けて使われることがよくある．どのような評価を利用する前にも，作業療法士はそれを使用する理論的根拠と，それがクライエントの利益につながるということを，明確にしておかなければならない．

　クライエントが目的活動に参加しているのを観察することは，彼らの機能の徹底した評価となる．服薬管理や台所仕事を行う等のADLを実行するときは，安全面への関心が強調されるかもしれない．家庭環境の評価は，危険を最小にし，必要な自助具や福祉機器について検討する機会となるだろう．このほか，発病前の機能レベルや現在の能力，気がかりなことを明確にするために，クライエントあるいは介護者にアンケートを実施するという方法がある．

　Bye（1998）は，作業療法士は余命に限りがあるクライエントを評価するために，アプローチの方法を組み立てなおすこともあると認めている．機能を調べるためにクライエントがすべてのADLをやってみせるよう強いられることがないように，評価は控え目に行われる．実際に，機能が低下してくると，作業療法士は評価の着眼点を，クライエントを支援しマネジメントする能力が介護者にあるかどうかということに焦点をあてるよう変更する．専門職として脳腫瘍のクライエントの複雑なニーズに取り組むために，作業療法士はクライエント中心のアプローチを適用し，共通目標に向けてチームの一員として務めることが大切である．

作業療法介入

　治療計画を作成する際には，クライエントと作業療法士，そして必要に応じて家族や他の専門職も巻き込んで，明確なリハビリテーション目標を設定しなければならない．クライエントと目標を共有し合うためには，身辺処理や家事活動，生産的活動や余暇活動での自立を最大限にするための取り組みや，倦怠感や認知機能低下，自信の喪失等の問題をマネジメントするための効果的なコーピング戦略の提供が，治療プログラムに含まれる．

　脳卒中や外傷性脳・脊髄損傷患者に適用される神経リハビリテーションの原則の多

くは，脳や中枢神経系の腫瘍の患者にも適用される（Kirshblum et al, 2001）．しかし，リハビリテーション・プログラムは，神経系腫瘍のクライエントの特有のニーズに合わせ，化学療法や放射線療法およびその影響，特に倦怠感に適合させなければならない（Bell et al, 1998）．

　リハビリテーションは，入院または外来のクライエントの環境，またはクライエントの家などのあらゆる場所において行われる（National Council for Hospice and Specialist Palliative Care Services：英国ホスピス・専門的緩和ケアサービス協議会，2000）．Beck（2003）は，リハビリテーション病棟への入院は，クライエントの予後の状況の中での人生目標によって決まると述べている．クライエントの余命に限りがある場合は，神経腫瘍におけるリハビリテーションは作業療法士にとって試練となり，治療のために費やされる時間は，クライエントがその他のことに費やすと決めた時間とバランスをとる必要があるだろう．

　介入のための時間枠は，他の疾患の患者へのリハビリテーションと比較すると短いだろう（Kirshblum et al, 2001）．Garrardら（2004）は，リハビリテーションと緩和ケアサービスの協働，およびそれらが共有する，症状の軽減や，自立とQOLの向上に焦点をあてた精神（特性）を非常に賞賛している．入院患者の入院に焦点をあてたエビデンスによると，脳腫瘍の患者に対するリハビリテーション介入は確かに有益であるといわれている（Huang et al, 2000；Kirshblum et al, 2001；Marciniak et al, 2001；Garrard et al, 2004）．

■ 身体面への介入

　中枢神経系腫瘍を抱える患者は，脳・脊髄損傷の結果として，多くの身体的徴候を呈することがある．作業療法士の焦点は，洞察力や問題解決能力が低下している可能性のあるクライエントの安全面を評価すると同時に，機能を最大限に利用するということである．片麻痺等のような機能障害を呈したクライエントにとって，平常の動きを促すため，あるいは筋力の低下した手足の使用を奨励するために，または半側無視のある側の認識を高めるために，たとえば洗濯や更衣，食事の準備等の意味のある活動を治療として利用することは，いつもながら非常に重要である．目的活動では，活動耐久性と筋力の維持・向上を目指す．特定の段階づけされた活動は，上肢機能の維持または回復に焦点をあてることができる．これらは座位で取り組む課題からはじめ，立位へと進行する．

　問題が明らかな場所で，理学療法士と連携して移乗や移動の安全な方法を確立するのは重要なことである．安全な操作方法のいかなる訓練，スライディングシートや昇降機のようないかなる福祉機器の使用に関しても，家族と介護者を巻き込むことは必要不可欠である．移動性が著しく損なわれているのであれば，適切な車いすと圧力軽減クッションを提供するためにポジショニングとシーティングの評価を行うことが必要となるだろう．

　時には入浴補助具のような，ADLの遂行を助け，危険を最小限にするための福祉機

器を提供する必要があるかもしれない．ペングリップや太柄のスプーンやフォーク類（上肢の筋力低下がある者のため），あるいは液面指示計（視覚障害のある者のため）といった小さめの自助具は，書くことや食べること，料理等の活動の自立を維持するのにしばしば役立つだろう．

　倦怠感のマネジメントに関するアドバイスはしばしば役に立ち，第6章「がんに伴う倦怠感と作業療法」で論じられているように，エネルギー温存や活動と休息のバランス調整，活動への適応等の基礎を指導することができる．認知面に障害のあるクライエントを担当している場合には，書面での情報提供や，介護者にも介入を行うことが役に立つだろう．

■ 認知面への介入

　認知リハビリテーションのための用具や戦略はたくさん存在しているが，認知機能障害を抱えたクライエントとともに立ち向かう挑戦は，しばしば作業療法士にとって，機能的活動の維持や，代償的戦略の考案，リスク評価を通した安全性確保に重点をおくことを意味している．クライエントと介護者に対する教育は，効果的な治療プログラムに彼らを引き入れるために必要不可欠である．

　周囲の雑音（テレビ，ラジオ，会話）を取り除き，妨害因子を制限することで注意散漫の原因を最小にすることが，注意と集中の助けとなる．クライエントは多くの情報により圧倒され過負荷になるかもしれない．複雑な指示を避けることは，注意を持続し，情報処理を容易にするのを助けることができる．たとえば，薬を飲むのを忘れないように腕時計のアラームを使用することのように，スケジュール帳，予定表，電子アラームまたは自助具の使用等は，記憶力低下を補うのを助ける．洗濯機を使用する等の特定の活動のために，家のあちこちに指示を書いたメモを貼ることは，クライエントの役割や日課(ルーチン)として重要な活動を継続するのを助けるかもしれない．

　クライエントの注意を集中させるために，作業療法士は，たとえば，「あなたは以前，……と言っていましたね」または「それを続ける前には……」等，言語的な促しを使用することができる．作業療法士は，たとえば「はい，それではその話題に戻りましょうか？」のように，話を中断させたり，もとの主要な話題に戻らせることを恐れるべきではない．また，外部からの刺激と同様に，クライエントは自己質問（「私は，今，何をするべきか？」）や，計画された課題の精神的な予行演習等のような内的戦略を使うことができる．

　失行あるいは注意障害のような知覚の問題もまた，代償的アプローチによって対処されるだろう．クライエントと介護者への教育を行い，いつ問題があるかという認識を向上させることが，それらの問題への対処を助けることになるだろう．たとえば，クライエントに左側の注意障害があるなら，左側にあるものにぶつからないで歩くことができるように言語的な誘導を行い，左側に何かあることに気がつくことができるように頭を使って詳細に調べるよう勧める，または，風呂に入る前に湯温をチェックする等，安全のための覚書を使用すること等が含まれるだろう．

洞察力の欠如やその他の障害によりクライエントの安全性が損なわれている可能性がある場合は，たとえば台所の中で，服薬の管理，転倒や屋外での見当識のリスク等，自宅で安全に物事を遂行する能力の評価を行うことは作業療法士にとって重要となる．

■心理面・社会面への介入

重要な出発点は，クライエントと家族に疾患や副作用や機能的な影響についての教育と支援を申し出ることであり，それによって混乱と誤解を軽減させることができる．クライエントと介護者の話を傾聴し，彼らの準備が整ったところでアドバイスを提供することが，良好な治療的関係の構築を助けることとなる．疾患が進行しているという診断を受けたクライエントは，侵襲性疾患の影響に直面している．一方，悪性度が低いと診断されたクライエントには，より長期の余命が見込まれるが，しかし依然として生命の危険がある状態は著しいストレスを与えるものである．これらのクライエントは，しばしば若年成人であるが，ボディイメージやパーソナリティの変化に対処するのと同様に，痙攣発作に対処し，薬を服用し，予約した病院に通うだろう．これらの要素は疾患の進行に不安を抱えて生活するあいだ中，人間関係や心理的または経済的な心配につながる影響を家族や社会生活や職業生活に与えるだろう．

クライエントにとって，健康や何年もの年月を喪失するだけでなく機能と役割も喪失するということは，彼らが以前は簡単に行えたことに困難を感じるときに，作業療法士がしばしば居合わせていることを意味するだろう．これは，数多くの喪失の状況の中で機能低下に適応しようとする人を助けるための準備を，作業療法士はしなければならないということを意味している．専門家は個人の感情的な幅（フラストレーション，怒り，憂うつ，恐怖等）と，結果として起こる関係性への影響を観察するだろう．作業療法士は，ストレスの多い環境において不安と苦悩を体験しているであろうクライエントに，リラクセーション・トレーニングと不安のマネジメント法を提供することができる．また，臨床心理士やカウンセラー等，他のチームメンバーへの紹介も，適切であるかもしれない．

介入の評価

作業療法介入の評価は，前述の作業療法評価法とつながりがなければならない．標準化されたツールを用いた再評価は，介入を評価するためのアウトカム尺度となり得る．それらの尺度を用いることが必ずしも適切であるわけではなく，作業療法士は必ず，合意によって定める目標を，現実的でクライエントの優先順位の変化を反映するものとしなければならない．機能状態の変動や悪化がみられ，クライエントがそれを明確に認識することは，無理もないことである．もしCOPMのような満足度を具体化する評価を使用したら，いかなる機能的改善があったかということよりはむしろ，クライエントの状況に適応する能力が向上したかどうかを反映するだろう．

ケーススタディ

ケーススタディ1
A氏
発症年齢：45歳
診断名：左前頭頂多形性膠芽腫　グレードⅣ
既往歴：A氏は最初，頭痛，悪心・嘔吐があり近医を受診した．他の症状としてみられたのは，焦点発作，協調性低下，右側のものにぶつかる，短期記憶の喪失，運動性不全失語であった．A氏は開頭手術により腫瘍を一部切除し，その後，30回の放射線療法と2クールの化学療法を受けた．頭痛と悪心・嘔吐は最初になくなり，発作は抗痙攣剤で抑えられ，協調性の問題と失語は収まった．
社会的背景：A氏は妻と，二人の成人した子どもとともに暮らしていた．A氏の職業は運転手で，診断がついた際に退職した．A氏は適切な給付金を受領していた．

【作業療法介入】
　病院の作業療法士は，A氏が不安とパニック発作に悩まされていたため，放射線療法後に紹介を受けた．
　初期評価では，A氏が自身の不安とパニック発作をマネジメントするための戦略を身につけることに非常に意欲があることがわかった．不安は，A氏が発作の危険性があるために一人で外出することもできないと感じるまでに機能的な影響を与えていた．A氏は，不安の引き金を明らかにすること，自身のおかれた状況に対する「通常の」反応を知ること，ネガティブな考えに対して構造化された方法で対処すること，そしてリラクセーション・テクニックを学ぶことが含まれた不安をマネジメントする6回のプログラムに参加した．決められた目標は，A氏がプログラムの中でリラクセーション・テクニックと戦略を学び，身につけることであった．最初の6回のセッションと，1カ月後に行われたフォローアップセッションで，A氏は不安をマネジメントする戦略を実践する自信をつけ，付き添いなしでも短時間の外出ができる自信があると感じるようになり，作業療法を終了した．
　6カ月後，A氏には右側の筋力低下が出現し，失語の再発がみられた．検査後，彼は2クールの追加化学療法を受けたが，病状がさらに進行したためこれを断念した．そこでA氏はさらなる検査とリハビリテーションを受けるために地元のがんセンターに紹介された．
　評価では，A氏にとって最も困難だったのは失語であり，A夫人も混乱していた．作業療法士がすでにA氏と治療的な関係を築いていたことが，その後の過程を促進した．治療介入の目標は，A氏，作業療法士，理学療法士，言語聴覚士と

で同意が得られていた．彼が優先したのは，一人でトイレに行けるようになることと，自宅に戻れることであった．A氏は，右側の筋力低下のために歩行時の介助を必要とし，安全面への認識が障害され自身の障害に対する病識が欠如していたために，移乗時の安全性も損なわれていた．作業療法士は安全な移乗を行うための一貫したアプローチを行い，A氏は移乗の自立が可能となった．A氏が安全にトイレに行き，自分でトイレに乗り移り，自分で衛生管理ができるように，補助駆動輪付き車いすが提供された．理学療法士は引き続き歩行訓練を行い，A氏に短下肢装具を提供した．

　自宅評価はA夫妻とともに行われ，危険を見定めた．車輪付きトイレや，トイレの柵，浴室リフトや昇降椅子等の福祉機器が提供され，自宅周辺での生活に関するアドバイスが与えられた．A氏には転倒の危険性があり安全のための見守りが必要であったが，A夫妻は双方ともに，この段階においてA氏の予後が悪いことを理解し，自宅に戻る決意を固めていた．

　自宅での1カ月を過ごした後，A氏の状態はさらに進行し，今度は終末期ケアのために，がんセンターへの再度の入院が必要となった．A氏は13日後に，くつろいで，家族のそばで亡くなった．

ケーススタディ2
B氏
発症年齢：39歳
診断名：乳がん　脳転移
既往歴：乳がんと診断され，腫瘍切除，化学療法，放射線療法を受けた．2年後に脳転移と診断され，右側の筋力低下と失語の症状がみられた．B氏はステロイド治療を開始し，放射線全脳照射を受けた．それ以後，ステロイドと抗痙攣剤の服用を続けた．
社会的背景：B氏は夫と10代の二人の子どもとともに暮らしていた．彼女は秘書として働いていた．彼女の両親は近所に住んでおり，非常に支援的であった．

【作業療法介入】
　ホスピスの作業療法士に初めて紹介があったのは，脳転移に対する放射線療法の後だった．B氏は右上下肢の筋力や協調性，固有感覚の低下により，家庭での移動や移乗を安全に行うことが難しくなっていた．

　初回評価は彼女の自宅で行われた．B氏はこの時点では，杖を使って移動し，依然として仕事を続けていた．彼女が見いだした主な問題点は，倦怠感，浴槽への安全な出入り，階段や屋外の段差の昇降，そして右手の使用であった．評価のあとで，B氏に浴室用リフトが提供された．階段には手すりが設置され，階段で

の安全な対処方法についてアドバイスが行われ，B氏はさらに自分で対処していた．玄関には，段差を解消する台が設置された．作業療法士は，右上肢の動きを促進する活動を勧め，現れていた筋緊張への対処についてアドバイスを行った．

　倦怠感をマネジメントする方法，特に継続した仕事と休息時間との関係について，アドバイスが行われた．仕事に関連した小目標について同意を得た．B氏は，可能なかぎり仕事を続けることは，それがたとえ会社に行き仲間に会うだけであったとしても，それができるということが彼女にとって自己意識を保つうえで重要であると述べた．彼女の会社側も，この計画に関して非常に協力的であった．B夫妻は階下にトイレとシャワールームを設置し，その際に床の素材やトイレの高さ，手すりの位置等についてアドバイスを受けた．2回の再訪問のあとで，B氏への作業療法は終了した．

　1ヵ月後，B氏は自己衛生管理や屋外移動，自宅での転倒等，さらなる問題を感じ，再び作業療法士に紹介された．自宅訪問が行われ，浴室よりも使いやすいことが明らかとなった1階のシャワールームでシャワーチェアの使用を試してみた．トイレの座高を高くする便座が提供され，2階と浴室に追加の手すりが設置された．B氏は階段昇降に非常に苦労していたが，彼女自身と家族にとって「正常」だと感じ続けるためには，2階で寝る習慣を続ける必要がある，とB氏は熱望した．作業療法士は夫に，B氏が階段昇降を行う際の見守りの方法についてアドバイスを行った．B氏は屋外では車いすを使用することを了承し，地元の車いすサービスセンターに相談に行った．また，作業療法士はB氏が杖での歩行が難しくなっていたので，理学療法士を紹介し，他の歩行補助具がないかを相談した．このときすでに，B氏はホスピス・デイセンターに参加しており，これによって作業療法士はその後の経過について定期的に情報を得ることができた．2ヵ月後，B氏はベッドでの移乗と食事が難しくなってきた．作業療法士はB氏に適したスプーンやフォーク類を調べ，それを自宅で使用するよう提供した．さらに，ベッドでの移乗を補助するためのベッド・レバー（昇降用てこ）を提供した．この時点で，B氏は仕事を辞めていた．作業療法士は，自宅での倦怠感のマネジメントの指導を繰り返し，活動の優先順位づけやペーシングについてアドバイスを行った．

　それから数ヵ月後，B氏は自宅でできないことがますます増えたため，リハビリテーションを目的としたホスピスの入院棟に入院した．この入院はまたB夫妻にとって，以前利用を断った公的サービスの中で退院に向けて利用したいものがあるかどうかを探す機会となった．作業療法士は再び関わることとなり，ベッド・レバーやその他のB氏に適した機器を入手し設置することで，病棟の環境をできるかぎり自宅に似せて設定を行った．リハビリテーション目標は，B氏，作業療法士，理学療法士，言語聴覚士，そして看護チームとともに検討し設定された．B氏は転倒の危険性があり，三脚歩行器を使用して歩行する際には見守りが

必要であったが，B氏は依然として階段昇降も含めてできるかぎり自分一人で行い続けたいと主張した．介入には，移乗の練習と活動が含まれ，これにより安全性が保障され，さらに自立のレベルを維持することができた．B氏は9日後に自宅退院した．作業療法士は再度自宅訪問し，ベッドや椅子の傍にポータブルトイレを設置したり，日中の移乗やポジショニングが行いやすい昇降機能付きリクライニング肘掛け椅子を提供する等，環境調整を行った．

　作業療法士が，B氏が自らの問題を明らかにして納得したうえで目標を設定できるようにB氏を巻き込んだ過程は非常に重要であった．また，受け入れを促すために段階的に福祉機器を紹介し，可能なかぎり自立した生活を送りたいというB氏の希望を支援したことも，非常に重要であった．B氏は今もデイセンターに通っており，作業療法士は定期的にモニタリングを行っている．

まとめ

　作業療法は中枢神経系腫瘍の治療の中で，急性期および緩和期いずれの段階においても，明確な役割を担っている．しかしながら，これらのクライエントに向き合うことは，実に複雑な要因がリハビリテーションに影響を与えるため，作業療法士を非常に困難な挑戦に立ち向かわせる．神経リハビリテーションの領域で使われているテクニックが効果的に用いられているが，作業療法士はこれらの特定のクライエントたちに関連した類のない問題に気づくに違いない．対象者の遂行状態はおそらく，疾患の段階または彼らが受けている治療のレジメンによって変化する．倦怠感または認知機能の問題のような制限因子は，効果的な介入を阻害する．これらのクライエントと関わるためには，クライエントやその家族が経験するであろう心理的・感情的な問題に対して敏感でなくてはならず，しばしば限られた期間内に調整を行う必要があることを心にとどめておかなければならない．介入の目標と目的は，疾患がどの段階にあろうとも，作業療法士がクライエントや家族とともに取り組むために，十分な柔軟性を有したものでなければならない．

（訳　後藤沙織・三木恵美／監訳　三木恵美）

> **アクションポイント**
>
> 1. 脳腫瘍のクライエントはリラクセーションのために紹介されたが，記憶の低下を抱えている．家族や介護者を含めた不安のマネジメントやリラクセーションのプログラムを展開する際に，作業療法士はどのようなアプローチを用いることができるか？
> 2. 幼い家族のいる女性クライエントにとって，放射線療法によって誘発される傾眠は，家庭においての彼女の機能的な困難さの原因となり，家族力動にひずみを生じさせる．作業療法士は，倦怠感に適応し対処できるよう，家族にどのようなアドバイスができるか？
> 3. 作業療法評価の特定の要素について考え，注意持続時間の短縮と集中力の低下を伴う脳腫瘍のクライエントに関連することを話し合いなさい．

文 献

Bausewein, C., Borasio, G. D. and Voltz, R. (2004) Brain tumours. *Oxford Textbook of Palliative Medicine*, 3rd edn (eds D. Doyle, G. Hanks, N. Cherry and K. Calman), Oxford University Press, Oxford.

Beck, L. A. (2003) Cancer rehabilitation: Does it make a difference? *Rehabilitation Nursing*, **28** (2), 42-7.

Bell, K. R., O'Dell, M. W., Barr, K. and Yablon, S. A. (1998) Rehabilitation of the patient with brain tumor. *Archives of Physical Medicine and Rehabilitation*, **3** (Suppl 1), 37-48.

Bye, R. A. (1998) When clients are dying: Occupational therapists' perspectives. *The Occupational Therapy Journal of Research*, **18** (1), 3-24.

Cancer Research UK (2005) accessed July 2005 on www.cancerresearchuk.org

Fisher, A. G. (2001a) *Assessment of Motor and Process Skills (AMPS): Development, standardization, and administration manual*, 4th edn, vol. **1**, Three Star Press, London.

Fisher, A. G. (2001b) *Assessment of Motor and Process Skills (AMPS): User manual*, 4th edn, vol. **2**, Three Star Press, London.

Garrard, P., Farnham, C., Thompson, A. J. and Playford, E. D. (2004) Rehabilitation of the cancer patient: Experience in a neurological unit. *Neuro-rehabilitation and Neuro Repair*, **18** (2), 76-9.

Guerrero, D. (1998) *Neuro-Oncology for Nurses*, Whurr, London.

Hill, C. I., Nixon, C. S., Ruehmeier, J. L. and Wolf, L. M. (2002) Brain tumors. *Physical Therapy*, **82** (5), 496-502.

Huang, M. E., Cifu, D. X. and Keyser-Marcus, L. (2000) Functional outcomes in patients with brain tumor after inpatient rehabilitation: Comparison with traumatic brain injury. *American Journal of Physical Medicine and Rehabilitation*, **79** (4), 327-35.

Kibler, S. (1998) Psychological support. *Neuro-Oncology for Nurses* (ed. D. Guerrero), Whurr, London.

Kirshblum, S., O'Dell, M. W., Ho, C. and Barr, K. (2001) Rehabilitation of persons with central nervous system tumors. *Cancer*, **92** (S4), 1029-38.

Kleihues, P., Burger, P. C. and Scheithauer, B. W. (1993) The new WHO classification of brain tumours. *Brain Pathology*, **3** (3), 255-68.

Law, M., Baptiste, S., Carswell, A., McColl, M. A., Polatajko, H. and Pollock, N. (2005) *Canadian Occupational Performance Measure*, Canadian Association of Occupational Therapists, Ontario.

Malia, K. and Brannagan, A. (2000) *Cognitive Rehabilitation Workshop for Professionals*, Braintree, Epsom.

Marciniak, C. M., Silwa, J. A., Heinemann, A. W. and Semik, P. E. (2001) Functional outcomes of persons with brain tumors after inpatient rehabilitation. *Archives of Physical Medicine and Rehabilitation*, **82** (4), 457-63.

National Council for Hospice and Specialist Palliative Care Services (2000) *Fulfilling Lives : Rehabilitation in palliative care*, Land & Unwin Ltd, Northamptonshire.

Rustad, R. A., DeGroot, T. L., Jungkunz, M. L., Freeberg, K. S., Borowick, L. G. and Wanttie, A. M. (1993) *The Cognitive Assessment of Minnesota*, Therapy Skill Builders, Texas.

Sherwood, P. R., Given, B. A., Doorenbos, A. Z. and Given, G. W. (2004) Forgotten voices : Lessons from bereaved caregivers of persons with a brain tumour. *International Journal of Palliative Nursing*, **10** (2), 67-75.

Soo, E. W., Galindo, E. G. and Levin, V. A. (1997) A comprehensive review of brain tumours : www.cancernetwork.com/textbook/morev30.htm

Tyerman, R., Tyerman, A., Howard, P. and Hadfield, C. (1986) *Chessington OT Neurological Assessment Battery (COTNAB)*, Nottingham Rehab, Nottingham.

Wen, P. Y. and Loeffler, J. S. (1999) Management of brain metastases. *Oncology*, **13**(7), 941-54, 957-61.

Whiting, S. and Lincoln, N. (1980) Rivermead activities of daily living (RADL) : An ADL assessment for stroke patients. *The British Journal of Occupational Therapy*, **43** (1), 44-6.

推薦資料

Cooper, J. (1997) *Occupational Therapy in Oncology and Palliative Care*, Whurr, London.

Huang, M. E., Wartella, J. E. and Kreutzer, J. S. (2001) Functional outcomes and quality of life in patients with brain tumors : A preliminary report. *Archives of Physical Medicine and Rehabilitation*, **82** (11), 1540-6.

Mukand, J. A., Guilmette, T. J. and Tran, M. (2003) Rehabilitation for patients with brain tumors. *Critical Reviews in Physical and Rehabilitation Medicine*, **15** (2), 99-111.

Whiting, S., Lincoln, N., Bhavani, G. and Cockburn, J. (1985) *Rivermead Perceptual Assessment Battery (RPAB)*, NFER-Nelson, Windsor.

Wilson, B., Cockburn, J. and Baddeley, A. (1991) *The Rivermead Behavioural Memory Test (RBMT)*, Thames Valley Test Company, Bury St Edmunds.

第11章 ホスピスとデイケアにおける作業療法

Anne Bostock, Shelley Ellis, Sara Mathewson, Lilias Methven

　Bray（1997）は病気と身体症状に焦点をあてて，医療が歴史的にどのような生物医学モデルをたどってきたかを述べている．ホスピスケアはこの医療の生物的・心理的・社会的側面に加え，最近のスピリチュアルな側面にも焦点をあてた，よりクライエント中心のアプローチをたどっている．

　ホスピスの歴史は中世にまでさかのぼることができ，巡礼道に沿って建てられ，病人や死が真近な人から，疲れて病んだ旅人や放浪者，孤児，貧しい人までを受け入れていたと考えられている．医師らは，死が間近な人を治療することは道義に反すると考え，これらの施設に関わろうとしなかった．結局，医師らは世評を気にしたのだった．「ホスピス」という言葉は，1842年にフランスのリヨンでMme Jeanne Garnierによって，死にゆく人々へのケアを指す言葉として初めて使われた．アイルランドのIrish Sisters of Charityが1879年にOur Lady's Hospiceを施設として設立し，その後1905年にロンドン東部でもSt Joseph's Hospiceを開設した．時を同じくして他の宗教施設が国中のいたるところで病人と死にゆく人の医療をはじめ，一般的に「死にゆくための家」として知られていった．

　Marie Curie Memorial Foundationは1948年に，Marie Curie community nursesの支援を受けて，家で死にゆくがん患者に医療を提供することを目的として設立された．今日，緩和ケアセンターとして知られる一連の緩和ケア施設は，この機構により開設された．

　1950年代のホスピスムーブメントの発展は，他の医学的発展とともに起こっている．つまり，合成ステロイド・非ステロイド抗炎症薬の開発や，新たな抗精神病薬，抗うつ薬，抗不安薬の発見に加えて，化学療法や集中治療室が進歩したことである．

　ホスピスや緩和ケアの理念では，医療の医学モデルにおける専門的アプローチとは違い，患者と家族への多面的（ジェネラル）アプローチを行うと説明されている（Dawson & Barker, 1995）．ホスピスケアは，ホスピスの建物という物理的な範囲から，地域社会や急性期病棟にまで及んでいることが重要である．ケアは患者と家族のQOLの維持と，在宅生活を続けられるようにすることを目指す．緩和ケアに関する文献の最近の傾向は，ホスピスケアの有用性についてである．

　……ホスピスケアでは，患者や家族が病気の進行や治療に対処できるよう支援を行う．それは検診から，診断や治療の過程を経て，療養中も継続され，死を迎え，死別にいたる

まで行われる．これにより，患者の治療は最大限の効果を発揮し，病気の影響を受けながらも可能なかぎりいきいきとした生活が行えるようになる．したがってこの支援は，治療や診断と同等の価値があると考えられる．
(NCHSPCS, 2002)

緩和ケアは長い間ホスピスムーブメントに結びつけて考えられてきた．しかしながら，緩和ケアは十分に発展を続け，1987年には英国において専門医療として認識されるようになった．WHO（2002）は緩和ケアについて，以下のように定義している．

……緩和ケアは，疼痛やその他の身体的・心理社会的・スピリチュアルな問題を早期発見し的確な評価・治療を行うことで苦痛からの解放や予防を行い，生命を脅かす病気に直面している患者とその家族のQOLの改善を図る．……緩和ケアについては，以下のように規定する：痛みやその他の苦痛となる症状から解放する；生命を尊重し，死を自然過程と認識する；患者のケアにおける心理的・スピリチュアルな側面を統合する；家族が，患者が病気であることや死別後の生活に適応できるよう手助けするための支援システムを提供する；患者と家族のニーズを満たすためにチームアプローチを実践する．
(WHO, 2002)

伝統的に，ホスピスと緩和ケアはがん患者とその家族のニーズと関連づけて考えられてきた．しかしながら，がん患者は緩和ケアの理念と実践から明らかに恩恵を得ているので，今や緩和ケアはあらゆる進行性の病気にも広く実践されるようになった．緩和ケアは，多発性硬化症，運動ニューロン障害，筋ジストロフィー，そしてその他の神経疾患，慢性心疾患，また近年ではHIVやエイズにも適用されている．

英国におけるホスピスや緩和ケア病棟はNational Health Service（NHS）から，あるいはNHSの助成を受けている全国的または地方の慈善団体からの経済支援を受けている．現在は，イングランドに172の専門入院施設があり，そのうち130が慈善団体により運営され，42がNHSによって運営されている（House of Commons, 2004）．ホスピスは構成内容，事業規模，提供されるサービス内容によって区分されている．サービスは，入院患者へのケア，デイケア，外来クリニック（診察，リンパ浮腫のマネジメント），集学的チームや専門看護アドバイザー（在宅ケアチーム），在宅ホスピスチームのメンバーらによる訪問支援にまで広がる．センター施設がこれらのサービスを提供している．ホスピスケアは，医師・看護師・ソーシャルワーカー・理学療法士・作業療法士・牧師・葬儀業者とボランティア等から構成される広範囲な集学的チームによって提供されている．作業療法士はこの集学的チームの技能の調和を補完する役割を果たす．

専門職チームの理念は，WHO（2002）によって定義された緩和ケアの原理を包含している．ホスピスと緩和ケアの成長に伴って作業療法士への理解と雇用は伸び続けているが，まだ限局的な状態である．

The National Council for Hospice and Specialist Palliative Care Services (1995) に

よる定義声明では，ホスピスにおける専門的サービスには常勤・臨時・非常勤の国家公認作業療法士を備えるべきとしている．これにより，作業療法が多専門職チームに取り入れられ，緩和ケアサービスの存続・発展を促進させるはずである．

作業療法モデル

人間作業モデル（Reed and Sanderson, 1988）は，個人を作業療法介入の中心要素としている．作業療法については特有のプロセス，概念，技能，関心や仮説と，最後に作業療法のアウトカムを定めている．このモデルの焦点は「健康（wellness）」におかれているが，これは医学的モデルにもとづいていない．評価は対象者の作業に焦点があてられており，これらは対象者の，時間とエネルギーを必要とし価値ある技能を用いて行うさまざまな活動の意味を浮き彫りにする（たとえば，学習行動や信念）．これらの作業は，自己維持活動，生産活動，余暇活動に関係している．対象者は，評価と治療に参加しなければならず，またこれらの作業を実行するために必要不可欠な構成要素も有していなければならない．これらの構成要素とは，運動技能，感覚技能，認知技能，個人内技能と対人技能である．これらは以下のように定義されている．

- 運動技能：関節可動域，粗大筋力，筋緊張，耐久性，微細運動技能と，それらの機能的使用のレベル，質，程度
- 感覚技能：外的・内的刺激を知覚し区別することに関わる
- 認知技能：理解，コミュニケーション，集中，問題解決，時間のマネジメント，概念化，学習統合，判断，時間・場所・人の見当識のレベル，質，程度
- 個人内技能：自己認識，自己概念，対処能力のレベル，質，程度
- 対人技能：二人または集団での相互交流のレベル，質，程度

次のレベルの技能：
- 自己維持活動：更衣や食事といった，クライエントの健康や安寧を維持するために日常的に行われる活動や課題
- 生産活動：クライエントが自分自身や家族，社会に支援を提供することを可能にする活動や課題
- 余暇活動：楽しみのために行われる活動や課題，または新たに患者にもたらされる活動や課題．健康や安寧を促進するのに役立つ（Townsend et al, 1997；Lyons et al, 2002）

運動技能

運動技能は多くの患者の場合，体重の減少あるいは増加による筋の損耗や筋力低下の影響を受けている．この結果，患者は運動範囲が低下し，移乗や移動を簡便な方法

に変更することになり，倦怠感が生じる．早期に福祉機器（たとえば，トイレ補助具）を紹介・提供することは，患者に成功体験を与えることとなり，自立を助けるだろう（Soderback and Paulsson, 1997）．患者は状態が低下するにつれて，介護者や専門職からのさらなる支援を必要とするようになるだろう．もしも終末期の段階になって福祉機器が提供されたら，患者はそれをネガティブに捉える可能性があり，病気の進行を早めることになりかねない．

これは車いすの使用や提供についても同様である．体力低下や倦怠感がみられるときには，車いすは屋外での長距離の使用に役立つが，可動性がどの程度であれ，患者は自宅の周辺や庭にいることになるだろう．患者の体力が限界に達したとき，成功体験や楽しい記憶は受容を容易にするだろう．

作業療法士は，一日の中での活動の分散のさせ方や，階段昇降の制限，活動中は座ること等，エネルギー温存に関する包括的なアドバイスを提供することができる．活動を行うための代償方法を指導することもできる．

患者に活動の優先順位を決めさせ，それによって目標を設定すること，重要な作業に焦点をあてること，そして重要でない課題は他者からの支援を受け入れることは重要である．

感覚技能

患者はさまざまな程度と種類の痛みを経験し，これらはしばしば「トータルペイン（全人的な痛み）」として表現されている．トータルペインの焦点は，身体的な感覚とは限らない．作業療法評価や治療プログラムを実施する際，痛みの概念の範囲や，それによる作業や活動への影響を知ることが重要である．これは，最適な効用を促すために，薬物療法の実施前に治療のタイミングを調整すること等を意味する．

患者は，神経や線維組織への腫瘍の増殖によって感覚の歪みや感覚脱失を起こしているかもしれないし，疼痛コントロールのために薬物による感覚脱失を起こしているかもしれない．このような患者には，調理中等に不慮のケガをしないように，福祉機器の提供やアドバイスを行う必要がある．

感覚の低下によって患者は，褥瘡が生じていることに気づくのが遅れる（そのような褥瘡による痛みは，患者の安寧に劇的な影響を与える可能性がある）．褥瘡の予防には，適切なクッションやマットレスの提供が不可欠である．作業療法士は，除圧クッションに関する広範囲で豊富な知識をもっている．

認知技能

認知機能障害は，脳内の腫瘍の増殖，あるいは続発性の増殖の直接的な影響によるものかもしれない．または，薬物の副作用や倦怠感の影響によるものかもしれない．腫瘍の増殖に伴う認知機能障害には，治療プログラムを実施する前に，確かな神経学

的作業療法評価を行う必要がある．

　コミュニケーション，理解，集中，系統化に関する技能のすべての側面は作業遂行に必要不可欠であるため，作業療法士はこれらを評価しなければならない．たとえば食事の準備には，系統化，集中，連続課題能力，問題解決技能を必要とする．この課題においては，知覚技能もまた重要な役割を果たす．例を挙げると，調理台上のものが何かを判断し，深鍋の中に食べ物を入れる能力である．

個人内技能

　自己イメージの低下は，「作業」と生活の中で求められる活動への対処能力を徹底的に阻害する．不安やストレスといった感情があることを認識して，日々の生活の中でこれらの感情にうまく対処できるようにコーピングメカニズムをリラクセーション・プログラムの中で指導する必要がある．

　作業遂行が個人内技能の影響を受けている患者は，精神分析医のような臨床専門医からのさらなる心理的支援が必要かもしれない．そのような状況では，作業療法士はクライエントをふさわしい機関に紹介するべきである．目標設定は，患者が自身の生活に関与することを促し，さらには生活をコントロールすることを促すのに役立つ（MacLaren, 1996）．

対人技能

　病気はしばしば患者の生活の焦点となる．彼らは病気を重視するようになり，生活をコントロールすることができなくなり，役割を喪失する．そして，自信や自己価値感，自尊心を失う（Vrkljan and Miller-Polgar, 2001）．このため，患者に目標設定するよう促す必要がある．つまり，目標設定することで，患者は生活をコントロールするようになり，モチベーションやポジティブな自己価値感が向上する．ホスピスデイケアの中で構成されている活動プログラムを用いることで，構成的グループワークを使ってこれらのポジティブな感情を高めることができる．患者は遂行要素あるいは遂行技能に取り組む必要があり，そうすることで日常生活で習慣的に行っている活動や作業要素に注目するようになる．

自己維持活動

　自己維持活動には，ADL（洗濯，入浴，着替え，トイレ動作や洗面）や家事活動（買い物，料理，洗濯，掃除や一般的な家庭での仕事）を行ううえで必要な技能が含まれる．患者にとってこれらの活動が目標だということが明らかになったら，作業療法士は患者の自己維持課題について評価を行う．その場合，作業療法士はどのような方法でこれを達成するかということに焦点をあてた目標を設定しなければならない

(Wilcock et al, 1997).作業療法士は基本的な問題を調整し,代償方法を指導,あるいは自立を維持するために福祉機器を提供することができる.患者にとって優先順位の低い活動は,介護者あるいは専門職が実施してもよい.患者が可能なかぎり選択権をもち,そうすることでコントロール感を維持し続けることが大切である.

生産活動

病気のいかなる段階においても,患者が生産的と感じることは重要である.多くの患者は仕事と収入に関連する役割や,親として,夫あるいは妻,または家族の一員としての役割を喪失し,病気によりもたらされたことが生活の焦点となってしまうかもしれない.患者は受身的で依存的な感情をもつようになる.

作業療法士は生産性を促進する新たな役割を提供することができる.これは,退職によってできた時間をどのように過ごすかに関するアドバイスから,家族の中での役割変更の支援(たとえば,一家の大黒柱からハウスキーパーへの,あるいは患者の体力がきわめて低下している場合は介護者家族のために買い物リストを作成する役割への変更等)まで幅広い(Hensel et al, 2002).

余暇活動

余暇活動は,患者がそれにより喜びを得る活動である.すべての人の心理的安寧には,毎日の生活の中で喜びや楽しみを得ることが必要である(Folkman and Greer, 2000).これは緩和ケアの患者にとって非常に重要なことである.作業構成要素の評価を行う際には,余暇的な経験ができるだけの体力と機能的能力があるかどうかを確かめ,この領域に焦点をあてたケアを行わなくてはならない(Unruh, 1997).

病気が進行している患者にとって,余暇活動の目標を達成するのは困難かもしれないが,これは計り知れないほど有意義なものとなるだろう.目標を明確にし,患者が目標を達成するための現実的な支援を認識することが大切である.

デイケア

この章では緩和専門デイケアサービスについて述べるが,一般的なデイケアサービスにおいても緩和ケアの患者にサービスを提供していることはよく知られている.

近年,緩和専門デイケアサービスの数は増加しており,現在英国では,200以上のデイケアサービスを利用することができる.緩和専門デイケアサービスは,"患者のニーズを評価し見直す機会を提供し,社会的な交流や支援,友人との交流という文脈の中で身体的・心理的・社会的介入を提供することのできる施設"と定義されている(House of Commons, 2004).

緩和専門デイケアサービスは,患者に緩和ケアについて特別な知識をもった専門家

たちからのサービスを提供することができる．デイケアに参加する患者は，以下のようなさまざまな臨床家たちと対面するはずである．

- 医師
- 看護師
- 作業療法士
- 理学療法士
- ソーシャルワーカー
- 心理学者
- 栄養士
- 言語聴覚士
- アートセラピスト
- 補完・代替医療セラピスト
- リンパ浮腫の専門家
- 足治療医
- 死別カウンセラー
- 牧師

　デイケアにおける多専門職チームの中心は，上記の上から6つの臨床家で構成されるのが理想的であろう．拡大されたケアチームには上述したさまざまな専門職が含まれ，ボランティアも患者ケアにおいて重要な役割を果たす．専門デイケアでの多専門職チームは，患者の身体的，感情的，スピリチュアル，社会的なニーズを満たすことを目的としなければならない．一カ所で包括的なアプローチを受けられるという点で，幅広い専門職が関わることは患者にとって非常に有益である（Spencer and Daniels, 1998）．

　患者はさまざまなところから緩和専門デイケアを紹介されるが，紹介元は地域によって異なる．一般的な紹介元は，地域で働く専門職（たとえば，保健師，マクミランナース*訳者注），関連する保健医療専門職）や一般医，コンサルタント，親戚，患者自身である．デイケアに通う患者はそれぞれ，自分のニーズにもとづいたさまざまな理由により参加しているであろう．参加の理由は，症状コントロールであったり，リハビリテーションや休息，補完的治療，あるいは，同じような状況にある他者と話す機会を求めて，と多岐にわたる．デイケアで過ごす間，患者のニーズは定期的に見直される．これは，患者がサービスから恩恵を受けているかどうか，緩和ケアのニーズがあるかどうか，サービスが患者のニーズに合っているかどうかを話し合う機会とな

＊：マクミランナース
英国のマクミラン財団で働く，高度な専門知識をもったがん専門看護師．がん患者とその家族に対して疼痛マネジメント，症状マネジメント，精神的サポートを行うとともに，患者が一般病院，ホスピス，在宅で継続したケアが受けられるようにコーディネートを行う．マクミラン作業療法士もいる．

る．多くの患者では亡くなったときに参加が中止となるが，時には回復したときや，退院したときに中止することもある．

　デイケアでの作業療法士は多専門職チームの中で大切な役割を果たす．しかし，すべての患者が作業療法プログラムへの参加を望んでいるわけではなく，そのような患者の意見を尊重しなければならないということを，忘れてはならない．作業療法士の介入を希望する患者は，機能レベルの向上を期待しているのかもしれない（Low et al, 2005）．

デイケアにおける作業療法士の役割：
- 治療計画や治療プログラムを立案するために，個々の患者のニーズを評価する
- 機能的/創造的/余暇的活動を実施中の患者を観察して，表出されていないニーズを探る
- 病気が進行している間の，患者のADLにおける作業遂行の評価と見直しを行う
- 認知・知覚機能障害の評価と治療を行う
- トイレ補助具のような，自立を助ける適応福祉機器の提供やデモンストレーションを行う
- ADLの自立を助ける自助具の提供：たとえば，食事動作の評価にもとづいて改良されたスプーンやフォーク類
- 異常姿勢を予防するためのスプリント固定，あるいはスプリント製作の照会
- エネルギー温存や倦怠感のマネジメントの方法についてアドバイスを行う
- 車いすや座位での徐圧に取り組む
- 病気の診断によって生じる心理的問題（たとえば，ボディイメージ）を抱えた患者の支援
- 理学療法士とともにリハビリテーションを実施し，機能的能力の維持・改善を図る
- 衣服や靴についてのアドバイス
- 住宅を訪問して環境面での問題点の評価・見直しを行う，あるいは患者が実際に生活する場面でのADL評価を行う
- 現在のあるいは予測されるニーズへの適切な対応方法についてアドバイスする

　上記は，緩和デイケアで働く作業療法士が提供しなければならない広範囲な技能を説明したものである．この技能の基礎により，作業療法士は複雑で難しい環境においても包括的な役割を果たすことができる．次にケーススタディとして，このポイントを例示する．

ケーススタディ

氏名：JS
年齢：78歳
診断：前立腺がん，第4胸髄圧迫・下肢と脊椎に骨転移．2001年8月に前立腺がんと診断された．2004年8月に，脊髄圧迫を含む転移の広がりが診断された．
社会的情報：JSは市役所での責任あるポジションを退職していた．デイホスピスに通院する前は，ホスピスに入院していた．その間に，本来の住まいに帰れるかどうかを評価し，新たな住まいになり得るかをアドバイスするために，作業療法による支援が行われた．作業療法ではこれに加えて，自宅退院するのに必要な福祉機器を確認し，車いすとシーティングの専門家による支援を調整し，移乗を安全に行えるよう理学療法士と密接に協働した．

JSの妻が主な介護者であったが，彼女は慢性の腰痛に苦しんでいた．娘も協力的であったが，近くに住んでいなかった．彼にはこの地域にたくさん友だちがおり，脊髄圧迫を発症する前は地元の社交クラブに行くことが楽しみだった．

携わった専門家：
- 緩和ケアの作業療法士
- 緩和ケアの理学療法士
- 緩和ケアのソーシャルワーカー
- 補完・代替医療セラピストを含むデイホスピスのチーム（週2回の訪問）
- 保健師
- ケアマネジャー

デイホスピスの利用が開始された時点で考慮したJSの機能的能力：
- 車いすや肘掛け椅子，ポータブルトイレやベッドへのスライディング・ボードを使った移乗には見守りが必要
- 車いすを自力で駆動して，居間やキッチンや寝室に一人で行くことができる
- 洗濯や着替え，ポータブルトイレの使用を介助するために，日に3回の訪問が必要
- 段差があるためバルコニーへ行くことができない
- 自宅では風呂やシャワー等の設備を使うことができない
- トイレに移乗することができない
- 車への移乗と車いすを車に載せるのに，娘の介助が必要
- 妻はビルの入口の急なスロープで車いすを押し上げることができないため，車いすを使って地域の施設に行くには娘の介助が必要

心理的・社会的考察
- JSは，自分の自立レベルが低下したことにより，妻に余分なストレスや身体的負担をかけてしまっていることを気にしていた
- 妻は腰痛の悪化のため，治療を受けていた
- JSは屋外での移動で自在に動けないことに欲求不満を感じていた
- JSは家の中を自在に動き回れないことに欲求不満を感じていた

作業療法介入

能力の安定した向上という視点からの観察とクリニカルリーズニングとを組み合わせて考えると，継続的なリハビリテーションによってもたらされるアウトカムとして最も考えられるのは，歩行器や補助具を使ってJSが数歩歩くことだと考えられた．

治療の目的：
- ADLにおいて，JSができるだけ自立できるよう支援する
- 屋外での移動において，JSができるだけ自立できるよう支援する
- 妻に対する身体的・感情的負担を減らすよう支援する
- ニーズの変化に応じて，継続したアドバイスと支援を行う

作業療法目標：以下の目標は，JSと妻の希望を優先し同意を得た．
- 最小限の介助でバルコニーに行くことができる
- 自宅で風呂やシャワーを使うことができる
- トイレに一人で移乗することができる
- 車への移乗が自力で行え，妻のために車いすを積むことができる
- 最小限の介助で地域の施設に行き，社交クラブに再び参加することができる

介入の典型例：
- 車いすでバルコニーに移動する方法を決めるために，さまざまな機関との連絡調整を図る
- 評価や治療で作業療法士と理学療法士とが連携し，移動能力と安全性の改善に努める
- 自宅で入浴ができるよう，住環境での評価と練習にもとづいた福祉機器を提供する
- 自宅のトイレが一人で利用できるよう，ホスピス入所中から住環境での評価と練習にもとづいた福祉機器を提供する
- 移乗の練習に立ち合い，妻が車いすを持ち上げずに車に載せる方法について地元の企業と連携する

- 屋外での使用に最適な電動車いすの選択を援助する
- 電動車いすや除圧クッションのための資金援助について，他の専門家と連携する

まとめ

　介入はJSと家族とともに続けられたが，評価はいかに彼の目標が達成されているかを証明するために行われた．その点において，妻にも設置可能な軽量ポータブルスロープセットを利用することで，彼は自宅のバルコニーに行くことができるようになった．このスロープは屋外用車いすを車に載せるのにも役立った．トランスファーボードは，車への移乗の際に時折使用するのみで，ほとんど必要なくなった．

　JSは最小限の介助でお風呂とシャワーを使えていたが，サービス計画を少し修正することを待っていた．彼はポータブルトイレやトイレへの移乗が自立し，衣類に必要な調整をすることができたので，もはや昼食時の訪問ケアを必要としていなかった．

　彼が以前勤めた職場に関連した団体が，屋外用電動車いすや除圧クッションの購入の援助を行った．JSは，自分の自立レベルが向上したことで彼の妻が楽になったと感じた．加えて，彼が週に2回デイホスピスに行くことで，妻は自由な時間を楽しむことができるようになった．彼女は付加的なコーピング戦略として，自分自身が補完的治療と家族支援サービスの適格者であると思っていた．

　JSは，通常の作業療法と理学療法に加えて，補完的治療や創作芸術活動も含まれたリハビリテーションを続けた．彼は，高い椅子から自分で立ち上がることができるようになり，歩行器とわずかな援助があればいくらか歩けるようになった．

（訳　三田隆之・板東裕子／監訳　三木恵美）

アクションポイント

1. 緩和ケア，ホスピスあるいはデイケアでの作業療法士の役割に必要な調査研究の領域について意見を述べよ．
2. 緩和デイケアあるいはホスピスの患者にリハビリテーションサービスを提供することのメリットとデメリットを調べよ．
3. ホスピスで働く作業療法士として終末期疾患や臨死を扱うときに，あなたが用いるであろうコーピング戦略と支援メカニズムを明らかにせよ．

文献

Bray, J.(1997) Occupational therapy in hospices and day care, in *Occupational Therapy in Oncology and Palliative Care* (ed. J. Cooper), Whurr, London.

Dawson, S. and Barker, J.(1995) Hospice and palliative care : A delphi survey of occupational therapists' roles and training needs. *Australian Occupational Therapy Journal*, **42** (3), 119-27.

Department of Health (2000) *Cancer Plan*, HMSO, London.

Folkman, S. and Greer, S.(2000) Promoting psychological well-being in the face of serious illness : When theory, research and practice inform each other. *Psycho-Oncology*, **9** (1), 11-19.

Hensel, M., Egerer, G., Schneeweiss, A., Goldschmidt, H. and Ho, A. D.(2002) Quality of life and rehabilitation in social and professional life after autologous stem cell transplantation. *Annals of Oncology*, **13** (2), 209-17.

House of Commons (2004) *The House of Commons Health Committee Inquiry into Palliative Care—Submission of Evidince*, HMSO, London.

Low, J., Perry, R. and Wilkinson, S.(2005) A qualitative evaluation of the impact of palliative care day services : The experiences of patients, informal carers, day unit managers and volunteer staff. *Palliative Medicine*, **19** (1), 65-70.

Lyons, M., Orozovic, N., Davis, J. and Newman, J.(2002) Doing-being-becoming : Occupational experiences of persons with life-threatening illnesses. *The American Journal of Occupational Therapy*, **56** (3), 285-95.

MacLaren, J.(1996) Rehabilitation through advocacy and empowerment. *The British Journal of Occupational Therapy*, **3** (9), 492-7.

National Council for Hospice and Specialist Palliative Care Services (1995) *Statement of Definitions*, NCHSPCS, London.

National Council for Hospice and Specialist Palliative Care Services (2002) *Fulfilling Lives : Rehabilitation in palliative care*, NCHSPCS, London.

Reed, K. and Sanderson, S.(1988) *Concepts of Occupational Therapy*, 2nd edn, Williams & Wilkins, Baltimore, MD.

Soderback, I. and Paulsson, E. H.(1997) A needs assessment for referral to occupational therapy : Nurses' judgement in acute cancer care. *Cancer Nurse*, **20** (4), 267-73.

Spencer, D. J. and Daniels, L. E.(1998) Day hospice care : A review of the literature. *Palliative Medicine*, **12** (4), 219-29.

Townsend, E., Stanton, S. and Law, M.(1997) *Enabling Occupation : An occupational therapy perspective*, Canadian Association of Occupational Therapists, Ottawa.

Unruh, A. M.(1997) Spirituality and occupation : Garden musings and the Himalayan Blue Poppy. *Canadian Journal of Occupational Therapy*, **64** (1), 156-60.

Vrkljan, B. H. and Miller-Polgar, J.(2001) Meaning of occupational engagement in life-threatening illness : A qualitative pilot project. *Canadian Journal of Occupational Therapy*, **68** (4), 237-46.

Wilcock, A., Chelin, M. and Hall, M.(1997) The relationship between occupational balance and health : A pilot study. *Occupational Therapy International*, **4** (1), 17-30.

World Health Organization (2002) *National Cancer Control Programmes : Policies and managerial guidelines*, 2nd edn. WHO, Geneva.

第12章

精神力学的活動としての創作活動の利用

Kathryn Boog

精神力学的アプローチ

　作業療法では，創作活動をコミュニケーションの一つの形態として利用することで，心の奥深くにある考えや気持ちを非言語的に表現する能力を，患者に与えることができる．創作の過程と，結果としてできあがった作品はいずれも，自己実現へ，また人生の終焉での幕引きへと向かう道のりにおいて，同じくらい重要なものである．

　文献を検討することは，余命が限られていると告げられたとき，どこでその人生を振り返り反映させるかという緩和ケアの患者にとって重要な問題（患者は，世間に認められる偉業を成し遂げ，自分自身や自分の人生を確実に思い出させる何かを残す必要性を感じる）を提起する視点を助ける．

　人生の終わりに近づくと人々は，彼らに一抹の不安を引き起こす問題に対処し，それをできれば解決しようとすることによって，人生の終焉が確かに訪れることに切迫感を感じる．これらはその時点では目立たぬところに押し込まれて適切に扱われないが，人生の終わりになると表面に沸き立ち，感動的な終焉の達成を困難なものにしてしまう．症状のマネジメントがうまくいった場合はしばしば，Maslow（1968）の欲求階層ピラミッドや，創作や成長といった高次の欲求を反映して，感動的な終焉を決める引き金となるようである（Connell, 1989；Kennett, 2000）．この人生での移り変わりの時期に，私たちは患者の人生経験や能力，偉業を認め，それと同時に一方では，状態の悪化が差し迫り，死が近づいてきていることに気づく（Bye, 1998）．創作活動は，この困難な時期における表現や他者との交流という意味だけでなく，評価やコミュニケーションを援助することができる等，二つに分かれたプロセスの触媒とすることができる．創作活動は，薬理学的な症状のマネジメントを補助するものとして有益であるが，この章の目的からすると，感情的問題やスピリチュアルな問題を扱うときや，これらの気持ちを表出するよう促すとき，関わった未完成な仕事のまとめの際に，創作活動が適用できるということこそ，特に強調するべきである．

評　価

　疼痛や呼吸困難，倦怠感等の症状のマネジメントは，患者が個々に経験した症状や，疾患への対処能力によって違いがあるため，複雑な問題となり得る．この問題の解決

方法は多面的でなくてはならず，評価には以下の内容が含まれるべきである．

- 機能的な身体能力と，その能力に対する心理的，社会的，スピリチュアルな影響との関係を考慮する（SIGN, 2000）
- 人生における役割を考える．人はそれぞれ，文化や社会の影響を受けたり判断したりすることで独自の意味を有している
- これらの役割に関係する目標や願望を調べる
- 健康の悪化に注目するのではなく，耐久性や能力が保持されているかどうかを明確にする
- 患者や家族にとって重要な問題に，あらためて焦点をあてる
- ニーズの変化に注目して，定期的に再評価を行う

創作活動の中での遂行レベルの低下は，ADLにおける作業機能のレベルの低下を示すので，状況の再評価を促すものとなる（Holland, 1984）．

治療的関係

心理的，感情的，スピリチュアルな問題に取り組むとき，たとえ真の患者像が引き出され，患者の本当の目的が露見したとしても，治療的関係の重要性を過小評価することはできない．共感，無条件の肯定的配慮，自己一致というRogersの三条件は，創作過程が自己表現を実現する手段となり得る促進的環境をつくり出すだろう．人のニーズ，願望，希望や恐怖，目標や願望と喪失感が明らかになり，包括的概観は生活スタイルを向上させる戦略を発展させ，できるかぎり価値あるものにすることを可能にするだろう．作業遂行の再評価と新しい生活目標の再決定には，持続した生産性と能力，統合性と自尊感情や尊厳の維持が含まれるだろう．患者の能力障害や，代替的に提供される達成可能な活動の選択肢ではなく，患者の能力を強調することにより，彼らは人生の役割や自己決定に参加できていると感じることができるだろう．

創作過程において，静かに座り**患者のそばにいる**ことで，セラピストは患者の振る舞いを観察できるのに対して，活動中に**一緒に作業する**と治療的な信頼関係の発展も促進されるだろう．患者は自らの疾患だけでなく，過去の疾患や対人関係の問題，その状況で抱えているさまざまな社会的，精神的，感情的な要素を含む，彼らが抱えている人生の荷物のすべてをさらけ出すだろう．

作業療法士は，患者が意図的あるいは意図的でなく提示してくる言語的・非言語的なヒントに敏感でオープンである必要があり，時には会話に影響を与えるカウンセリング技能を使ってこれらのヒントに反応しなければならない．しかし，ことわざでいうように，扱う手段もなしに「can of worms（やっかいな問題）」に関わらないために，注意しておく必要がある．セラピストの信念や対処戦略の影響を受けるであろう「自己の治療的利用」についてここで言及することは重要である（Bye, 1998；Rahman, 2000).

カウンセリング技能の利用

　患者は目標達成に向けて動機づけられる必要があり，身体的困難に焦点をあて，不安，怒り，恐怖，喪失感のような感情的問題に立ち向かうことを避ける方法で能力障害から隠れている患者もいることを，われわれは認識しておくべきである．このような患者の目標や願望をより深く理解するために，カウンセリング技能は役立つかもしれない．

　作業療法において精神力学的アプローチの効果を高めるためにこれらの技能を用いることで，作業療法士は，患者が人生の終わりの問題を認識し，それらを適切な方法で扱うことができるようにする．これはカウンセリングセッションではなく，患者が自分自身のために何をするかを理解し，満足できる行動を決定することを手助けする手段としてアプローチを用いているにすぎない．このテクニックは，「今日の調子はどう？」というオープンな会話の質問ではじまるかもしれない．それから，オープンな質問とクローズな質問を混合して使い，振り返り，明らかにし，助け，導き，沈黙を許すだろう．

コミュニケーションの問題

　コミュニケーションの問題を抱えている人々はとても傷つきやすい．特に，家からホスピスに移るときはなおさらである．彼らが快適で安全と感じるために，彼らにとって何が重要であるかを介護者にわかってもらう必要がある．コミュニケーション記録は，必要であれば言語聴覚士にも相談して，使いやすいようにつくる必要があり，認知面の障害をもった人々の場合は，生活歴の記録が医療記録に役立つ補助的資料となるだろう．これらの記録は，コミュニケーションのためだけでなく，彼らと有効にやり取りするためにも使うことができる．コミュニケーション・ファイルも熟慮するべきだろう．これは生活史に似ており，患者の望みや好き嫌い，家族についての情報等を含んだ，非常に個人的な記録である．これらを使うことで，患者との関わりやケアの中で患者のニーズや希望を理解することができる．

　このアイデアの延長として，コミュニケーション日誌がある．これはたとえば，日中に何が起こったかを患者家族が知りたいときに，デイホスピスと家庭の間の連絡として用いることができる．これにより，患者の自律を維持することや家庭での会話を促進することができる．

　作業療法士と患者とのラポールや，治療的提携の質は，交流の深さを反映する重要な要素の一つである．Bye（1998）は，患者とセラピストの相互交流の質は，目標達成と同じくらい重要であると発表している．

　創作は，脅迫的ではない相互交流の手段として用いられ，思いや感情をセラピスト

と共有できると患者が感じることのできるような，リラックスした雰囲気をつくり出す．活動に専念しているとき，視線を合わさなければ，患者は自己表現しやすくなるかもしれない．創作している作品が，創作過程の中では触媒として働き，セラピストからアクティビティーへと焦点を移すことで会話がしやすくなる．活動を共有し共に取り組むことで，関わりは医学的ではなくなり，二人の会話が深まり，疾患の背後にある個人をみつめることができるようになる（Perrin, 2001）．

　創作活動の象徴的な適合性は，ニーズの評価と治療戦略の双方にとても役立つ手段であることは明らかである．創作活動に一緒に取り組むことで，疾患以外のものに集中することができ，ごく普通の社交的会話に戻ることを促進するようなリラックスした環境が得られる．このような状況でカウンセリング技能を注意深く用いることで，セラピストは患者が，患者自身の中にあるものを明らかにすることをゆっくりと促進することができる．患者は時折，社会的に望ましい返答をすることがあるので，ボディランゲージ（身体言語）の観察が評価の過程で役立つ手段となるということを認識しておくことが重要である．言葉とボディランゲージはしばしば矛盾するので，非言語的コミュニケーションは，患者が本当は何を言い，何を意味しているかを知る有効な手がかりを与えるだろう．

■ 役割と目標設定

　その人の役割を定める慣れ親しんだ作業に参加できないということは，身体的，精神的，社会的な状況の変化に適応することを困難にする可能性がある．作業的役割を放棄することは価値観や尊厳に影響を与えるので，機能的能力を継続的に再評価することは，ニーズの変化に焦点をあてるために重要である．新たな人生目標の再決定を導く作業遂行の再評価は，その目標がどんなに小さくても，患者が生産的で有能であることを保ち，モチベーションを高め，統合性と自尊感情を維持することを可能にするだろう．

　もはや人生の役割を能動的に維持することができない人々でも，まだ作業に関する取り決め（役割）を通して，自らが生産的であるという感覚や満足感を得る必要がある．彼らの弱点ではなく，作業への集中力や強みを明らかにし，能力を生かして取り組み，満足できる到達可能なほかの目標を提案することによって，彼らはまだ果たすべき役割があると感じることができる．創作活動は，ニーズを満たし，未来に向かって歩きださせ，希望を提供する手段となり得る．緩和ケアにおけるQOLの問題としてヘルスプロモーション（健康増進）を評価する論文の中で，vanderPloeg（2001）は「人は，順応できるだけでなく，困難を乗り越え，意味のある満足できる存在として居続けることを可能にする，新たな行動パターンをつくり出す潜在的能力をもっている」と述べている．他のすべての治療的介入の領域と同様に，これらの活動に意味や目的をもたせるためには，患者の目標や願望を知っておくことは非常に重要である．そうすることでのみ，われわれは還元主義モデルから脱却し，患者を全人的に治療することができる．

ナラティブ

　ライフストーリー（人生の物語）は，その人の人生経過の中の作業参加を説明する私的な物語であり，作業療法において価値の高い情報源である（Wicks and Whiteford, 2003）．人生経験や人間関係，過去の対処パターンを知ることは，死や死にゆくことといった人生の移行期に人々がどのように対処するかについての強力な指標を与えてくれるだろう（Blair, 2000；Rahman, 2000）．

　患者の人生経験に作業療法士が入り込むことで患者に共感することのできるナラティブアプローチを用いることで，評価の過程はかなり促進されるだろう．こうすることで，患者の気持ちやニーズを明らかにし，目標や願望を見つける手助けをすることができる．患者にとって重要であり，現在のコーピング戦略と明らかに関係のありそうな，過去の人生の問題を振り返ることによって，作業療法士と患者の双方が一緒に，患者が望むような建設的な生活を維持するためのプログラムを計画することができる．Mattingly（1991）はこれを，患者の長い人生の物語の中で意味のある短い物語となる治療的物語をつくり出すのを作業療法士は手助けすると述べている．

　Burton（1991）は，その人のライフストーリーの中に病気を見つけるために，精神力学的アプローチの中で用いられるナラティブアプローチを推奨している．ナラティブアプローチは，患者に過去の経験を再認識し，彼らの現在の人生の見方を再び位置づける機会を与える．この方法によって，現在の出来事に対する反応や結果として生じる感情的反応は，より理解されるかもしれない．患者の見方の主観的特質は，彼らの個人的な経験やその経験についての感じ方について現実的な見識を与える．

　ナラティブアプローチによって作業療法士は，個人にとって特別な作業に意味をもたせることや，これらの作業を通してどのように自己表現していくかを見つけることが可能となるだろう．これらを理解することにより，この移り変わりの時期を通して，患者を援助する意味ある創造的活動の選択を確かなものとするだろう．

　人の出来事の話は一般的に主観的であり，それゆえに出来事の正確な状況は反映していないかもしれないにもかかわらず，その話はその状況では患者が知覚した経験として描かれ，彼らがみた真実として描かれる．さまざまな作業の意味と，それがどのように彼らの役割と適合しているかということの関係は，このようにして鮮明になるだろう．

　何人かの患者にとって，このタイプのナラティブを形式化することは，コミュニケーションの手段とするだけでなく，人生を肯定する，つまりその人自身とアイデンティティを明らかにして強調し，自尊感情を高め，価値観や存在価値をつくり上げる手段となり得るかもしれない．「ライフレビュー（回想）とは，ヤヌスのように，振り返ると同時に死に向き合うことである」（Butler, 1963）．

　ライフストーリーは家族にとって思い出のアルバムとして役立ち，その中でナラティブは共有され永遠に記録され，そこには最期の別れの手紙やカードが含まれているかもしれない．

> **ケーススタディ**
>
> 　人生の終わりが近づいたとき，ピーターは娘の子ども時代の楽しい記憶を思い出し，娘が見舞いに来ているあいだ中ずっと彼女の昔話をして楽しんだ．時間が尽きるまで，彼はほんのちょっとした場面もとても詳細にたくさん思い出すことができたけれども，彼の娘はそれらのことをまるで初めて聞いたかのようだった．記憶と思い出話は彼らにとって非常に価値のあるものであり，ピーターも娘もそれらを永遠の記録として残しておきたかった．そこでピーターは思い出を文章に書き取り，娘の子ども時代を本にまとめるのを手伝ってもらえないかと頼んだ．彼はとても倦怠感が強く，一度にわずかな時間しか本づくりをすることができなかったが，しかしゆっくりとその計画を進めた．写真は家族が担当し，ページが追加された．そして完成した思い出の本は，ユーモア混じりの愛と誇りの物語が詰まったものとなった．最後の贈り物にふさわしいものとなった．

創作活動

　創作過程は作業療法の中では，人々や彼らを取り囲む世界と関わり合う能力に変化を引き起こすために使われている．この過程の中でつくられた作品の意味と同様に，目に見えない成果も同じく重要だろう．これには，気持ちを表現できたときに得られる満足感，自尊感情や自己価値感の向上，人々の生活の中でのコントロール感を回復したという気持ちが含まれる．人々の人間関係，役割，願望，目標もまた，これら精神浄化作用のある変化の直接的な結果として影響を受け，結果的に自尊心や自信の回復につながる．患者もしばしばこの時期において新たな活動を身につける自分自身の能力に驚き，そしてこの自己開発は自己同一性を再び目覚めさせ，最終的には自己達成へと導くだろう．

　単なる創作活動であっても，その対象に向けられた以前抑えた直接的な感情を放つことができるため，この作業をする際にはプライバシーが必要不可欠である．作品づくりは，ただ単に楽しむことを目的としてはじめることができるが，多くの場合は患者にとって精神浄化作用のある経験へと発展する．カードをつくったり，詩を書いたり，シルクペイント，ガラスペイント，コラージュ，ステンシルや木工作品づくりは，この方法で発展した活動の例である．これらの活動例は，感情表出だけでなく，余命が限られている人にとって非常に重要な連続性の感覚をも促進することができる．贈り物をつくることや，ガラスペイント，シルクペイント，コラージュのような作品の写真を撮ること，患者が使ったり，あるいはホスピスの売店で販売できるようなカードやカレンダーをつくるために画像を使用することによって，連続性や覚えていてもらうことを実現することができる．

ケーススタディ

常々アクリル画を描きたいと望んでいたある高齢女性は，オーストラリアに住んでいる妹からペイントバイナンバー色塗りセットを受け取った．彼女が作業を終えたとき，私たちはどのようにして雪景色が取り込まれ，カードに印刷されたのか，そしてどのようにしてクリスマスカードに個別の挨拶をワープロで印刷し名前を入れることができたのか，話し合った．彼女はそれを喜び，その綺麗な絵をどのようにして描いたかを知っている妹もまた喜んだ．

生命を脅かす病気は，家族全体に広範囲なネガティブ感情をもたらし得る．責任と役割が変化することや無数の喪失が起こることに関して，怒りと憤りが生じるかもしれない．過去の人間関係の難しさが再現されると同時に，人々とまたつながりをもちたいという願望が続いて起こるかもしれない．さまざまな感情を表出する必要があり，それが終焉に大きな影響を与えるかもしれない．

これらのいずれか，あるいはすべての問題が怒りによってこじれてしまうと，家族は互いに不仲になり，心を傷め，無用のコミュニケーション不足の状態を招くこととなる（Gammage et al, 1976）．

われわれは，人生の終わりに近づいている人を受け止めるだけでなく，つながりが何年も不健全であった家族や，弱い部分や不足している部分が明らかになった家族をも受け止める．なぜなら，残された時間がほとんどないとき，また，スクリーンで演じているすべてのものが突然とてももろく見えるときは，何事も隠したままではいられないからだ．一方の人の親しみのある言動が他方に定着しているときやラポールを感じられるときには，沈黙は祝福のように感じられる．しかし溝ができ隔たりのある人々の場合には，そうではない．
(de Hennezel, 1997)

創作活動は，患者の最も深い感情をコントロールされた好ましい方法で自由に表出させることにより，ポジティブな感情の再結合を促すことができ，死の準備の中の感情的終焉に向かう方法に導く．患者は作品や文章をつくるという形で，他者とのつながりをつくり出すだろう．

認知機能障害や，読み書きや話すことの問題は，創作の妨げにはならない．なぜなら，言葉を書くことを必要とするいかなる活動も，作業療法士が筆記者になることができるからだ．Perrin and May（2000）は，人々の健康や幸福に関わっているわれわれに，創作の援助について早急に考慮するよう強く求めている．認知機能障害によるハードルを越えるために創作活動を用いることで，人々はグループの中で関わり，グループの一員であると感じることができるだろう．この状況において，活動は，ある一人とグループの他の人々との間のコミュニケーションの触媒となり得るだろう．

準備された画像やコンピュータでつくられた画像を用いることで，自分自身を芸術

的ではないと思っている人でも，自分の考えを象徴していると感じる絵を選び，十分に活動に参加することができる（Williams, 2002）．

　身体的なコントロールや自立がもはや不可能となったとき，認知的・精神的レベルでのコントロールが重要視されるだろう．患者は個人的な問題について自己決定することがまだ可能であり，作品を通して自己表現が可能である．さらに作業療法士は，患者が自分の想像力やアイデアを自由に使えるよう，患者の手となることができる．言語的にも指さしでも，もはやコミュニケーションができなくなった患者は，目の動きを利用することで作品づくりを指揮することができる．

　作業療法士の中心的技能である，活動分析能力とその活動を患者にとって達成可能なものにする能力は，当然ながら，結果を成功裡に収めるためには必要不可欠である．こうして人々は活動から喜びを得て，続けたいと願い，自尊感情や自己価値感を高めることを通して精神的安寧を促進することができる．

　オーストラリアのホスピスで行われたグループワークの質的研究において，グループという状況の中で作業療法士は「相互交流，共有，気遣い，記憶を促進し，無力感や孤立感を軽減している」ことが明らかになった（Dawson, 1993）．患者は他者と会話し，互いのニーズを認識するにつれてグループへの所属感を感じはじめる．さらに，「家族といるようだ」と表現する患者までいた（Mee and Sumsion, 2001）．

　カードづくりは患者にとって，自己表現の手段として受け入れやすい活動である．この活動により，かねてより抑えられていた感情が解き放たれ，安心感をもたらし，ストレスや不安のマネジメントを手助けする．セラピストがこれから行う作品づくりの準備をするために患者と並んで仕事をする間は，治療的関係の進展や，カードの受取人についての情報や患者が本当に言いたいことは何なのかについてより詳しく知るための機会にすることができる．作品づくりに焦点をあてることで，慎重を要する問題を取りあげて話し合うこともできるかもしれない．実際，活動をこのように触媒として利用することで，患者は雰囲気が影響するような特定の話題を避けるなり話し合うなり自由にできる．コラージュやシルクペイント，打ち出し模様，デジタル画像は，カードにデザインを表すのに適した方法である．

　完成されたデザインの体裁は，患者にとって非常に重要であり，彼らにとって満足できる．彼らを喜ばせる作品は，彼らの自尊感情を高め，達成感や継続する意欲を起こさせるであろう（Thompson and Blair, 1998）．

　文字を使って自分自身を表現することは，それを言葉で語るよりも容易であることを人々は知っている．そして，カードに書かれた題材の内容は，しばしば短い作文へと発展する．作文と精神的安寧との関係について調査した質的研究の中でJensenとBlairは，これの治療的エビデンスとして「無意識的な葛藤の解決，移り変わる時期における創造，創造的で目的ある活動」を挙げている（Jensen and Blair, 1997）．

　詩を書くことでもまた，たとえ不可能でないにしても，はっきりと声に出して言うのが難しいと感じることを患者は表現することができる．感情を書き表すことや，紙に自分の感情や夢を転移することができるということは，慰めとなる経験になり得る

(Connell, 1989). メッセージは，愛や希望，あるいは悲しみや苦痛となるかもしれない．しかし，詩を書く理由が何であろうと，経験を共有のものとすることができる．さらに，その人の有形の思い出となり，愛する人への贈り物として，あるいは部屋に飾るものとして，カードや絵，写真にすることができる．

手工芸

　創作活動は，思い出づくりや，その人の存在の証であり（Perrin, 2001），そしてそれによって「その人の過去，現在，未来の証をつくり出すことである」（Kennett, 2000）といわれている．彼らの作品は私的に扱われ，患者と作業療法士以外の誰の目にも触れないということを患者に強調することはとても重要である．それは患者の財産であり，これの重要性ははじめに認められなければならない．そうすることで前もって信頼関係をさらに強調できるだろう．そして，この計画を成功させるために重要な情報の共有を促進するだろう．

　計画に多くの手助けを必要とする人もおり，彼らは作品の準備，遂行，完成に多くの時間を必要とする．常に，患者は，これが自分の仕事であり，作品づくりについての決定はすべて自分自身が行うべきだと感じていなければならない．自分自身のことをするのに身体的にはもはや不可能となったときに，自己決定を行うことはいっそう重要である．「あなたは考える人で，私の手はあなたのためにそれを実行します」という言葉は，患者自身がまだコントロールできるという感覚をもつことを助けるのに十分である．作品に敬意を表すこともとても重要であり，作品を注意深く扱い，安全に保管することで，作品に価値をもたせることができる．作品は感情の焦点となり，感情の有形描写となり得る．作品は，彼らが今まで人に与えた中で最後の贈り物，あるいは最後の誕生日プレゼント，あるいは最後のクリスマスプレゼントとなるかもしれないし，手助けやサポートに対する感謝となるかもしれない．受取人にとってこれらは，人生や人間関係，そしてもしかすると子どもがかろうじて思い出すことのできる両親を思い出させるものとなり，喜ばしい贈り物として受け取られるに違いない．

　思い起こされた感情は，患者の人生の中の困難な時代に関する考えや思い出を解放するきっかけになるかもしれない．そして，ここではチームアプローチがとても重要である．この分野における専門的見解について臨床心理士に相談する必要があるかもしれない．

制　限

　患者が行う活動において，参加を阻害する制限因子がある．

- 疼痛，呼吸困難，悪心等の身体的苦痛
- エネルギー（体力）の激減と眠気

- 倦怠感や注意力不足
- 感情的なトラウマ
- モチベーションの欠如
- 時間

患者が能力の範囲内で活動を保ち続けるための継続的な見守りは，計画，実行，優先順位づけと一緒に行うことで成功を確かなものとする．また，これには導かれたイメージを用いたリラクセーション・セッションも含まれるかもしれない．

ケーススタディ

最近，咽頭がんの終末期と診断された35歳の女性は，死ぬ前にやりたいことがたくさんあった．しかし，目標を明確にして優先順位をつけるためのエネルギーがなかった．初めてデイセンターに行ったとき，彼女はリラクセーションを試してみることに同意し，浜辺のイメージを使うことを希望した．家で使うテープを渡され，二度目の訪問で，夫が参加したこと，また，その後，二人について思い出させる写真について話し合ったことを報告した．二人が共に過ごした浜辺での休日の写真を使っていた．そして，恋人として，また，子どもたちと一緒に家族として過ごした浜辺の休日の思い出話や，白熱した話し合いの経験もしていた．子どもたちは母親と過ごした幸せな時間を思い出すだろうか？ 彼らは，写真はもっていたが，母親の言葉で語られた彼らが分かち合った経験の話こそが，彼らがずっと追い求めていたものだった．子どもたちのために，旅行のパンフレットや写真，小さな記念品，家族として過ごした休日の話を母親の言葉で書いた「思い出のアルバム」を，セラピストの助けを借りてつくるよう勧められた．

DOING と BECOMING—移り変わり

人生の役割は人それぞれに解釈され，文化や社会的活動に影響される．役割の喪失を認め受け入れ，新たな役割に適応することは，自分が誰であるかという意味を違う観点から見つめることだといわれる（Rahman, 2000）．

変わりゆく人生役割に適応するためには，「何かをする人：doing person」から「そこにいる人：being person」へと変化する必要がある．この変化は自分を探す旅によって起こり得る．この旅の中で患者は，精神力学的過程の中で自分自身について熟考・探求することを通して，「発展，変化，成長そして改善」の機会をもつことができ，そして「その人」となる．（Lyons et al, 2002）

身体的な理由でこの移り変わりの過程に参加できない人々は，自分たちの希望を実行するよう介護者に指示を出すことで，活動や課題の選択に影響を与え続けることができる．創作活動を用いて，材料やデザイン，言葉等について患者に選択肢を提供す

ることで，患者は創作をする行為が自分自身の行為であると感じ続けることができる．

スピリチュアリティ―それは創造的に取り組むことができるか？

スピリチュアリティを定義する試みとして，さまざまな論文が以下のことについて論じている．

- 意味や価値，目的の探求―未来への希望
- 他者との関わりや絆，交友関係―自己価値感やアイデンティティ

患者が経験する不安や動揺，罪悪感は，目標を達成できないと結果的に喪失感となる．

評価の過程において非言語的な手がかりの観察や患者の人生経験のナラティブに耳を傾けることを通して患者の世界に入り込むとき，われわれは患者が本当に言いたいことは何であるかを聞こうと努めなければならない．そうすることでのみ，われわれは患者に共感することができ，彼が誰でありどこにいるのかを発見する手助けや未来への希望を支援することができる．治療計画において，形見となるものを残すことで感情的問題に対処したいという患者の要望には，創造的に取り組むことができる．人が誰しも抱く，自分の存在を思い出してほしいという願望や，死への準備において触れることのできる思い出や感動的な終焉の印象を残したいという願望は，達成することができるだろう．

「意味や信じるものを求める気持ちは，さまざまな方法で表現される．直接的あるいは間接的に，隠喩や沈黙を用いて，ジェスチャーや象徴を用いて，もしかすると多くの人にとっては，作品や思いがけない創作活動が人生の終わりでの表現手段となるかもしれない（Saunders, 1996）」

まとめると，緩和ケアにおける創造活動の価値は，以下のための手段とみなすことができるだろう．

- 評価や再評価の過程においてコミュニケーションを高める
- 過去を振り返り，現在の境遇をライフストーリーの中に定めるよう促す
- 言語的・非言語的な感情表出を認める（Thompson and Blair, 1998）
- 感情を表現し，その人の思い出を確かなものとして残すための贈り物をつくる．それにより，未来への証となる．「私はこれを残す，そうすればみんなはこれを見るたびに私を思い出すだろう」
- 現実的かつ感情的な，やり残した仕事を行う
- 感情的な終末をもたらす
- コントロールする感覚を呼び戻し，希望や自尊感情を取り戻す
- 回想や創作や執筆を行うことで，患者は，いつも人から支援を受けるばかりでは

なく，自分が社会に貢献していると感じることができる

(訳 大形　篤・岩崎希美枝・三木恵美／監訳 三木恵美)

文　献

Blair, S. E. E.(2000) The centrality of occupation during life transitions. *The British Journal of Occupational Therapy*, **63**(5), 231-7.

Burton, M. V.(1991) Counselling in routine care : A client-centred approach, in *Cancer Patient Care : Psychosocial treatment methods*(ed. M. Watson), BPS Books, Cambridge.

Butler, R. N.(1963) The life review : An interpretation of reminiscence in the aged. *Psychiatry*, February 26, 65-76.

Bye, R. A.(1998) When clients are dying : Occupational therapists' perspectives. *Occupational Therapy Journal of Research*, **18**(1), 3-22.

Connell, H.(1989) Promoting creative expression. *Nursing Times*, **85**(15), 52-4.

Dawson, S.(1993) The role of occupational therapy groups in an Australian hospice. *The American Journal of Hospice and Palliative Care*, **10**(4), 13-17.

de Hennezel, M.(1997) *Intimate Death : How the dying teach us to live*, Warner, London.

Gammage, S. L., McMahon, P. S. and Shanahan, P. M.(1976) The occupational therapist and terminal illness : Learning to cope with death. *The American Journal of Occupational Therapy*, **30**(5), 294-9.

Holder, V.(2001) The use of creative activities within occupational therapy. *The British Journal of Occupational Therapy*, **64**(2), 103-5.

Holland, A. E.(1984) Occupational therapy and day care for the terminally Ill. *The British Journal of Occupational Therapy*, **47**(11), 345-8.

Jensen, C. M. and Blair, S. E. E.(1997) Rhyme and reason : The relationship between creative writing and mental wellbeing. *The British Journal of Occupational Therapy*, **60**(12), 525-30.

Kennett, C. E.(2000) Participation in a creative arts project can foster hope in a hospice day centre. *Palliative Medicine*, **14**(5), 419-25.

Lyons, M., Orozovic, N., Davis, J. and Newman, J.(2002) Doing-being-becoming : Occupational experiences of persons with life-threatening illnesses. *The American Journal of Occupational Therapy*, **56**(3), 285-95.

Maslow, A.(1968) *Towards a psychology of being*, 2nd edn, Van Nostrand, Toronto.

Mattingly, C.(1991) The narrative nature of clinical reasoning. *The American Journal of Occupational Therapy*, **45**(11), 998-1005.

Mee, J. and Sumsion, T.(2001) Mental health clients confirm the motivating power of occupation. *British Journal of Occupational Therapy*, **64**(3), 121-8.

Perrin, T.(2001) Don't despise the fluffy bunny : A reflection from practice. *The British Journal of Occupational Therapy*, **64**(3), 129-34.

Perrin, T. and May, H.(2000) *Wellbeing in Dementia : An occupational approach for therapists and carers*, Churchill Livingstone, London.

Rahman, H.(2000) Journey of providing care in hospice : Perspectives of occupational therapists. *Qualitative Health Research*, **10**(6), 806-18.

Rogers, C. R.(1961) *On Becoming a Person*, Constable, London.

Saunders, C.(1996) Into the valley of the shadow of death. *British Medical Journal*, **313**(7072), 1599-1601.

SIGN (2000) *Control of Pain in Patients with Cancer. Guideline no. 44*, Scottish Intercollegiate Guidelines Network, Edinburgh.

Thompson, M. and Blair, S. B. E.(1998) Creative arts in occupational therapy : Ancient history or contemporary practice? *Occupational Therapy International*, **5** (1), 49-65.

vanderPloeg, W.(2001) Health promotion in palliative care : An occupational perspective. *Australian Occupational Therapy Journal*, **48** (1), 45-8.

Wicks, A. and Whiteford, G.(2003) Value of life stories in occupation-based research. *Australian Occupational Therapy Journal*, **50** (2), 86-91.

Williams, B.(2002) Teaching through artwork in terminal care. *European Journal of Palliative Care*, **9** (1), 34-6.

第13章 がんと緩和ケアにおける作業療法のアウトカム評価

Gail Eva

　われわれが提供しているサービスを評価することは重要である．われわれは患者に可能なかぎり最善のケアを提供したかどうかを確かめる必要がある．National policy（Department of Health, 2000），ガイドライン（NICE, 2004），そしてわれわれが勤務する組織では，患者のニーズが満たされていることを示すよう求めている．

　がんや緩和ケア領域で働く作業療法士は自分自身のサービスを評価し，多専門職評価に貢献しなければならない．その理由はたとえば以下のようなものである．

- 提供した介入が効果的であったことを示す
- サービスの展開を導く
- 臨床におけるサービスの展開と変化の影響をチェックする
- 患者と家族に，彼らが進歩していることを示す

　これを達成し得るいくつかの方法があり，アウトカム評価はそれら数多くの中の一つの選択肢である．評価の中でいくつかの指標を組み合わせると使いやすくなる場合がしばしばある．考えてみるべき選択肢を以下に示す．

- **ベースラインサービスデータ**，たとえば患者照会数，面談した患者数，患者の人口統計学的詳細，照会に対する返答の速さ，実行した自宅訪問の数，提供した福祉機器のタイプと価格を収集し提出すること
- たとえば，緩和ケア患者のすべてと照会から24時間以内に面談する等，標準的なサービスが行われていることを示すために**監査**を受けること
- 十分に計画され注意深く実行されるならば，**患者満足度調査**は有益となる（緩和ケアにおける患者満足度尺度に関するよいレビューがある；Aspinal et al, 2003）
- 介入の**アウトカム評価**を行うことのできるデータ収集ツールを利用する．本章では，サービス評価の側面に焦点をあてる

アウトカム評価

　アウトカム評価は介入の有用性についての客観的エビデンスを与える有益な方法である．「アウトカム」とは介入の結果として起こる変化のことである．評価は公平で平

易なものであること．患者は徐々に自分が自立して身の回りのことを行うことが困難となっていることに気づくが，倦怠感をマネジメントしたあとには，プログラムによってADLを計画し調整することができる．なんらかの方法によりこの変化を定量化することができれば，プログラムの有効性を示すよいエビデンスとなる．

これは口で言うのはたやすいが，実際にはなかなか安易なものではない．緩和ケアにおける作業療法介入のアウトカム評価は問題を含んでいることが明らかとなっており（Norris, 1999），作業療法士は適切な尺度を同定することに苦労している（HOPE, 1999）．しかし，十分な事前の考慮と計画をもってすれば，さまざまな意味で役立つアウトカムデータを収集することは可能である．

がんと緩和ケアにおけるアウトカムの特徴：改善と悪化

適切な尺度を選択する中で，意味あるものとして何を算出するかを検討することが重要である．カナダ作業療法士協会（Canadian Association of Occupational Therapists, 1997）は作業療法の主要な役割を，日常生活におけるすべての活動，つまり身の回りのこと，楽しむこと，家庭や社会に関係する生産的なことを含む作業ができるようにすることと定めている．作業療法の書籍において完全なる健康と自立の達成は作業療法介入の目標ではないという共通認識があるが，にもかかわらず，作業遂行の回復と改善が強調されており，AMPSやFunctional Independence Measure（FIM）といったアウトカム評価がこれを反映している．この章の最後に，関連するすべての尺度に関するさらなる情報を記した．

作業療法で関わるがん患者の多くは病気の進行による機能障害を有しており，機能と自立の劇的な改善を目指した介入は適切とはいえないだろう．尺度の選択ではこれを考慮して採用する必要があるだろう．

示唆に富んだ論文の中で，Bye（1998）は緩和ケアで働く作業療法士が直面する困難について以下のように述べている．「終末期疾患の人々は"リハビリテーション・アプローチ"には適さない．なぜなら彼らは役割を失い，ゆくゆくは社会から手を引くからである……終末期疾患の人々は機能的自立が徐々に低下し，しばしば他者からかなりのケアを受けるようになり，生産的な生活を続けなくなる．彼らは死ぬのである」．作業療法を有意味なものとするために，人々が生きてきた生活に価値をおき，続けていくことが重要な作業と役割を確認し，患者がこれらに参加することができるようにする，ということに焦点をおかなければならない．

多専門職チームワークとアウトカム

多専門職の良好なチームワークの重要性は，緩和ケアの効果的な提供の中枢である（NCHSPCS, 1999；Department of Health, 2000；NICE, 2004）．生命を脅かす疾患を抱えた患者は数多くの問題に直面し，支援を得ようとする方法にはかなり個別性が

ある．適切に理解し，人生の心理的，身体的，スピリチュアルな領域に介入するためには，幅広い技術が必要となり，必然的に専門知識を有したさまざまな専門職による最高の患者ケアが提供されなくてはならない．総合的なケアから作業療法介入を分離することは非現実的で実践的ではないし，チームの貢献を反映するアウトカム評価尺度は各専門職特有の評価尺度よりも利用しやすいかもしれない．このアプローチは作業療法独自の貢献を確認するものではないが，グループアウトカムの評価はより現実的で実行可能であろう．緩和ケアにおける機能の有効性を示す一般的な尺度として，Palliative care Outcome Scale（POS）や Schedule for the Evaluation of Individual Quality of Life-Direct Weighting（SEIQoL-DW）が挙げられる．

組織としての問題

アウトカムを評価する方法は，サービスの計画・提供の指針を生み出す．入院の長さや再入院の割合等のような全体を評価する組織的アウトカムは，患者が自身の受けているサービスに対しどのように感じているかを組み込む必要がある．アウトカムが有意味なものとなるよう構成要素を決定する際に患者の声を聞き入れなければ，サービスを利用する人にとって意味のないサービスを提供することになる危険性がある．アウトカムを評価することの利益は明らかではあるが，この方法によって手に入れる情報に制限があることを認識しておく必要がある．サービスを計画するときにアウトカムデータへの依存が大きすぎると，患者ケアが限局し規定的なアプローチになる危険性があり，コストやサービス供給のカットの言い訳にするといった誤用を招く可能性もある（Grahame-Smith, 1995；Long and Harrison, 1996）．

作業療法士のアウトカムについての考え

文献の中で，作業療法士はがんや緩和ケアの患者に対する作業療法の効果として望ましい数多くのアウトカムについて述べている．以下にその例を示す．

- 患者は日常的な活動を継続することができ，それにより変化と混乱の中にあっても普通の感覚や正常な状態を保つことができる（Bye, 1998）
- 患者はその生活の中で，身体と心理の両方において，たとえば決定，目標設定，個人的または日常的活動といった領域のコントロール感を向上させることができる（Lloyd and Coggles, 1990；Bye, 1998）
- 患者の環境が安全で，患者と介護者の双方が安心感や安全性を高めるための資源について知っている（Bye, 1998）
- 患者とその家族が人生における「終焉」の達成に参加している（Hasselkus, 1993；Bye, 1998）

患者のアウトカム認識

作業療法のアウトカムに対する患者の認識を調査した研究の中で，Eva (2001) は，患者にとって作業療法介入は重要であると述べている．患者は，それまで自分自身で取り組む自信をもてなかった活動，あるいはそれまで行ったことのない活動に挑戦するよう励まされる必要がある．ある患者は水彩画を紹介されたことについて，以下のように語っている．

> それは彼らが私に挑戦するよう勧めたものだ．たとえそれまで私がやっていたような方法ですべてを自分ですることができなくても，それは十分にやりがいがあった．それは私を再び旅立たせ，家で何かをするようになった．私は絵の具と画板を買いに出かけた．以前の私はとても失望感を感じていた．それが今はとてもいい気分である．がんの患者にとって，身体障害がある場合は特に，それはとても重要だと私は思う．なぜならば，いうまでもなく患者は以前のようには出かけることができないし，運転もできないからだ．患者にはできないことがとてもたくさんある．だからこそ，新しいことに挑戦するよう促されなければならない．

必要な活動に加えて，楽しい活動等，広い範囲の作業に目を向けなければならない．自立を促す福祉機器の提供は必要不可欠で，価値ある作業療法の一面であるが，これが患者の感情的・心理的ニーズに結びついていない場合は視野が狭いとみなされる．

> 私はストッキングをはくためにそれらの自助具の一つが必要だった．彼女がその自助具をくれた．それから次に，私たちは午後にパンをつくった．それまで私が出会ってきた作業療法士はしてくれなかったが，彼女がそれら二つのことを結びつけてくれた．それまでの作業療法士はただ，患者のニーズ，個人的なニーズの世話をしただけだった．最も役立った作業療法士は非常に大きな視野をもっていた．まさに，ニーズから楽しみまでを見渡したものだった．

能力障害を抱えた生活に関連する実践的な情報，適応機器や福祉機器についての迅速なアドバイスと提供が必要である．

> 私はだれか介護してくれる人がほかにいると感じていた．私が何かを必要とするときに話ができるほかのだれかがいる．私が何かをするのが難しいときには，電話の先にはだれかいることを知っていた．私はラッキーだった．私が必要とするときにだれかが必ずそこにいてくれて，彼らが即座にそれをしてくれた．

患者は，価値を感じている役割を継続できるよう支援される必要がある．患者は家族や社会に貢献できることに価値を感じている．

日曜日の午後に家族は長い間,犬の散歩に出かけた.私は留守番をした.しばらくして,私はお茶にしようと考えたが,家族が帰ってくるまで一時間半の間,待ち続けなくてもよかった.私はそこにあった椅子を使ったので簡単に,そこに座ってジャガイモや野菜をむき,肉をオーブンに入れることができた.私はそれを自分でできると自信をもっていた.家族が帰ってきたとき,料理はすべてできており,彼らは喜んだ.私はそれができたことがとても嬉しかった.

アウトカム評価に関する最初の考察

以下に,尺度を決定する際に役立つ質問リストを挙げた.ただ一つで完璧な尺度,すべての状況に適合する尺度は存在しないということを肝に銘じる必要がある.すべての尺度には長所と短所がある.

- はじめる前に,あなたがなぜアウトカムを評価したいのかを明確にする.基金への申請のため,あるいは各部門の監査を受けるためかもしれない.具体的な計画や回答するべき質問を用いることは,「違いを明らかにする必要がある」といった漠然とした意思表示よりも,どのようなデータを集めようとしているのかを明確にするのに役立つ.
- だれのために役立てようとしているのか? だれと,どのようにして情報交換する必要があるのか? 患者の進歩を示す必要があるのか,はたまた,所属する組織の管理者にたくさんのケースから集めたデータを示す必要があるのか?
- その計画のためにどのくらい時間が必要か? 何を手にする必要があるか?
- どのようなアウトカムを得ようとしているのか? あなたの介入によって患者のどのような変化があることを予想しているのか? これらの領域をリストアップする必要がある.たとえば「リラクセーション・トレーニングプログラムの実施により患者の不安が低下した」というような患者は患者群の中では一般的かもしれないし,「A夫人が家族のために食事の準備ができるようになる」というのはその患者特有かもしれない.自分がどのようなアウトカムを意図しているのかを知ることは,適切な尺度を決定するのを容易にする.一つの集団への一般化が可能なアウトカムはPOSのような一般的な尺度で評価できるが,一方で個別的なアウトカムには,たとえば目標設定(goal setting)やSEIQoL-DWのような個人向けの尺度が必要となる.
- アウトカム評価を行う予定のスタッフはその使用方法の適切な訓練を受けているか,そして関係する全員にその計画を委託しているか? データの収集と分析は余計な仕事を増やすことになるから,余計な仕事による恩恵について全員に明確にしているか?

利用可能な作業療法評価尺度

■ カナダ作業遂行測定（COPM）

　COPM はカナダ作業遂行モデルにもとづいており，身体的，社会文化的，精神的，スピリチュアルな領域が人の作業遂行に与える影響について認識されているという点において緩和ケアに特にふさわしいモデルである（Low et al, 1994）．COPM ではクライエント中心のアプローチを行う．患者が実行している活動，患者にとっての活動の重要性，作業遂行に対する患者の満足度という項目の中で患者が認識している問題を評価する．これはリハビリテーションの場面ではうまく利用されているが（Bodiam, 1999），急性期（Ward et al, 1996）や緩和ケア（Norris, 1999）における利用では制限があることが明らかになっている．

■ Westcotes Individualised Outcome Measure（WIOM）

　WIOM では統計的に有意な変化を明らかにすることのできるスコアリングシステムによってアウトカムを評価するために目標設定を使う．目標を設定する方法を形式化している．

■ 目標設定（goal setting）

　実際の臨床場面でルーチンとしてアウトカム評価を利用することによる主な問題は，それでなくても取扱件数の重圧を受けている臨床家にさらなる仕事を増やしてしまうことである．目標設定は，ルーチン化された臨床実践を反映したシステムである．加えて，目標設定は人目につかず，控えめに行えるという点で，評価をたびたび行う必要のある緩和ケアにおいては価値がある．作業療法以外の広い範囲に応用ができ，ホスピス入院病棟において多専門職での目標設定がうまくいっているという報告がある（Needham and Newbury, 2004）．

　目標設定は，患者との協力のもとで，患者の作業遂行に関連した現実的・実践的で達成可能な目標を明らかにするというアウトカム評価の方法である．患者と家族は自分たちの現在のニーズと今後の希望にもとづいた目標を自ら設定するよう促される．作業療法士は問題があると確認された活動を観察するための評価を実行する．これにより遂行のベースラインレベルが明らかになり，それ以後の作業療法介入による変化を評価することができる．略式の方法であり形式的な調査においては信頼性に欠けるかもしれないが，日々の臨床業務の中での柔軟性と適応性があり，人目につかずクライエント中心の方法であるという点においては，価値がある．

　測定可能な作業療法目標設定の詳細な手順を以下に示す．クライエント中心で測定可能な目標を設定するには4つの要素が必要である．

- 評価技能に長けている
- 患者/家族/介護者の優先事項を設定する能力

- 目標と介入計画の違いを理解していること
- 患者が述べた優先事項と照会にもとづいた作業療法介入を結びつける能力と自信

評 価

評価の目的は，患者の遂行レベルのベースラインを設定することである．開始時点からの明確な記録が必要である．患者の遂行ベースラインの記録文書は介入のアウトカムを評価するために利用され得る．

優先事項の設定

評価中，作業療法士は患者・介護者の優先事項を設定しなければならない．以下は役立つ質問である．

- あなたにとって重要な活動は何ですか？
- できなくてはならない活動は何ですか？
- できるようになりたい活動は何ですか？
- 手助けされると快適になれる活動は何ですか？
- 自分自身でマネジメントしたい活動は何ですか？

目標と介入計画

目標は以下のことを反映するべきである．

- 患者が達成したがっている作業遂行は何か？　たとえば，コリンズ氏は電動車いすを使って人の助けなしになじみの店へ買い物に行けるようになること．あるいは，ジェニーは長柄の道具やワゴン車等の補助具を使って子どもたちのために食事をつくることができるようになること
- 患者が作業療法介入のあとで，何を知り，わかるようになるか？　たとえば，シルビアはエネルギー温存の原理を理解し，日常的な活動を計画する中でどのようにこれを用いるかがわかる．あるいは，ヤング夫妻は地元の自立生活センターが提供しているサービスを知り，将来それが必要となったときにどうすればよいかがわかる

目標は何がなされるかを反映するものではない．何がなされるかということは介入計画を形づくる．「住宅評価を実行する」は目標ではなく，介入計画である．目標は介入計画を決めるものではあるが，介入計画は目標を決めるものではない．

総 括

この過程の最後で，以下のデータが集まるだろう．

- 患者の優先事項についての記録
- 患者の遂行のベースラインについての記録
- 患者の目標についての記録
- 介入計画

この過程の例を挙げる．すべての段階において患者と介護者には，この過程に十分に参加することができるように，また疾患を抱えての生活による身体的・心理的・社会的影響に関するポジティブとネガティブの両方の感情を表出する機会とするために，十分な時間が与えられる必要がある．

患者の優先事項：
- 患者の優先事項は，庭の池のそばに座ることができるようになることであった

遂行のベースライン：
- 歩行能力は2ヤードの移動に限られていた
- 階段の昇降ができなかった

目標：
- ボブが，妻が車いすを操作することで，自宅から池までを移動できるようになること

介入計画：
- 車いすの評価と提供
- 裏口にスロープを取りつける
- ボブの妻が自信をもって，かつ容易に車いすの駆動ができるかを，自宅を訪問して確かめる
- ボブ夫妻とともに時間を過ごす

まとめ

緩和ケアでのアウトカム評価は，作業療法過程の広がりと深さを反映する必要がある．クライエントが重要だと思っている作業遂行の側面がわかるような，クライエント中心のアプローチを含んだものでなくてはならない．これには患者と介護者のニーズが組み込まれるべきである．身体症状や感情的状態の急激な変化に対し，柔軟で敏

感でなければならない．

　作業療法士は，作業遂行を向上させ可能にするという自分たちの幅広い役割を重視し，自分たちの役割が患者のADLの自立という単一の項目で測られることに抗しなければならない．作業療法の中でのアウトカム評価の傾向は，作業の遂行が健康と安寧のために重要であるというクライエント中心の作業遂行の評価に対応している．

　生命を脅かす疾患を抱えた患者やクライエントを受けもつ作業療法士は，患者が続けている生活の価値と意味を高めると同時に，近づきつつある死を支えるという相反することに対処しなければならない．

（訳・監訳　三木恵美）

文献

Aspinal, F., Addington-Hall, J., Hughes, R. and Higginson, I. J.(2003) Using satisfaction to measure the quality of palliative care：A review of the literature. *Journal of Advanced Nursing*, **42** (4), 324-39.

Bodiam, C.(1999) The use of the Canadian Occupational Performance Measure for the assessment of outcome on a neurorehabilitation unit. *The British Journal of Occupational Therapy*, **62** (3), 123-6.

Bye, R.(1998) When clients are dying：Occupational therapists' perspectives. *Occupational Therapy Journal of Research*, **18** (1), 3-24.

Canadian Association of Occupational Therapists (1997) *Enabling Occupation：An occupational therapy perspective*, CAOT Publications, Ottawa.

Department of Health (2000) *The NHS Cancer Plan：A plan for investment, a plan for reform*, HMSO, London.

Eva, G.(2001) *Occupational Therapy Outcomes：Perspectives of patients with advanced cancer*, Unpublished MSc thesis, Oxford Brookes University.

Grahame-Smith, D.(1995) Evidence-based medicine：Socratic dissent. *British Medical Journal*, **310** (6987), 1126-7.

Hasselkus, B. R.(1993) Death in very old age：A personal journey of caregiving. *The American Journal of Occupational Therapy*, **47** (8), 717-23.

HOPE (1999) *Survey of the Knowledge and Use of Outcome Measures by HOPE Members*. Unpublished report, College of Occupational Therapists' Specialist Section in HIV/AIDS, Oncology, Palliative Care and Education.

Law, M., Baptiste, S., Carswell, A., McColl, M. A., Polatajko, H. and Pollock, N.(1994) *Canadian Occupational Performance Measure*, 2nd edn, CAOT Publications, Toronto.

Lloyd, C. and Coggles, L.(1990) Psychosocial issues for people with cancer and their families. *Canadian Journal of Occupational Therapy*, **57** (4), 211-15.

Long, A. and Harrison, S.(1996) The balance of evidence. *Health Services Journal* (Health Management Guide), 1-2.

NCHSPCS (1999) *Commissioning Palliative Care Services for the Year 2000*, National Council for Hospice and Specialist Palliative Care Services, London.

Needham, P. R. and Newbury, J.(2004) Goal setting as a measure of outcome in palliative care. *Palliative Medicine*, **18** (5), 444-51.

NICE (2004) *Improving Supportive and Palliative Care for Adults with Cancer：The man-

ual, National Institute for Clinical Excellence, London.

Norris, A. (1999) A pilot study of an outcome measure in palliative care. *International Journal of Palliative Nursing*, **5** (1), 40-5.

Ward, G., Jagger, C. and Harper, W. M. H. (1996) The Canadian Occupational Performance Measure: What do users consider important? *British Journal of Therapy and Rehabilitation*, **3** (8), 442-52.

推薦資料

Assessment of Motor and Process Skills (AMPS) http://www.ampsintl.com/ (accessed on 14/02/2005).

Canadian Occupational Performance Measure http://www.caot.ca/copm/ (accessed on 14/02/05).

Clarke, C., Sealey-Lapes, C. and Kotsch, L. (2001) *Outcome Measures Information Pack for Occupational Therapy*, College of Occupational Therapists, London.

Functional Independence Measure (FIM) http://www.udsmr.org/ (accessed on 14/02/2005).

Palliative care Outcomes Scale (POS) http://www.kcl.ac.uk/depsta/palliative/pos/index.html (accessed on 14/02/05).

Schedule for the Evaluation of Individualised Quality of Life (SEIQoL) and Schedule for the Evaluation of Individualised Quality of Life-Direct Weighting (SEIQoL-DW), Department of Psychology, Royal College of Surgeons in Ireland Medical School, 123 St Stephen's Green, Dublin 2, Ireland.

Westcotes Individualised Outcome Measure (WIOM) Occupational Therapy Department, Westcotes Health Centre, Fosse Road South, Leicester LE3 0LP.

付録1

死にゆく人や近親者との死別を経験した人に
どのように働きかけるかについてのアドバイス

- あなた自身の感情を意識しなさい．共感を示すときは，絶望的に悲しい状況に対して悲しんだり怒ったりすることは適切である．しかしあなた自身の健康を保ち，自分自身の感情を操作することも必要である
- すべての人の問題を解決することはできない．そうすることがあなたに求められていることではなく，自分自身の限界と，いくつかの問題については解決困難であることを認識しなければならない．すべてのことに応えることを期待されてはいない．努力しすぎないで
- 自分自身の子育て本能に触れてみなさい．あなたは自分の仕事やケアによって苦痛を取り除き，状況がよくなればいいと思うかもしれないが，それはできないことである！
- すべての質問に答えがあるわけではない．生命や死はミステリーであり，おそらく近親者と死別した人が正しい質問をすることを手助けすることが，彼らへの最善の贈り物になるだろう
- 死を無視してはならない．死は必ず起こるものであり，違ったふうに装っても，ただ死を扱うのを延期しただけのことである
- 現実的に時間の配分を行うこと．一つの有益な行動は千の懸命な言葉に値する．行動のために必要な時間はわずかである
- 傾聴を心がけなさい．彼らが奪われている，語るためや怒りを表出するための時間と場所を与えなさい
- 悲嘆の特異性を覚えておきなさい．人はそれぞれ自分自身の方法で反応する権利をもっている
- 悲嘆は時間がかかるものであり，変化に適応するよう急かしてはならないことを覚えておきなさい
- 説得しなければならないが，決して脅してはならない．これら二つの微妙な区別を忘れてはならない
- 忍耐強く推し進め，平凡な物事を注意深く観察しなさい
- 低下や改善のサインに敏感であり，それに気づかなくてはならない
- こそこそと逃げてはならない．他のみんながそうするであろう
- 結局は専門職の支援が必要となることを覚えておきなさい

Rev. Tom Gordon（1995）in Cooper（1997）

付録2
潜在的にストレスの多い状況で働く際にスタッフの適応に影響を与える要因

- 仕事に対する自己認識
- 仕事と社会的生活との健康的なバランスの保持
- 仕事への覚悟
- マネジメントやサポートの保証がスタッフに与えられているかどうかに関する組織的問題
- サポートの利用可能性．もしも利用不可能であればストレスは増大する
- サポート利用が快く受け入れられていること
- 勤務時間の管理能力．記録のための時間も含め，仕事は勤務時間内に行えることが必要であり，未払い時間外労働は蓄積するべきではない
- 必要なときに休憩すること
- 個人的なストレスマネジメント戦略を設定する能力．たとえば疲れてきたときや寒くなってきたときにそれに気づいたり，何が間違っているのか考えるといったことを含む

Faulkner and Maguire (1994)

付録3
インタビューの中でのコミュニケーションのすすめ

するべきこと
　時間を与える
　プライバシーを確保する
　秘密を守る
　患者が話せるようにする
　患者が言うことを傾聴する
　表情等の非言語的合図に敏感となる
　個人的な基準にもとづいて情報の必要性を推測する
　痛みを伴う話題を話し合えるようにする
　沈黙を許容する
　ユーモアは，適切性が十分に確認された場合にのみ，入念に選択して用いる

するべきではないこと
　患者を悩ませているのが何であるかを知っていると思い込む
　安心づけのために不正確なことを言う
　クライエントへ情報を流しすぎる
　時間中，話し続けなければならないと感じる
　情報を保留する
　嘘をつく
　批評や非難を浴びせる
　心理的な問題に対して直接的なアドバイスを与える

Brewin（1991）and Cooper（1997）

付録 4
反感をもった事例に向き合う際の事前対策となる方針

- 事前の警告となる徴候を識別する
- 理性を使って分別ある態度で臨む
- 関連づける（考えを理解する）
- 隠された感情に応じる
- 退却する―これは適切で許されるものである
- 応答と対応を行う
- 報告する
- 記録する
- 再検討と再調査を行う

Lanciotti and Hopkins（1995）

付録5

自己表出を促すことによる治療的効果

- クライエントがこれまでに達成してきたことを回想するよう促すことで，自尊感情を高める
- 頻回な受診や入院，施設への入所によって自身のアイデンティティを喪失する可能性のある時期に，クライエントが自分の個性を重要視することができるようにする
- 豊富な個性によって，アイデンティティを強化する
- 他者とこれまでの人生経験を分かち合う機会を提供し，クライエントが今後の人生における役割を見いだすことを助ける
- クライエントが，自分自身を見いだすことのできる人生のステージを受け入れることができるよう助ける
- クライエントが悩み事をみんなに話すよう励ます
- 周囲の人が問題に気づくことで，問題解決の過程を助けることができる
- 作業療法士がクライエントのネガティブな考えをポジティブに変えるのを助けることができる
- クライエントの人生に意味，満足感，目的を与えるのを助ける

Stoter（1996）in Cooper（1997）

付録6
不安のマネジメントの評価

氏　名

- [ ] どのようなことが原因で不安を感じますか？

- [ ] 不安を感じるとき，いつも経験する身体的徴候はどのようなものですか？

- [ ] 不安を感じるとき，何を考えていますか？

- [ ] 不安を感じるとき，どうしますか？

- [ ] 不安を感じるときに困難になる活動にはどのようなものがありますか？

付録7
不安のマネジメントの支援プラン

氏　名

呼吸テクニック：

リラクセーション・テクニック：

不安を感じているときに有用ないくつかのポジティブフレーズ：

● 活動準備中：

● 活動中：

● 活動後……自分を褒めよう！

不安を感じる課題の達成を支援する小目標：

付録8

簡易呼吸テクニック

指導内容
1. きつい衣類を緩め，横になるか座るか，どちらでも楽な姿勢をとりましょう．背中はしっかり支えられているようにしましょう．
2. 望むなら目を閉じましょう．
3. 肩と胸部をリラックスさせてください．
4. お腹の上に手を置いてください．
5. （できれば鼻から）ゆっくり息を吸ってください．
   息を吸ったとき，手の下でお腹はゆっくりと膨らみます（腹筋を使って動かすことに努力すべきではありません）．
6. 肩と胸部はリラックスさせたままです．
7. 口からゆっくりと息を吐いてください．
8. お腹は手の下で緩やかに平らになるでしょう．
9. 中休みし，それから2〜9を繰り返してください．

練習の間，たとえば「リラックスしている」や「穏かに感じる」等のような，ポジティブな言葉やフレーズを考えましょう．

付録9
ネガティブ思考への挑戦

氏　名

不安を感じるとき，何を考えますか？

それらの考えは理にかなっていますか？　もしそうでないならば，なぜですか？

よりポジティブに考えるとどうなるでしょう？

付録10
リラクセーション・プログラム評価

氏　名： 　　　　　　　　　　　　　　カルテ番号：

以前にリラクセーションの経験がありますか？

不安は，あなたにどのような影響を及ぼしましたか？

　　徴候：　　　身体　　　　　思考　　　　　情緒

リラクセーションに何を期待しますか？

　　作業療法士：　　　　　　　　　　　日付：

　　アウトカム　　　　　　　　　　　　日付：

コメント
　セッション1

　セッション2

　セッション3

　セッション4

付録11

リラクセーション・フィードバック用紙

氏　名

リラクセーション・セッションの前後でどの程度の緊張/リラックスを感じたか 0〜10のスケールで評価しましょう．

スケール：0＝とてもリラックスしている
　　　　　10＝とても緊張している

日付　　　前 / 後　　　　低　　　　緊張　　　　高
　　　　　　　　　　　　0　　　　　　　　　　　10

1.

2.

3.

4.

付録12
リラクセーション：解放だけのテクニック

このテクニックを実施するための手引き：

- 実施前に重要なのは，筋リラクセーション・テクニックによって楽になっていることです
- 「解放だけ」のテクニックは，全身リラクセーションのために筋のリラックスに焦点をあてています
- ここでは緊張した筋とリラックスした筋の違いに気づけることが大切です
- このテクニックは，一度訓練したらストレス/緊張の解放やリラクセーションを得るために多くの状況（公共の場や社会的状況においても）で使用可能です

A. まず完全に楽になりましょう．椅子や床に身体をあずけましょう // 下肢を外側へゆっくりと揺らしましょう // 休息を感じ……しっかり支持されていることを感じましょう．

B. さあ，呼吸を意識しましょう // 息が身体に入ったり出たりするのを追いかけましょう // コントロールしようとしないでください．ただ呼吸の自然なリズムを感じましょう．

   息を吐き出すとき，全身がしぼみ，弱々しく，重くなるのをイメージしてください．

   息を吐き出すごとに緊張が心身の外へ流れ出すことをイメージしてください // 身体の中と外にゆっくりと息が流れるとき「静かに」することに注目しましょう．

C. さて額をリラックスさせましょう // すべてのしわを取り除きます // 深呼吸を続けます……眉毛もリラックスさせます // 顎まですべての緊張を次第になくしていきましょう // すべて行いましょう // 唇を離し，舌をリラックスさせましょう // 息を吸ったり吐いたりし，そして喉をリラックスさせましょう // どのように顔全体が安らかに緩んでいくかを感じましょう // ．

D. ゆっくりと頭を揺らし，首をリラックスさせましょう // 肩を解放し，ずっと下げておきます // 首を緩めます．そして肩は重く小さくなります // リラックスは腕から指先まで進みます // 腕は重く緩んでいます // 顎はリラックスしているため唇はまだ開いています // ．

E. 深く呼吸し，お腹，そして胸の広がりを感じましょう // しばらく息を止めましょう* // それから息を口から流れるようにゆっくりと吐きましょう // ．

F．お腹にリラックスが広がるのを感じましょう // 腹部のすべての筋肉が緊張から解放され自然体となります // 腰部も背部もリラックスさせましょう // 深い呼吸を続けます // 上半身が緩み，重くなるのを感じましょう // ．

G．そして下半身をリラックスさせましょう // 椅子に殿部が沈み込むのを感じます // 太ももをリラックスさせましょう // 膝をリラックスさせましょう // リラックスがふくらはぎからかかとまで進むのを感じましょう // 足のうらへ，つま先へと進みます // 床かベッドの上で足が温かく，重くなるのを感じます // 呼吸するごとにリラックスが深まります // ．

H．さて呼吸を続けながら身体の緊張を確認しましょう // 下肢はリラックスしています // 背中はリラックスしています // 肩や腕はリラックスしています // 顔はリラックスしています // 穏やかさと温かさとリラクセーションのみを感じます // ．

I．もしリラックスが難しい筋肉があったら，そこに注意を向けます // 背中は？ // 肩は？ // 太ももは？ // 顎は？ // 筋肉に注意を向け，今度は緊張させましょう // 緊張と解放を保ちましょう // 深い，深いリラクセーションの中で身体の休息を感じましょう // ．

J．さて，呼吸に注意を戻しましょう // 息を吸ったり……吐いたり……すると，お腹と胸がゆっくり上がったり，下がったりするのを感じましょう // しばらく音楽を聴きながらリラックスを味わいましょう．

（長めの小休止）

K．ゆっくりとあなたのいる部屋に焦点を戻しはじめましょう // まだ静かに，安定した方法で呼吸を行います // 準備ができたら目を開けます // 伸びをしましょう // そしてとてもゆっくりと座りなおしましょう // ．

＊自発呼吸のできない人には使用できません．

付録 13

イメージの誘導—「海のそばの小さなコテージ」

手引き：
- 自分でこの訓練を使用する場合，はじめに簡単な総合的リラクセーション手引きに従って行ってみましょう．

1. まずは完全に楽になりましょう // 床に身体をあずけましょう // 下肢を外側にぶらぶら揺らしてみましょう // 床に横たわる場合，上肢は身体のそばの床の上に休ませておきましょう // 休息と完全に支持されていること感じましょう // 目を閉じましょう // 顎は緩め，歯は食いしばっていないことを確認しましょう // 舌は口の下に穏やかに置かれているようにしましょう // 上の歯と下の歯にはわずかな隙間があり，唇はわずかに開いています．

2. さあ呼吸を意識しましょう // 息が身体に入ったり出たりするのを追いかけましょう // コントロールしようとしないでください // ただ呼吸の自然なリズムを感じましょう // 息を吐き出すごとに緊張が心身の外へ流れ出すことをイメージしてください //．

3. さて，身体がリラックスしたら，海のそばの小さなコテージの庭を想像してみましょう // あなたは心地よいガーデンチェアに膨らませたクッションを敷いて座っています // 周りにはコテージの庭の花，そして海の素晴らしい景色があります // 昆虫がゆっくりブーンと唸る音や頭上で鳴くカモメの声を聞きながら，太陽の暖かさの中で座っています // 下の海辺の波打つ音が遠くに聞こえます //．

4. しばらくして，椅子から立ち上がり輝く太陽で暖められた芝生の芝草の上を歩きます // あなたは広く滑らかな砂浜へ直接つながる一続きの階段を下ります // 砂浜の上で一人黙っていますが，遠くには遊んでいる小さな人影が見え，はるか遠くからそのかすかな声が聞こえてきます // 靴を脱ぎ，淡く，暖かく，乾いた砂の上を水辺に向かって下ります // 足の下に砂の暖かさを感じ，足の指の間にその砂を感じましょう //．

5. 海の近くまで来ると，砂は滑らかで，硬く湿ってきます // この新しい肌触りを感じましょう．砂は完璧に滑らかで，あちらこちらで小さなピンクの貝殻が太陽の光で輝いています // さて水辺まで来ました // あなたに向かってビーチをかけるきらきら光る泡を見て，温かくなり，浅瀬の水が足元を流れます // 海を見ると水平線に帆を見つけます // 岬を回って見えなくなる帆の動きを目で追いましょう // それから水辺に沿って歩き，足元を渦巻く波のリズミカルな音や波の上を踊る太陽の光を楽しみましょう //．

6. さてコテージに戻りましょう // 滑らかで硬い砂の上を歩いて戻ります // 淡く粉状の砂を越えて // 芝生へと戻る階段を上がっていきます // 芝草は温かく砂のついた素足には冷たく新鮮に感じるでしょう // 再び椅子に腰を下ろしましょう．目を閉じましょう，そして午後遅い太陽の暖かさで温まりましょう // ．

　　　// 長めの小休止 //

7. もう一度呼吸に集中しはじめましょう // 息を吐くごとに身体から緊張が抜け，息を吸うごとにリラックスが得られることをイメージしましょう // ゆっくりとわれわれがいる部屋に戻ってきましょう // よいときに目を開けてください // ．

付録14

ケーススタディ

ケーススタディ1　生活歴を反映した事例

D氏
年齢：48歳
診断名：転移性乳がん

【病歴】
　乳がんと診断されたのは5年前で，D氏は右の乳腺切除術を受け，術後化学療法と放射線療法を受けた．昨年，前中胸骨，肺，腎臓への転移と診断された．D氏の右手には軽いリンパ浮腫も現れていた．今年になって，D氏の両下肢に筋力低下がみられ，脊髄の圧迫が疑われた．CTスキャンによって転移が髄膜へも広がっていることが明らかになった．彼女は放射線療法，ステロイドの投与，化学療法を受けた．
　D氏はインシュリンでコントロールしている糖尿病があり，そのため化学療法の実施に際しては化学療法後の血糖値をたびたびチェックしなくてはならなかった．

【社会歴】
　D氏は既婚者で，16歳の娘と12歳の息子の二人の子どもがいた．彼女は学習障がい児を担当する教員として働いていた．

【作業療法介入】
　最初の診断時に，D氏は乳がんサポートグループを紹介され，がんやその治療に関する教育プログラムを受けた．彼女はネガティブ思考や自分自身の感情をコントロールするのを助けるための認知行動的テクニックを教わった．作業療法士はストレスマネジメントやリラクセーション・テクニックの指導を行った．この7週間のコースの後，さらなる作業療法は行われなかった．
　腎臓や前中胸骨，肺への転移が見つかって再入院した1年前には，呼吸困難のマネジメントを目的に作業療法が紹介された．彼女の社会的状況は一変しており，夫と離婚し，自宅退去を求めた夫との厳しい争いの最中であった．彼女の両親は，彼女と子どもたちを自分たちの家に引き取った．D氏は1月からパートタ

イムで新しい仕事をはじめようと考えていた．
作業療法介入は以下の内容で行われた．

- 息切れが活動（ADLや移動能力等）にどのような影響を与えているかを評価する
- 不安のマネジメントや呼吸コントロール，前もってリラクセーション・エクササイズを学んでおくことについてアドバイスを行う
- 必要に応じて福祉機器を提供する（この段階では，D氏は福祉機器の使用を検討することを拒否した．おそらく，幼い息子と暮らしている自宅を病院のようにはしたくなかったものと思われる．しかし彼女は1階のトイレについて検討するために地域社会サービスに照会してほしいと申し出た）
- 生活スタイルの調整と活動スケジュールについてアドバイスを行う

彼女は今年に入り脳軟膜の腫脹が見つかり，歩くことができなくなった．医療チームは放射線療法，ステロイド治療，化学療法によってD氏の状況が改善することを期待している．両親の助けもあり，彼女は1階にトイレとシャワーの小部屋を建設中である．娘は大学に通っており，息子は学校の試験を受けている．

【作業療法介入】
- D氏の希望に沿うように，環境の評価と調整について話し合う．脳への放射線療法の後に，D氏の下肢が再び歩けるようになるまで回復することは不可能だと明らかになった．現在行われている住宅工事について，車いすでのアクセスに適したものにする必要があることをD氏と父親と話し合った．トイレやシャワーを使用する際に車いすでのアクセスが行えるスペースを確保するため，また，提供するシャワーをどのような型にする必要があるのかを検討するために，作業療法士と地域作業療法士が建築業者に会うことについて同意を得た
- 車いすを提供する
- 操作方法，移乗，移動について評価とアドバイスの提供を行う
- D氏の状態の変動を考慮した定期的な見直しと，D氏と子どもたち，そして彼女の両親が状態悪化に対処できるよう支援するための定期的な見直し．D氏の息子は特に彼女の機能低下に対処できていなかったので，家族を支援するワーカーの照会についてD氏と話し合いを行う
- D氏の状態の評価を行う

【上記した作業療法介入の目的】
- 可能なかぎり長くD氏が自宅での生活を継続する
- 身辺処理活動が最大限自立できる
- D氏の自宅での安全を維持する
- 家族の状態が悪化した場合には特に，家族への支援を提供する

【D氏に対して実施した作業療法についての反省】
　今年の彼女の最後の入院では，作業療法は，自立のために猛然と闘った非常に頑固なD氏を巻き込んで行われた．作業療法士が驚くほどにD氏の悪化が非常に急激であったために，建築業者や地域作業療法サービスと密接に連絡を取りながら仕事を行ったにもかかわらず，われわれはD氏を自宅に帰すことができなかった．作業療法士はまた息子や家族のための家族サポートを提供することができなかった．生徒の個人的問題まで面倒をみてくれる学校サポート・サービスによる支援を家族が受けることが望まれた．家族サポートの必要性についてD氏とより早い段階で話し合いを行うために，別のアプローチを行うべきであった．彼女の病気の進行が非常に急速で，まれな経過をたどったために，作業療法実践の中で変化に対応することができなかった．

ケーススタディ② 小児の事例

スティーブン
年齢：15歳
診断名：Duchenne型筋ジストロフィー

　スティーブンは普通学級に通っている．彼が中学校に入る前，地域の小児専門作業療法士であるリンが評価を行ったうえで，学校に対し，環境やカリキュラムについてスティーブンに必要な支援に関するアドバイスや提案を行った．彼女は数年間スティーブンを担当しており，彼の運動技能が時間とともに低下していることを知っていた．リンはスティーブンの初めての車いすを選定し，定期的にシーティングの調子を見直した．彼女は学校に対し，スティーブンがあらゆる場面で使用するコンピュータについてアドバイスを行い，移動方法や操作方法（たとえば，学校でトイレを使用する際の方法）の説明等，ありとあらゆる活動について教師や介護アシスタントにアドバイスと援助を行った．リンは在宅の社会的サービスの作業療法士と，昇降機や入浴用福祉機器，車いすでのアクセス等につ

いて連絡を取り合った．リンは Duchenne 型筋ジストロフィーの進行段階について知っており，身体的には依存的になっているとしてもスティーブンには10代の少年としての自立の必要性があることを気にかけていた．彼女はスティーブンの家族のこともよく知っていた．

　スティーブンは時折，レスパイト（一時休息）と，同年代の Duchenne 型筋ジストロフィーの子どもたちに会うことを目的として，小児ホスピスに入院した．彼は作業療法士を含め，スタッフのこともよく知っていた．17歳のとき，スティーブンは肺炎を患い，状態が悪化した．彼は終末期ケアを受けるために病院からホスピスに転院した．緩和ケア専門作業療法士はケアチームの一員として，たとえば入浴の際に必要な福祉機器や自助具等の操作方法，移動やポジショニング等の評価を通して，スティーブンがより快適に過ごせるよう援助を行った．スティーブンは不安の徴候をみせ，それが呼吸にも影響を及ぼしていたので，緩和ケア専門作業療法士は彼と過ごす時間をもつようにした．彼女はスティーブンが落ち着きを取り戻せるよう，イメージを使ったリラクセーション・テクニックを彼と一緒に行った．作業療法士は両親の不安にも気づき，ホスピス・チームの一員として両親の話を聞いたり，語り合ったりして過ごす時間をもつようにした．スティーブンの妹は，かなりの引っ込み思案だった．作業療法士はスティーブンのリラクセーションに妹を誘い，スティーブンの病状についてどのように理解しているか話をした．

　この作業療法士はリンと連絡を取り合い，情報提供を続けていた．リンはホスピスにいるスティーブンと彼の両親を訪ねた．スティーブンはホスピスで亡くなった．ホスピスの作業療法士はケアチームの一員として，彼のエンゼルケア（死後のご遺体のケア）や，遺族ケアに何度か関わった．作業療法士はスティーブンの妹のことも気にかけて，きょうだいのための遺族会で様子を定期的にみている．

ケーススタディ3　創作活動

女性
年齢：42歳
診断名：脳転移

　この患者は脳転移のためにコミュニケーションの問題が急激に進行し，夫との会話ができなくなったことによって，その関係に摩擦が生じていた．彼らはこれまで常にすべてを共有し分かち合っていたが，今では彼女は自分が行った活動に

ついて夫に詳しく話をすることができず，彼らの会話はかなり限定されていた．小さなリングファイルを，スタッフも書き込むことのできる日記として使い，彼女が参加した活動の様子をデジカメで撮影しそれに付け加えることで，夫は会話のきっかけやクローズド・クエスチョン（yes-noで答えられる質問）のために必要な情報を得ることができた．また，これによって情報がデイホスピスのスタッフにも伝わるようになり，チームで扱われるべきさまざまな問題について夫ではなく患者本人と話し合いが行えるようになった．これは，患者にコントロール感（自己統制感）と自尊感情を回復させることとなった．

患者の活動を概観できただけでなく，日記の使用は以下の結果につながった．

- ポジティブな達成感を強調し，記録を残す
- 自宅でも継続して行うことのできる，機能を最大限に生かす代替方法を提案する
- 患者と介護者のモチベーションを高める
- 夫婦関係の問題に焦点をあてる
- 自己表現やカタルシス（精神浄化）となる
- 日記そのもの，写真，詩，手紙，関係のあった人とのやり取りの記録，という形で思い出を残す

ケーススタディ4　創作活動

ジョーン
年齢：60歳
診断名：進行肺がん

　ジョーンの人生における喜びは，人を楽しませることであった．彼女はいつも自家製の菓子でパーティーやクリスマス会の企画や準備をして，自分の家に家族や友人を招いていた．しかし，今年のクリスマスでは，以前のような役割を果たすことができないことは明白だった．彼女は，自分が家族をがっかりさせてしまうことや，ほかの誰かが彼女の役割を乗っ取るかもしれないことを考え，取り乱していた．彼女の娘たちは料理やその他の準備ができて本当に幸せだったが，ジョーンは娘たちでは大人数の食事を賄うことができないと思い，彼女たちがそれにどう対処するのか心配していた．われわれが「やるべきことリスト」を一緒につくりはじめるとすぐに，ジョーンは家族や友人のそれぞれに手伝ってもらう

ことを書き出していった．彼女は活動グループでクラッカーをつくり，その中に，彼女自身がつくったものや買ったもの，あるいは孫にあげようと思っていた自分のジュエリーの一部といった小さなプレゼントを入れた．家族はこの日のことについて彼女にさまざまなアドバイスを求め，すべてはジョーンが望んだように進行した．このようにして，ジェーンのおかげで素晴らしい一日となったと誰もが思っていることに，彼女は満足感を得ることができた．

付録15

日常の活動をマネジメントして呼吸困難とつき合う方法
5Pを覚えましょう！

Prioritize（優先順位をつける）

　日々の生活の中であなたにとって大切な活動は何かを考えましょう．そして，その活動を行えるようにエネルギーを温存しておきたい活動は何か，優先順位をつけましょう．

　あなたのエネルギーを温存するために，必ずしも必要でない活動はやめてしまいましょう．

Plan（計画を立てる）

　あなたのエネルギーをできるだけ温存するために，活動を可能なかぎり系統だててみましょう．

　一日の中で最も活動的になれるのはいつで，休息するのに最適なのはいつか，考えてみましょう．

　一日にたくさんのことをしすぎないようにしましょう．この先1週間で行える活動の計画を立てましょう．

Pace（ペースを守る）

　活動する時間と休息する時間のバランスが重要です．活動の合間には休息をとり，物事を片づけてしまうために少し余分な時間をとっておくようにしましょう．

Position（姿勢を調整する）

　呼吸苦を感じたときに楽になれる姿勢を見つけて，自己対処法として練習しましょう．

　あなた自身が苦痛を感じないように，またエネルギーを温存するために，自分の姿勢について考え，それを維持するように努めましょう．

Permission（許容する）

　呼吸困難や疲労を引き起こす活動を**しない**ことを，自分自身に許しましょう．

　「しなければならない」，「すべき」という言葉で考える代わりに，物事の考え方を変えて，「……したい」，「……できたらいいな」と自分自身に言うようにしてみましょう．

　　　　　　　　　　　　　　　　　　　　　　　　　　　　　　Ewer-Smith et al（2002）

付録16

呼吸困難の際の自己対処法の計画書

名前：　　　　　　　　　　　　　カルテ番号：

＜姿勢＞

＜肩甲帯と上部胸郭をリラックスさせる方法＞

＜緩やかに下部胸式呼吸を助けるテクニック＞

＜リラクセーション・テクニック＞

上記のテクニックを練習しましょう

Ewer-Smith et al（2002）

付録17
こっそり教える大事なコツ！

● のんびり歩きましょう．特に，緩やかな坂道を登るときは，頻繁に休憩しましょう．近所のショッピングセンターに，必要なときに借りられる車いすがあるかどうかチェックしておきましょう．

● 一日に何度も階段を使うのは避けるようにしましょう．もしも可能なら，朝と晩に一回ずつ階段を使うようにしましょう（こういうときのために計画を立てましょう！）．

● できるだけ身体を前に曲げないようにしましょう．洗濯物を洗濯機から取り出すときは座り，物を整理するときは机の上に置き，援助の手を借りるようにしましょう．

● 入浴や更衣の際は，できるだけ腰をかけて，前かがみにならないようにしましょう．入浴後に身体をふくときにも椅子を用意しましょう．

● 友だちに，電話に出るまでに少し時間がかかることを知らせておきましょう．そして，通話中は必ず座るようにしましょう．

Ewer-Smith et al（2002）

文献

Brewin, T. B.(1997) Dilemmas faced by occupational therapists. *Occupational Therapy in Oncology and Palliative Care*（ed. J. Cooper）, Whurr, London, p.19.

Ewer-Smith, C., Patterson, S., Lowrie, D., Vockins, H. and Watterson, J.(2002) *Relaxation Programme*, The Royal Marsden Hospital Occupational Therapy Department. Unpublished.

Faulkner, A. and Maguire, P.(1994) Dilemmas faced by occupational therapists. *Occupational Therapy in Oncology and Palliative Care*（ed. J. Cooper）, Whurr, London, p.15.

Gordon, Rev. T.(1997) Dilemmas faced by occupational therapists. *Occupational Therapy in Oncology and Palliative Care*（ed. J. Cooper）, Whurr, London, p.14.

Lanciotti, L. and Hopkins, A.(1995) Dilemmas faced by occupational therapists. *Occupational Therapy in Oncology and Palliative Care*（ed. J. Cooper）, Whurr, London, p.21.

Stoter, D.(1997) Dilemmas faced by occupational therapists. *Occupational Therapy in Oncology and Palliative Care*（ed. J. Cooper）, Whurr, London, pp.27-8.

用語解説

悪液質　cachexia：栄養失調と全身状態の悪化の特徴的な状態

異常感覚　paraesthesia：異常な触知覚．例として外界からの刺激がない状態での灼熱感や刺すような痛み

Wiskott-Aldrich（ヴィスコット-オールドリッチ）症候群　Wiskott-Aldrich syndrome：男児に発生する伴性（劣性）遺伝疾患で，湿疹や血便，深刻な免疫不全による細菌性感染への易感染性が特徴である

エイズ　AIDS（acquired immune deficiency syndrome）：後天性免疫不全症候群．CD4（CD4陽性T細胞）数が200未満かつ一般的な日和見病原体からの感染症（日和見感染症）が一つ以上認められることにより診断される

HIV：致命的な疾患となり得るエイズの原因となるレトロウイルスの一つ（human immuno-deficiency virus：ヒト免疫不全ウイルス）

Edwards（エドワーズ）症候群　Edwards syndrome：18番目の染色体にもう一つ過剰な染色体のコピーが存在することによる先天障害．多くの場合，器官の奇形や独特の顔面・骨格の奇形がみられる

MRIスキャン　MRI scan（magnetic resonance imaging scan）：磁気共鳴映像法．脊髄や脳，肉腫に，また骨転移を明らかにするために多く用いられる．MRIはどの面でも画像を作成することができ，放射線の被曝もないのでX線よりも繰り返し用いられる

エルゴノミクス（人間工学）　ergonomics：最も効率的にエネルギーや装置を使う方法を編み出すことを目的に，個々の人と環境とを結びつける科学

嚥下困難　dysphagia：飲み込み（嚥下）における困難

横紋筋肉腫　rhabdomyosarcoma：大腿や腕に存在する横紋筋の悪性腫瘍．思春期に好発する

OI：免疫抑制状態にある身体に認められる日和見感染（opportunistic infection）

オピオイド　opioid：オピエートによく似た合成麻薬だが，オピエートも合成麻薬も両方使用頻度が高まってきている

覚醒剤　psychostimulant：抗うつ作用もしくは気分の高揚をもたらす薬剤

片麻痺　hemiplegia：身体半側の麻痺

Kaposi（カポジ）肉腫　Kaposi's sarcoma：PLWHA（people living with HIV and AIDS：HIV感染者/エイズ患者）にみられる悪性の皮膚腫瘍であり，顔面だけでなく腸管や肺内部にも生じる

鎌状赤血球貧血　sickle cell anaemia：アフリカ系カリブ人に生じる（ことの多い）先天的な貧血．三日月状の赤血球を特徴とし，急激な腹痛や下肢の潰瘍，深刻な関節痛を生じさせる．生命を脅かす疾患

がん（腫）　carcinoma：上皮組織由来の悪性腫瘍．上皮には皮膚のような体外の上皮も気管支や消化管の内壁の上皮も両方含む

がん遺伝子　oncogene：悪性の形質を与えるDNAの特定の分節

感覚　aesthesia：知覚，触覚または痛覚を含む外的刺激に対する感覚

カンジダ　candida：身体の多湿な部位を侵す真菌．例：口腔または生殖器（膣）カンジダ症

肝腫大症状　hepatomegaly symptom：肝臓の増大によって生じる（症状）

関節痛　arthralgia：関節部の疼痛

気管支　bronchi（単：bronchus）：気管が分岐する部位の管であり，左右それぞれの肺へと及ぶ．肺の細部に至り，最も細かい細気管支まで複数分岐している管の総称

気管支拡張症　bronchiectasis：肺の感染症による炎症，腫瘍または先天的な呼吸器疾患による閉塞のために気管支や細気管支の拡張が持続かつ進行する疾患

機能障害　dysfunction：通常の行動における困難さや，器官の機能が阻害もしくは損傷されること

Castleman（キャッスルマン）症候群（Castleman腫）　Castleman's syndrome：縦隔（左右の肺を隔てている胸腔内の空間）から生じる多くのリンパ組織のみに孤発する（腫瘤）

急性骨髄性白血病　AML（acute myeloblastic leukaemia）：正常細胞を含む骨髄全体を完全に死滅させるきわめて集中的な化学療法を必要とする白血病の一種．この化学療法は，がん細胞が再発することなく正常細胞が再生することを期待して意図的に行う

急性リンパ性白血病　ALL（acute lymphoblastic leukaemia）：英国の小児がんの25％以上を占める悪性腫瘍であり，薬物療法の効果も薄く，急性骨髄性白血病（AML）よりも予後が不良である．大抵は急性骨髄性白血病に対する薬物療法と同様，骨髄への深刻な侵襲がない薬物療法に素早く反応する（急性骨髄性白血病参照）

強直性脊椎炎　ankylosing spondylitis：関節の骨性強直と靭帯の骨化を起こし，疼痛を引き起こすことを特徴とする，関節リウマチが脊椎を侵した状態

Guillain-Barré（ギラン-バレー）症候群　Guillain-Barré syndrome：急性の感染性ウイルスにより末梢神経障害（身体の四肢の感覚運動障害）からすべての主たる運動と感覚神経および筋の一時的な機能消失が引き起こされ，全身の麻痺に至る

クリプトコックス髄膜炎　cryptococcal meningitis：真菌による日和見感染の一つであり，脳脊髄を覆う髄膜に病巣をつくり，強烈な頭痛，軽度精神症状，光に対する過敏，視覚鈍麻，発熱，発話困難を引き起こす

形質細胞腫瘍　plasma cell neoplasm：形質細胞の異常な発育

形質細胞様分化　plasmacytoid differentiation：顕微鏡下で周囲の細胞と異なる独特な形態をもつ形質細胞とそのがん化を示す現象

結核　tuberculosis（TB）：吸入される微小な飛沫に含まれる煙霧質の生物により人から人へと伝染する細菌性の感染症．例：近くにいる人の吐いた唾液，せき，くしゃみによって感染する

高カルシウム血症　hypercalcaemia：血中のカルシウム濃度が過剰となり，軽度の意識障害や失見当識，倦怠感，筋力低下，抑うつ，食欲不振，悪心，便秘などがみられる

向精神薬　psychotropic drug：精神活動を修正するために用いられる薬物．大抵は精神状態に作用する薬剤を指す

抗体陽転（セロコンバージョン）疾患　seroconversion illness：感染に対する反応として血中の抗体が陰性から陽性に転換すること

好中球減少症　neutropenia：健常人にみられる循環血液中の割合における好中球の数よりも好中球数が減少すること．すなわち白血球数の減少

抗不安薬　anxiolytics：不安や緊張，興奮を和らげる薬物

抗レトロウイルス療法　antiretroviral therapy：ヒト免疫不全ウイルス（HIV）のようなレトロウイルスの活動を停止もしくは抑制させる薬物を用いる治療

呼吸困難　dyspnoea：呼吸における困難さや苦しい息づかい

骨髄腫　myeloma：通常骨髄にみられる，（形質細胞に似た骨髄腫）細胞で構成される腫瘍

固有感覚　proprioception：空間での関節の位置を示す筋や腱の活動を感受する関節内の特殊な感覚神経終末により伝達される情報

固有心筋細胞　myocardial cell：心筋の細胞

コルチコステロイド　cortico-steroid：コルチゾンと類似する作用をもつホルモンの総称．放射線療法や感染症より生じる炎症を和らげる作用がある

サイトメガロウイルス感染症　cytomegalovirus infection：特徴としてはやや大きな細胞であり，大抵は成人の肺や小児の唾液腺に存在する

細胞障害性薬物　cytotoxic drug：血液中に注入し，細胞の増殖・分裂能を阻害することによりがん細胞を破壊する．正常細胞も損傷されるが大抵の正常組織は再生する

細胞内マイコバクテリウムアビウム　Mycobacterium avium intracellulare：HIV感染者/エイズ患者（PLWHA）に生じる日和見感染の一つで，呼吸器系の感染を引き起こす

サラセミア　thalassaemia：ヘモグロビンの産生に影響する特定の遺伝子（の変異）による地中海民族に生じる（ことの多い）慢性的な貧血

サルコイドーシス　sarcoidosis：リンパ節や他の器官に存在する肉芽腫（がん組織ではない新たな組織の増殖であり，疾患のある身体への反応として現れる）の慢性的な炎症を引き起こす原因不明の疾患

Sanfilippo（サンフィリポ）症候群　Sanfilippo's syndrome：身体蛋白と代謝の機能不全であるムコ多糖症と関連がある（疾患）．骨格はあまり影響を受けないが，認知面・学習面での深刻な障害が生じやすい

CDC：米国疾病予防管理センター（Centers for Disease Control and Preventionの略）

CTスキャン　CT scan（computed tomography scan）：コンピュータ断層撮影法．異常部位や組織の増大，吸収域の違いを明示できる．したがって，原発腫瘍の浸潤の程度を示し，隣接したリンパ節や多臓器への転移巣を描出できる

CVA：脳血管障害や脳卒中（cerebrovascular accident）

自家骨髄移植　autologous transplantation：化学療法に続いてレシピエントに自身の骨髄細胞を移植すること

失語（症）　aphasia：単語を見つけたり発話に必要な事柄を統合したりする能力の障害

失行（症）　apraxia：大脳皮質の領域の障害によるもので，運動麻痺や理解力の低下とは関係のない，熟練し既に学習しているはずの運動技能を遂行する能力の障害

失調（症）　ataxia：脳疾患により，動作を行うために必要な筋力は依然保たれているものの，筋の協調性と動作との調和が欠落している状態

脂肪萎縮症　lipoatrophy：皮下脂肪の減少

手根管症候群　carpal tunnel syndrome：手根管における正中神経の圧迫により生じる症状

の総称．肘以遠，手，手指の疼痛，灼熱感やぴりぴり感を伴う異常知覚がみられる

腫瘍学 oncology：腫瘍の治療の研究と実践（の学問）

腫瘍活性 neoplastic activity：（腫瘍）細胞の新しくて異常な増殖の活動

上皮がん epithelial cancer：体内の管や小さな腔を含む，身体内外の表面を覆っている細胞のがん

食欲不振症 anorexia：コントロールできない食欲の低下もしくは欠如．疾患から生じる症状や治療（例：放射線療法や化学療法，もしくはその併用）によって引き起こされる悪心によるものが多い

除神経 denervation：一つの神経全体もしくはその一部の切除もしくは消失

神経芽細胞腫 neuroblastoma：アドレナリンを産生する腺の特定の部位に生じる脳腫瘍．手術または放射線療法を追加で行い，進行例には化学療法も用いる

進行性多巣性白質脳症 progressive multifocal leukoencephalopathy：神経線維の髄鞘（覆い）に作用する，まれな疾患．エイズによる免疫抑制状態の患者で発症する

新生物 neoplasm：組織からの新たな異常増殖，もしくは腫瘍

心膜液貯留 pericardial effusion：心疾患やがんのために心膜（心臓を覆っている滑膜）腔に水分もしくは血液が貯留した状態

水痘・帯状疱疹ウイルス varicella zoster virus：小児の水痘また成人の帯状疱疹の原因（となるウイルス）

髄膜 meninges：脳脊髄を被覆する膜

星状細胞腫（星状膠細胞腫，アストロサイトーマ） astrocytoma：脳腫瘍の中で最も頻度の高い悪性腫瘍．脳のアストロサイト（星状細胞）から生じる腫瘍

赤血球（生成）促進剤 erythropoietic agent：赤血球の生成を促進させる薬物療法で使用される

線維化性肺胞炎 fibrosing alveolitis：びまん性肺胞障害や肺組織の線維化（硬化）の結果として生じる進行性の炎症状態

腺がん adenocarcinoma：甲状腺や胃，膵臓等の腺様構造が共通の特徴となる組織の細胞から発生するがん

掻痒 pruritus：かゆみ．例として尿毒症による掻痒は慢性腎不全から生じるかゆみであり，他の内科的疾患や皮膚疾患によるものではない

組織発生 histogenesis：胚子胚葉層の未分化な組織からの形成もしくは発達

退形成 anaplasia：互いには適応しているものの細胞が未分化な腫瘍組織の特徴の一つ

体腔内滲出液 body cavity effusion：腹腔のような体腔の中に溢れ出てきた液体．これらの液体は疾患の反応として体内で生成され，臓器を圧迫するために，ダメージを与えている部分から排出させる必要がある

帯状疱疹後神経痛 postherpetic neuralgia：帯状疱疹の罹患後に皮膚に神経分布に沿って持続的な灼熱痛と知覚過敏が生じること

脱髄 demyelination：神経を覆う髄鞘の欠落，消失，崩壊

単純疱疹ウイルス herpes simplex virus：口唇や鼻孔，眼瞼周囲に疱疹を生じさせる

知覚過敏 hyperaesthesia：感覚が興奮し，感受性の閾値が低下すること．大抵は，通常の痛みの伴わない触覚刺激でも非常な痛みを感じる

注意　attention：（ある対象に対して意識の）焦点を合わせ，（意識を）移し，複数の異なる課題に（意識を）配分させる能力

注意障害　inattention：特定の課題に対して意識を集中させたり転導させたりする能力の障害

Duchenne（デュシェンヌ）型筋ジストロフィー　Duchenne muscular dystrophy：伴性劣性遺伝による筋ジストロフィーの特徴的な一つの型で，男児に限られる．骨格筋が退化もしくは死滅し，脂肪組織や線維組織に置換され，その結果，筋力低下が生じる．進行したケースでは呼吸筋が弱化する

転移　metastasize：大抵は血管，リンパ管，髄液を介して（腫瘍細胞が）身体の別の領域に（同一病変を発生させ）拡散すること

統合運動障害　dyspraxia：協調性が求められる活動における部分的な能力障害．例として，着衣における統合運動障害は身体認知や服の構造理解に対する困難が関係している

同種移植　allogenic transplantation：同種間（動物からヒトではなく，ヒトからヒト）でドナーからレシピエントに細胞が移植されること

トキソプラズマ脳症（脳炎）　cerebral toxoplasmosis：体液の感染源に直接さらされることによって伝染する，急性もしくは慢性に脳の広範囲に影響する疾患

内皮　endothelium：肺や血管，心臓，腹腔，関節といった体内のさまざまな管や腔に存在する膜．この膜は薄く平坦な細胞で覆われた一層の線維で構成されており，非常に滑らかな表面をつくり，滑液を分泌している

Niemann-Pick（ニーマン-ピック）症候群　Niemann-Pick syndrome：血液や骨髄細胞が（空泡化し）泡沫となることや，神経学的な変性が臨床徴候として出現する症候群．アシュケナージ系ユダヤ人の子どもに最もよくみられる

肉芽組織　granulomatous：創傷治癒の最初の段階として創のある表面に新たに増殖して形成される組織

肉腫　sarcoma：軟部組織や結合織，骨の原始的ながんの増殖

乳腺切除術　mastectomy：乳房や乳腺組織を外科的に除去すること

ニューモシスチス・カリニ肺炎　Pneumocystis carinii pneumonia：HIV感染者/エイズ患者（PLWHA）の間で急速に発展する肺炎の一つ．皮膚，眼球，脾臓，肝臓や心臓にも症状が生じ得る

ニューロパチー　neuropathy：末梢神経系そのものの機能の障害，もしくは末梢神経組織の病理学的変化を指す

ニューロン　neurone：神経細胞

認知　cognition：知覚・思考・記憶等の意識の能力

認知症　dementia：知的機能の低下を特徴とする器質的精神障害

脳症　encephalopathy：脳の変性疾患のいずれをも指す

Burkitt（バーキット）リンパ腫　Burkitt's lymphoma：悪性リンパ腫の一種で，腹部の腫瘍とともに中央アフリカでみられることの多いもの

肺炎　pneumonitis：肺の炎症

肺胞　alveolar：肺の腺組織や肺胞嚢と関わりのある微小な組織

白質ジストロフィー　leukodystrophy：神経線維の髄鞘の障害による神経学的な疾患であ

り，遺伝病の一つ．協調運動における拙劣さと機能的能力の退化がみられる

白血病　leukaemia：血液や骨髄内の白血球やその前駆体の異常な増殖と発生を特徴とする進行性の悪性造血器腫瘍

Batten（バッテン）病　Batten disease：5～10歳の小児期に発病する先天性疾患．急激に失明に至り，発作による障害や精神知能低下を引き起こし，20歳になる前に死に至ることの多い疾患

発話困難　dysphasia：協調性や単語を探すことの困難さから生じる言語面での障害

半盲（症）　hemianopia：部分的な視野欠損であり，大抵，視野の4分の1もしくは半分が特定的に影響を受ける

非Hodgkin（ホジキン）リンパ腫　non-Hodgkin's lymphoma（NHL）：Hodgkinリンパ腫と重要な点で異なるリンパ腫の総称．リンパ節の悪性形質転換によって特徴づけられる疾患を幅広く指す

病的骨折　pathological fracture：腫瘍や骨粗鬆症等の疾患により骨が脆弱化しているときに生じる

表皮水疱症　epidermolysis bullosa：まれな遺伝性疾患の一つで，皮膚に対する外傷の反応として水疱をつくる．結果として体内の水疱や栄養障害，感染，手足の機能障害を引き起こす

病変　lesion：原義的には損傷であるが，現在は大抵の場合器官や組織のすべての病的変化を指す

浮腫　oedema：身体組織内の体液の過剰な蓄積
　　※訳者注：edemaという表現も多く用いられている

不全片麻痺　hemiparesis：身体半側の部分的な麻痺もしくは弱化

不全麻痺　paresis：不完全な運動麻痺であり，身体の一部の廃用状態よりも深刻な弱化

平滑筋肉腫　leiomyosarcoma：内臓壁や血管壁等に存在する平滑筋組織に由来する悪性腫瘍．平滑筋肉腫は身体のどこでも生じ得るが，最も多いのは子宮と消化管である

PETスキャン　PET scan（positron emission tomography scan）：陽電子放射断層撮影法．大量の電子，それも帯電している陽電子を用いる走査装置．放射性薬剤（トレーサ，アイソトープ）が患者に投与され，別の方法では発見できなかったであろう体内のあらゆる部位の腫瘍を明らかにする

Pel-Ebstein（ペル-エブスタイン）熱　Pel-Ebstein rising and falling fever：Hodgkin病でみられる．

扁平上皮がん　squamous cell carcinoma：気管支や食道のような器官の表面や上皮層の細胞に生じる悪性腫瘍

Hodgkin（ホジキン）病　Hodgkin's disease：顕微鏡下では非Hodgkinリンパ腫の細胞と若干異なっているように見える．Hodgkin病は疼痛がなく，解剖学的なリンパ節の広がりに沿って腫大がみられる．発症のピークは30代で，その後にまたピークが現れる

ホメオスタシス（恒常性）　homeostasis：体内の不均衡を適正化する能力．例：体内の二酸化炭素分圧が高いという事態が発生すると，身体はそれを正常化させようとする

末梢神経障害　peripheral neuropathy：身体の末梢神経機構の機能悪化を意味する総称

慢性骨髄性白血病　CML（chronic myeloid leukaemia）：壮年期に発現することが多く，経

口のα-インターフェロンによる治療が行われるが，急性骨髄性白血病（AML）に対する治療よりもはるかに穏やかである

ミオパチー　myopathy：筋そのものの機能の障害，もしくは筋組織の病理学的変化を指す

ムコ多糖　mucopolysaccharide：身体における蛋白質の構成要素を指す生化学用語

無視　neglect：身体の一部もしくは身体の一部の領域に対する意識が欠落すること．大抵は片麻痺に合併する

免疫抑制　immunosuppression：疾患や治療により体内の免疫システムが抑制もしくは易感染性となる現象

Ewing（ユーイング）肉腫　Ewing's sarcoma：骨小円形細胞の，転移の可能性の高い悪性腫瘍の一つ．大抵，小児もしくは青年の長管骨の骨幹部や肋骨，扁平な骨に発生する

リポジストロフィー（脂肪異栄養症）　lipodystrophy：全身性または部分的な脂肪の代謝障害

リンパ球増殖性疾患　lymphoproliferative disorder：リンパ系に影響を及ぼすリンパ組織の増殖を特徴とする

リンパ系　lymphatic system：体内の組織から血流へ溢れ出した体液を運搬するリンパ管とその組織の総称

リンパ腫　lymphoma：リンパ系，リンパ腺の悪性疾患で，易感染性や寝汗，発熱，体重減少を伴うことが多い

リンパ浮腫　lymphoedema：組織内におけるリンパ液の蓄積であり，リンパ管の閉塞によって生じる腫脹

略 語

ADC	AIDS dementia complex	エイズ認知症症候群（訳者注：HIV-1 感染患者に生じる知的機能低下を指す）
ADL	activities of daily living	日常生活活動
AIDS	acquired immune deficiency syndrome	後天性免疫不全症候群；エイズ
ALL	acute lymphoblastic leukaemia	急性リンパ性白血病
AML	acute myeloblastic leukaemia	急性骨髄性白血病
AMPS	Assessment of Motor and Process Skills	運動および処理技能評価
ARV	antiretroviral	抗レトロウイルス（訳者注：名詞扱いの場合には「抗レトロウイルス薬」となる）
BMT	bone marrow transplantation	骨髄移植
CD4		HIV（ヒト免疫不全ウイルス）に付随するヒトの細胞の表面に存在する蛋白構造で，細胞内に侵入し，そして感染させる
CDC	Centers for Disease Control and Prevention	米国疾病予防管理センター
CML	chronic myeloid leukaemia	慢性骨髄性白血病
CMV	cytomegalovirus	サイトメガロウイルス
CNS	central nervous system	中枢神経系
COPD	chronic obstructive pulmonary disease	慢性閉塞性肺疾患
COPM	Canadian Occupational Performance Measure	カナダ作業遂行測定〔訳者注：CMOP（Canadian Model of Occupational Performance：カナダ作業遂行モデル）にもとづいたもの〕
CT	computed tomography	コンピュータ断層撮影法
EBV	Epstein-Barr virus	Epstein-Barr（エプスタイン-バー）ウイルス；EB ウイルス
EEG	electroencephalogram	脳波
FIM	functional independence measure	機能的自立度評価法
GBM	glioblastoma multiforme	多形性膠芽腫
GI	gastrointestinal	消化管の
HAART	highly active antiretroviral therapy	ハート療法〔訳者注：エイズ患者に対して 1996 年ごろから先進国で行われてきた抗レトロウイルス薬（ARV）の多剤併用療法を指す〕
HAD	HIV associated dementia	HIV 関連認知症
HBV	hepatitis B virus	B 型肝炎ウイルス
HD	Hodgkin's disease	Hodgkin（ホジキン）病
HHV-8	human herpes virus 8	ヒトヘルペスウイルス 8 型
HIV	human immunodeficiency virus	ヒト免疫不全ウイルス
HIVE	HIV encephalopathy	HIV 脳症

HCV	hepatitis C virus	C型肝炎ウイルス
HPV	human papilloma virus	ヒトパピローマウイルス
HSV	herpes simplex virus	単純ヘルペスウイルス
ICC	invasive cervical cancer	浸潤性子宮頸癌
KS	Kaposi's sarcoma	Kaposi（カポジ）肉腫
MAI	Mycobacterium avium intracellular	マイコバクテリウム・アビウム・イントラセルラーレ
MCD	multi-centric Castleman's disease	多中心性Castleman（キャッスルマン）病
MM	multiple myeloma	多発性骨髄腫
MRI	magnetic resonance imaging	磁気共鳴映像法
MTCT	mother-to-child transmission	母子感染
NHL	non-Hodgkin's lymphoma	非Hodgkin（ホジキン）リンパ腫
OI	opportunistic infection	日和見感染
PCNSL	primary CNS lymphoma	中枢神経系原発リンパ腫
PCP	Pneumocystis carinii pneumonia	ニューモシスチス・カリニ肺炎
PEL	primary effusion lymphoma	原発性滲出液リンパ腫
PET	positron emission tomography	陽電子放射断層撮影法
PLWHA	people living with HIV and AIDS	HIV感染者/エイズ患者
PML	progressive multifocal leukoencephalopathy	進行性多巣性白質脳症
POS	Palliative care Outcome Scale	緩和ケアアウトカム尺度
RIC	Rehabilitation Institute of Chicago	シカゴ・リハビリテーション研究所
SEIQoL-DW	Schedule for the Evaluation of Individual Quality of Life：a Direct Weighting procedure for Quality of Life Domains	生活の質ドメインを直接的に重みづけする個人の生活の質評価法
TB	tuberculosis	結核
VZV	varicella zoster virus	水痘・帯状疱疹ウイルス
WIOM	Westcotes Individualised Outcome Measure	ウェストコート個人アウトカム尺度
WISECARE+	Workflow Information Systems for European Nursing Care	欧州看護ケアワークフロー情報システム

●索引

あ
アウトカム 95, 179
アウトカムの特徴 180
アウトカム評価 179
赤ちゃん 104
悪液質 60
アクションポイント 8, 24, 37, 46, 56, 73, 115, 150, 163
悪性疾患 103
アジュバント 6
軋轢 17

い
怒り 106, 113
意識変容 28, 34
イメージ療法 46
インターフェロン治療 62
インタビュー 191

う
運動 67
運動技能 155
運動技能障害 109

え
エイズ 119
エイズ認知症症候群 121, 129
エネルギー温存 55, 68, 123, 133
嚥下困難 138
エンドオブライフ 122

お
嘔吐 28
悪心 28
悪心と嘔吐 33
オピオイド 67, 111

か
介入の評価 145
介入評価 95
介入目標 87
カウンセリング 69
化学療法 6, 139
過呼吸 43
下肢の腫脹 28
家族のニーズ 112
活動 93
活動手順 93
活動の選択 90
活動の特性 93
活動評価 95
活動分析 51, 92
家庭訪問 105
カナダ作業遂行測定（COPM） 80, 142, 184
カナダ作業療法士協会 180
がん 1
簡易呼吸テクニック 43
簡易生理学的リラクセーション 46
感覚技能 155, 156
感覚統合 108
感覚認知 94
がん患者を中心としたケア 12
環境への配慮 93
カンジダ 121
患者満足度調査 179
感情的ニーズ 111
感情的要素 81
がん性リンパ管炎 50
緩和 2
緩和ケア 2
緩和ケア専門作業療法士 207
緩和専門デイケア 159
緩和専門デイケアサービス 158
緩和的アプローチ 130, 133

き
キーワーカーシステム 105
記憶 141
機能的・身体的ケア 122
教育 65
教育的アプローチ 72
共感的アプローチ 17
きょうだい 104, 106, 113
恐怖 51
記録 16

く
苦痛 72
クッシング様症状 139
クライエント中心 12, 184
クライエント中心のアプローチ 86, 87
クライエント中心のケア 12
クライエント中心の作業療法 79
クリプトコックス髄膜炎 121
グループワーク 124

け
ケーススタディ 79, 109, 115, 146, 147, 161, 170, 171, 174, 204
外科的手術 5, 139
ケシントン作業療法神経学的評価バッテリー 142
結核 122
検査 138
幻肢現象 79
倦怠感 59
倦怠感の影響 63
倦怠感の原因 59
倦怠感のパターン 60
倦怠感の評価 63
倦怠感のマネジメント 29, 64
原発性滲出液リンパ腫 126

こ
膠芽腫 146
口渇 28
口渇と食欲不振を含む食事の問題 30
攻撃性 17
構造化された心理的サポート 69
構造化された睡眠 70
拘束性疾患 50
後天性免疫不全症候群 120
抗レトロウイルス 121, 122, 132
抗レトロウイルス療法 125
コーピング 113
コーピング戦略 142
コーピングメカニズム 113
呼吸器疾患 103
呼吸困難 28, 49, 210, 211
呼吸困難の波紋 53
呼吸困難のマネジメント 49,

204
呼吸テクニック　196
個人内技能　155, 157
骨髄移植　8
子ども　101, 105
コミュニケーション　12, 141, 191
コミュニケーション技能　14
コミュニケーションの問題　167
コントロール感　82, 83
コントロール向上のための戦略　53

さ

サイトカイン　60
サイトメガロウイルス　120, 121
細胞毒性　6, 7
作業遂行課程　22
作業遂行領域　85
作業役割　133
作業療法介入　109, 142
作業療法士の役割　107
作業療法評価　139
作業療法評価尺度　184
作業療法評価法　80
作業療法プログラム　87
作業療法モデル　155
サポートグループ　69

し

自家移植　8
視覚的処理　140
時間のマネジメント　15
子宮頸がん　128
自己維持活動　155, 157
自己実現　165
自己対処法　211
自己の治療的利用　166
自己表出　193
自己モチベーション　11
支持的ポジショニング　111
自助具と福祉機器　52
自信　11
自尊感情　18, 29
視知覚検査　108
死別　16, 189
死別者の行動パターン　20
社会的相互作用　94
社会的ニーズ　111
集学的アプローチ　101
集学的チーム　96, 123, 124

集学的チームメンバー　110
集学的評価　133
住宅環境の評価　52
主観的評価　110
手工芸　173
術前補助療法　6
受容　106, 113
腫瘍　1, 2
腫瘍細胞　137
循環器疾患　103
衝撃　104, 105
症状　138
症状コントロール　27
症状マネジメント　27
小児　206
小児がん　101
小児緩和ケア　101, 115
小児緩和ケア専門の作業療法士　115
小児ホスピス　102, 107, 115, 207
情報処理　141
消耗性症状　140
職業訓練サービス　122
職業的ニーズ　133
食欲不振　28
ショック　113
神経学的機能検査　108
神経学的検査　138
神経膠腫　137
神経腫瘍　137
神経リハビリテーション　142, 149
進行性多巣性白質脳症　121, 122
浸潤　2
浸潤性子宮頸がん　128
身体的ニーズ　111
身体の要素　81
身体面　143
心囊液貯留　50
心理社会的問題　81
心理社会的要因　94
心理的・社会的ケア　123
心理的・社会的評価　141
心理面・社会面への介入　145

す

遂行機能　141
遂行構成要素　23
遂行能力　109
水頭症　109

水痘・帯状疱疹ウイルス　121
睡眠障害　60
スーパービジョン　16, 114
スタッフの適応　190
スティグマ　54, 83, 120, 130
ステージング　4
ステロイド　139
ストーマ　22
ストレス　12, 39, 44, 190
ストレスマネジメント　42, 204
ストレスマネジメント訓練　69
スピリチュアリティ　22, 175

せ

生活スタイル　29
生活スタイルの調整　205
生活歴　204
生検　138
制限　173
制限因子　173
生産活動　155, 158
青春期　101
星状細胞腫　109, 115, 137
精神力動的アプローチ　72
精神力動的モデル　108
生体力学的モデル　108
脊髄圧迫　35
脊髄腫瘍　137
積極的な治療　102
セラピストの安寧　114
染色体異常　103
全人的アプローチ　96
漸進的筋弛緩法　46
漸進的リラクセーション　46
選択的セロトニン再取り込み阻害薬　67
専門職としての課題　84
戦略　51

そ

臓器不全　103
造血幹細胞移植　8
創作活動　165, 170, 207, 208
喪失　16, 18, 19, 54, 82, 109
喪失感　114

た

ターミナルケア　2
代謝障害　103
代償的アプローチ　72, 123, 144
代償的戦略　144

対人関係　82
対人技能　155, 157
多専門職チーム　96, 105, 159, 180
脱毛　21
脱力感　28
多発性骨髄腫　128
ダブルバインド　105
段階づけ　95
段階的活動　67
単純ヘルペスウイルス　121

ち
地域作業療法士　205
知覚能力　94
注意　140
中枢神経系　120
中枢神経系機能障害　123
中枢神経系原発リンパ腫　125, 126
中枢神経系腫瘍　137
治癒治療　102
徴候　138
治療的アプローチ　101
治療的関係　166
治療的ケア　102
治療的ケアと緩和ケアの関係性　103
治療の効果　193
治療の副作用　139
治療目的　88
治療目標　88

て
デイケア　153, 158
低反発クッション　111
デイホスピス　208
適応　90
てんかん発作　138

と
同種移植　8
疼痛　28, 31
疼痛緩和　111
疼痛評価　110
疼痛マネジメント　131, 133
トキソプラズマ　121
取り引き　106

な
ナラティブ　169

ナラティブアプローチ　169

に
乳腺切除　22
乳房喪失　22
ニューモシスチス・カリニ肺炎　121, 122
乳幼児　101
人間作業モデル　108, 155
認知技能　155, 156
認知機能　138
認知機能評価　123
認知行動学的アプローチ　72
認知的評価　140
認知的要素　81
認知能力　94
認知面　144
認知リハビリテーション　71, 124, 144

ね
ネオアジュバント　6
ネガティブ思考パターン　41
ネガティブ思考への挑戦　43

の
脳血管造影　138
脳腫瘍　109, 115, 137, 150
脳転移　147
嚢胞性線維症　103
能力障害への適用　81

は
パーソナリティの変化　145
ハート療法　124
バーンアウト　12, 114
肺がん　128
肺リハビリテーション　55
白質ジストロフィー　103, 104
パターン　51
発達遅滞　109
発達的モデル　108
発達歴　109
反感をもった事例　192

ひ
非Hodgkinリンパ腫（NHL）　121, 125
引き金　51
非言語的コミュニケーション　13, 168

非常時の反応　40
悲嘆　19, 104, 113, 114, 189
悲嘆の過程　114
ヒト免疫不全ウイルス　119
否認　106, 113
皮膚と皮下組織の障害　103
評価　107, 165, 185
標準化された評価　107
日和見感染　119, 121, 132

ふ
不安　39, 60, 194, 195, 197, 198
不安・ストレスマネジメントにおける作業療法介入　42
不安スパイラル　42, 43
不安とストレスの行動的徴候　41
不安とストレスの身体的徴候　40
不安とストレスの認知的徴候　41
不安とパニック発作のマネジメント　52
不安のマネジメント　39, 194, 195
フェイススケール　110
フォーカスグループ　124
複合症状　60
副作用　7
不眠　28, 32
プロセスワークグループ　124
文化的問題　21
分析　90
分類　137

へ
米国疾病予防管理センター分類システム　120
ベースラインサービスデータ　179
便秘　28
便秘，下痢，排尿障害　33

ほ
包括的アプローチ　107
放射線誘発性上腕神経叢障害　34
放射線療法　6, 139
ポジショニング　111
補助療法　6
ホスピス　147, 153
ホスピスケア　153
ボディイメージ　145
ボディイメージの変化　21, 83

ホルモン療法　7

ま

マイコバクテリウム・アビウム・
　イントラセルラーレ　121
末梢神経障害　132
慢性疾患マネジメントモデル
　122
慢性閉塞性肺疾患　50

み

ミオパチー　103, 139
ミネソタ認知機能評価　142

め

メラノーマ（悪性黒色腫）　62
免疫機構の障害　103
免疫抑制　120

も

目標設定（goal setting）　53,
　168, 184
目標と介入計画　185
問題解決アプローチ　28, 53

や

薬物療法　66, 131, 132
薬理学的介入　66
役割　82, 168
役割の転換　51

ゆ

有酸素運動　67
優先事項の設定　185
優先順位　210
優先順位づけ　87, 88

よ

余暇活動　155, 158
予期的な悲嘆　104
抑うつ　28, 60, 106
予後　104

ら

ライフスタイル　122
ライフストーリー　169
ライフレビュー　169
ラポール　50

り

リスク評価　144

リバーミード評価　142
リハビリテーション・アプローチ
　115, 123, 127, 129
リハビリテーション的アプローチ
　72
リハビリテーション的な理論的枠
　組み　85
リハビリテーション・プログラム
　143
リビングウェル　122
リポジストロフィー　121
リラクセーション　39, 42, 45,
　70, 150, 198, 199, 200, 202
リラクセーション・エクササイズ
　205
リラクセーション・テクニック
　44, 45, 54, 111, 123, 133,
　146, 195, 200, 204, 207, 211
リラクセーション・トレーニング
　145
リンパ浮腫を含む下肢の腫脹　32

れ

レトロウイルス　119

わ

悪い知らせを伝えること　14

数字

5P　51, 210

A

AMPS　142
Assessment of Motor and Process Skills（AMPS）　80

B

Batten 病　102, 103
Bayley 乳幼児発達評価スケール
　108
Burkitt リンパ腫　125, 126

C

Canadian Occupational Performance Measure（COPM）　80
cancer　1
Castleman 症候群　128
Castleman 病　121
CD4　124
CD4 細胞　119
CDC　128
CDC 分類システム　120
COPD　50, 55
CT スキャン　138

D

DOING と BECOMING　174
Duchenne 型筋ジストロフィー
　103, 104, 106, 113, 206

E

Edwards 症候群　103
EEG　138
Eland Color Tool　110

F

Frostig 視知覚発達検査　108

G

Goodenough-Harris 描画テスト
　108
Guillan-Barré 症候群　121, 132

H

HIV 関連がん　119
HIV 関連認知症　129
HIV 脳症　121, 129
Hodgkin 病　125, 127

Hodgkin リンパ腫　121, 125

K
Kaposi 肉腫（KS）　121, 122, 125, 127

M
Maslow の欲求階層ピラミッド　165
MM　128
Movement ABC　108
Movement Assessment Battery for Children　108
MRI スキャン　138

N
Niemann-Pick 症候群　102

P
pace　210
pacing　52
Palliative care Outcome Scale（POS）　181
permission　52, 210
PET スキャン　138
plan　210
planning　52
PLWHA　121
POS　183
position　210
positioning　52
prioritize　210
prioritizing　52
PS（performance status）　49

R
Rehabilitation Institute of Chicago（RIC）Functional Assessment Scale　80

S
Sanfilippo 症候群　103, 109, 113
Schedule for the Evaluation of Individual Quality of Life-Direct Weighting（SEIQoL-DW）　181
SEIQoL-DW　183
Sheridan 小児発達段階　108

T
TNM システム　4

W
Westcotes Individualised Outcome Measure（WIOM）　184
WHO's global strategy　96
Wiskott-Aldrich 症候群　103

がんと緩和ケアの作業療法　原著第2版

発　行　2013年3月30日　第1版第1刷©

編　者　Jill Cooper

監訳者　三木恵美，岡村　仁

発行者　青山　智

発行所　株式会社 三輪書店
　　　　〒113-0033 東京都文京区本郷6-17-9
　　　　☎ 03-3816-7796　FAX 03-3816-7756
　　　　http://www.miwapubl.com

印刷所　三報社印刷 株式会社

表紙デザイン　上村浩二

本書の内容の無断複写・複製・転載は，著作権・出版権の侵害となることがありますのでご注意ください．

ISBN 978-4-89590-434-6　C 3047

JCOPY ＜(社)出版者著作権管理機構 委託出版物＞
本書の無断複写は著作権法上での例外を除き禁じられています．複写される場合は，そのつど事前に，(社)出版者著作権管理機構（電話 03-3513-6969, FAX 03-3513-6979, e-mail: info@jcopy.or.jp）の許諾を得てください．